Das Roper-Logan-Tierney-Modell

Das Roper-Logan-Tierney-Modell

Nancy Roper, Winifred W. Logan, Alison J. Tierney

Nancy Roper
Winifred W. Logan
Alison J. Tierney

Das Roper-Logan-Tierney-Modell

Basierend auf Lebensaktivitäten (LA)

4., überarbeitete und erweiterte Auflage

Aus dem Englischen von
Ute Villwock

Deutschsprachige Ausgabe herausgegeben von
Maria Mischo-Kelling

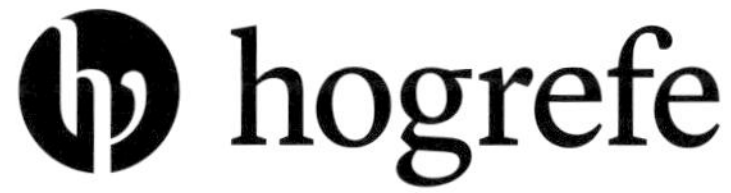

Nancy Roper. MPhil, RGN, RSCN, RNT, Edinburgh († 5.10.2004)
Winifred W. Logan. MA, RGN, RNT, DSc (Hon), Edinburgh
Alison J. Tierney. BSc (SocSc-Nurs), PhD, RGN, FRCN, Edinburgh

Maria Mischo-Kelling (dt. Hrsg.). Prof. Dr. P.H., Krankenschwester,
Diplom-Sozialwirtin, Diplom-Soziologin
Hochschule Ravensburg-Weingarten, Fakultät Soziale Arbeit, Gesundheit und Pflege
E-Mail: mischokelling@rwu.de

Bibliografische Information der Deutschen Nationalbibliothek
Die Deutsche Nationalbibliothek verzeichnet diese Publikation in der Deutschen Nationalbibliografie; detaillierte bibliografische Daten sind im Internet über http://www.dnb.de abrufbar.

Anregungen und Zuschriften bitte an:
Hogrefe AG
Lektorat Pflege
z.Hd. Jürgen Georg
Länggass-Strasse 76
3012 Bern
Schweiz
Tel. +41 31 300 45 00
info@hogrefe.ch
www.hogrefe.ch

Lektorat: Jürgen Georg
Herstellung: Daniel Berger
Umschlagabbildung: Obencem, Getty Images
Umschlag: Claude Borer, Riehen
Satz: Claudia Wild, Konstanz
Druck und buchbinderische Verarbeitung: Multiprint Ltd., Kostinbrod
Printed in Bulgaria

Das vorliegende Buch ist eine Übersetzung aus dem Englischen. Der Originaltitel lautet «The Roper Logan Tierney Model of Nursing» von Nancy Roper, Winifred W. Logan, Alison J. Tierney. © 2000. Elsevier Ltd.
4., überarbeitete und ergänzte Auflage 2023

(E-Book-ISBN_PDF 978-3-456-96208-5)
ISBN 978-3-456-86208-8
https://doi.org/10.1024/86208-000

Inhaltsverzeichnis

Anhänge

Autorinnenverzeichnis

Nancy Roper

Nancy Roper begann ihre Laufbahn als hauptberufliche Schriftstellerin in den 1960er-Jahren, nachdem sie 15 Jahre lang als Leiterin einer Pflegeschule in England gearbeitet hatte. Als ersten Auftrag nach ihrem Umzug nach Edinburgh übernahm sie die Herausgabe des *Churchill Livingstone's Nurses' Dictionary* und des *Churchill Livingstone Pocket Medical Dictionary*; dies stellte den Beginn ihrer langjährigen Verbindungen mit dem Verlag Churchill Livingstone dar. Dann folgten ihre wohlbekannten Lehrbücher *Man's Anatomy, Physiology, Health and Environment* und *Principles of Nursing*. In den frühen 1970er-Jahren absolvierte Nancy Roper einen MPhil-Abschluss an der University of Edinburgh und wurde anschließend als erste Pflegeforscherin an das Scottish Home and Health Department (1974–78) berufen; während dieser Zeit führte sie darüber hinaus mehrere Projekte für das European Office aus. Durch die Forschungsarbeiten für ihre MPhil-Studien, die Nancy Roper als Monografie unter dem Titel *Clinical Experience in Nurse Education* (1976) veröffentlichte, entstand die Grundlage für ihre spätere Zusammenarbeit mit Win Logan und Alison Tierney. Die erste Auflage ihres Werkes *Die Elemente der Krankenpflege (Principles of Nursing)* wurde 1980 veröffentlicht. Im Verlauf der vergangenen 20 Jahre hat Nancy Roper Vorträge in vielen Teilen der Welt gehalten und immer wieder mit Pflegenden und Pflegelehrern über das Roper-Logan-und-Tierney-Modell diskutiert. Nancy Roper starb am 5.10.2014.

Winifred Logan

Bis zu ihrer Pensionierung arbeitete Winifred Logan während ihrer herausragenden Berufskarriere in der Pflege als Vorsitzende des Fachbereichs Gesundheit und Pflege an der Glasgow Caledonian University, nachdem sie zuvor (1978–80) Direktorin des Weltbundes der Pflegenden (ICN) war. Sie hatte bereits in Nordamerika gearbeitet und war Absolventin der Columbia University, New York. Zu ihren weiteren internationalen Tätigkeiten gehört ihre Arbeit als WHO-Beraterin in Malaysia, im Irak und in Europa sowie als erste Direktorin der Pflegedienste in Abu Dhabi. Win Logan hatte 12 Jahre lang in den 1960er- und 1970er-Jahren den Vorsitz im Fachbereich Pflegestudien an der University of Edinburgh inne, bevor sie als Nurse Education Officer in das Scottish Office berufen wurde. Mehrmals wirkte sie in englischen und internationalen Pflege- und Universitätskomitees mit. Win Logan wurden Ehrentitel an zwei Universitäten verliehen und sie wurde 1996 im Rahmen des 40-jährigen Bestehens des Fachbereichs Pflegestudien zum Ehrenmitglied der University of Edinburgh ernannt.

Alison Tierney

Alison Tierney war eine der ersten Pflegenden in Großbritannien, die ein PhD-Abschluss (1976) absolvierte und anschließend eine vorwiegend forschungsorientierte Karriere verfolgte. Sie wurde 1997 zur Vorsitzenden der Abteilung Pflegeforschung an der University of Edinburgh ernannt, nachdem sie 10 Jahre lang Direktorin (1984–94) der international anerkannten Pflegeforschungsabteilung war, die vom Scottish Office 1971 initiiert worden war und sich auf den Fachbereich für Pflegestudien an der University of Edinburgh stützte. Durch ihre pflegerische und interdisziplinäre Forschungsarbeit und andere Aktivitäten hält Alison Tierney auch weiterhin enge Kontakte zu den Anbietern und Konsumenten von Pflege- und Gesundheitsdienstleistungen aufrecht. Auf nationalem und internationalem Niveau hat sie durch ihre aktive Arbeit als Mitglied des Royal College of Nursing (RCN), als Vertreterin des RCN von Großbritannien in der Arbeitsgruppe der europäischen Pflegeforscher (WENR) während der 1980er-Jahre und als Beraterin für Forschungsexperten des ICN viel zur strategischen Entwicklung der Pflegeforschung beigetragen.

Geleitwort

Roper, Logan und Tierney erarbeiteten gemeinsam eine Verbesserung von Ropers Modell und veröffentlichten ihre Überlegungen erstmals 1993 in *Die Elemente der Krankenpflege* als eine Möglichkeit, Schüler und Studenten am Anfang ihrer Ausbildung in «das Nachdenken über die Pflegepraxis» einzuführen. Die fünf wichtigsten, miteinander in Verbindung stehenden Konzepte in ihrem Modell lauten:

- Lebensaktivitäten;
- Lebensspanne;
- Abhängigkeits-/Unabhängigkeits-Kontinuum;
- Faktoren, welche die Lebensaktivitäten beeinflussen;
- Individualität im Leben.

Zum Zeitpunkt der ersten Auflage (1993) befand sich die Diskussion über Themen wie Tod und Sterben, soziokulturelle Faktoren und Umwelt erst am Anfang, die Behandlung von wirtschaftspolitischen Faktoren war völlig neu und das Thema Sexualität schockierte gar noch manchen. Die Diagramme wurden für die zweite Auflage neu gestaltet und zwecks besserer Übersichtlichkeit für die dritte Auflage nochmals verändert. Sie wurden für die vierte Auflage weitgehend belassen, außer dass der Begriff «körperlich» durch «biologisch» ersetzt wurde. Die vorliegende Monografie (2000) soll die abschließende Veröffentlichung der Autorinnen und eine auf Dauer angelegte Darstellung des Pflegemodells sein, das in den Veröffentlichungen von Roper, Logan und Tierney seit 1980 stets Kernpunkt war.

Das Modell basiert auf Realismus und leichter Zugänglichkeit. Roper, Logan und Tierney haben die Komplexität des Lebens und der Pflege berücksichtigt und ein Modell entwickelt, das relativ einfach erscheint, was im Allgemeinen schwieriger zu erreichen ist als die Darstellung eines komplexen Modells. Diese Einfachheit führt dazu, dass das Modell leicht verständlich, relevant und in der Pflegepraxis anwendbar ist. Es bietet ein Rahmenwerk, welches den Lernenden hilft, eine Denkweise über das Leben und die Pflege in allgemeiner Hinsicht zu entwickeln, und es erweist sich als hilfreich, wenn es um die Frage der Individualisierung der professionellen Pflege geht. Das Modell wurde zusammen mit dem Pflegeprozess sowie in der medizinischen Praxis verwendet. Weil professionelle Pflege heute nicht mehr in jedem Fall direkt von einem qualifizierten Pflegenden gewährleistet wird, kann das Modell auch bei der Planung und als Hilfestellung zur Unterrichtung von Familien sowie zur Unterstützung einer Individualisierung der Pflege genutzt werden. Es hilft darüber hinaus, den Fokus der Pflege von Krankheiten abzuwenden und auf die Gesundheit zu richten, und es erleichtert die praktische Arbeit der Pflege bei der Gesundheitsförderung und bei Veränderungen des persönlichen Lebensstils. Selbst wenn wir Wohlbefinden und Selbstständigkeit betonen möchten, werden Menschen sich immer wieder unwohl fühlen, abhängig werden und Pflege benötigen.

Modelle sind abstrakte Systeme von globalen Konzepten. Sie sind keine Theorie, sondern helfen, eine Theorie zu entwickeln und das Denken zu strukturieren. Das Roper-Logan-und-Tierney-Modell wurde bereits entwickelt, als fast noch keine Literatur über Pflegetheorien veröffentlicht war, also vor den ertragreichen Werken von Fawcett (1984) und Meleis (1985). Die Autorinnen haben sich mit den frühen Arbeiten der nordamerikanischen Theoretikerinnen Henderson, Orem, Rogers und Roy vertraut gemacht, obwohl in jener Zeit nur wenig Literatur in den Pflegebibliotheken in Großbritannien vorhanden war.

Das RLT-Modell wurde in ganz Europa eingesetzt und ist aus dem Englischen in acht andere Sprachen übersetzt worden: ins Dänische, Estnische, Finnische, Deutsche, Italienische, Litauische, Portugiesische und Spanische. Darüber hinaus findet das Modell in Afrika, Australien, Indien, im Fernen Osten und in Südamerika Anwendung. In Großbritannien wird es in zahlreichen Pflegeschulen unterrichtet und es stellt eine beliebte Wahl dar, wenn ein Modell in der Praxis eingesetzt werden soll. Obwohl diese Monografie die abschließende Darstellung des RLT-Modells sein soll, muss es nicht die letzte Version sein. Die Autorinnen überlassen es nun anderen, die Konzepte zu überprüfen und das Modell weiterzuentwickeln.

Ann Marriner Tomey

Vorwort

Im Vorwort der letzten Auflage unseres bekannten Lehrwerks *Die Elemente der Krankenpflege* (Recom, Basel/Eberswalde, 1993) haben wir bereits unsere Vorbehalte hinsichtlich des Nutzens einer weiteren Veröffentlichung dieses Werks dargelegt. Statt der Herausgabe einer weiteren neuen Auflage der *Elemente der Krankenpflege* haben wir entschieden, eine Publikation – nämlich diese Monografie – vorzubereiten, mit der eine abschließende Darstellung jenes Pflegemodells zur Verfügung gestellt werden soll, das Kernpunkt sämtlicher Veröffentlichungen von Roper, Logan und Tierney war, die seit der ersten Auflage der *Elemente der Krankenpflege* (1980) erschienen sind. Die Gründe für unsere Zusammenarbeit Mitte der 1970er-Jahre mit dem Ziel der Entwicklung eines Pflegemodells, das auf einem Lebensmodell beruht, werden in Kapitel 1 erläutert. Dieses einleitende Kapitel soll dem Leser ein gewisses Hintergrundverständnis von unserer Arbeit bieten; dazu gehören auch die zu diesem Zeitpunkt in der Profession Pflege vorherrschenden Umstände und der allgemeinere Kontext der Gesundheitspflege. Im Verlauf der Zeit haben wir, was in jeder der vier Auflagen der *Elemente der Krankenpflege* dokumentiert wurde, das Modell weiter verbessert; die abschließende – und unsere letzte – Darstellung des Modells findet sich nun in dieser Monografie. Das Lebensmodell, auf das sich die Lebensaktivitäten beziehen, wird in Kapitel 2 beschrieben. In Kapitel 3 soll das Pflegemodell vorgestellt werden. Im Gegensatz zu den *Elementen der Krankenpflege* konzentriert sich diese Veröffentlichung nur auf das Modell und die Konzepte seiner verschiedenen Komponenten. Wir werden nicht versuchen, mit vielen Beispielen zu erläutern, wie das Modell im Pflegeprozess angewendet werden kann (d. h. Einschätzen, Planen, Durchführen und Bewerten), was zusammen mit all den unterstützenden Literaturhinweisen einen großen Teil aller vier früheren Auflagen der *Elemente der Krankenpflege* ausgemacht hat. Die praktische Anwendung unseres Modells überlassen wir nun seinen Benutzern. Wir möchten nicht, wie wir wiederholt betont haben, dass dieses oder ein beliebiges anderes Modell «in Stein gehauen» wird; damit verbinden wir die Hoffnung, dass unser Modell in Zukunft weiter kreativ genutzt und entwickelt wird. Die kontroverse Frage, ob Pflegemodelle im Allgemeinen und das RLT-Modell im Speziellen, im 21. Jahrhundert weiterhin eine Rolle spielen können, wird in Kapitel 4, dem Abschlusskapitel dieser Monografie, erörtert. Dieses Kapitel basiert auf einem Aufsatz, der auf dem Ersten Internationalen Pflegetheorienkongress, der 1997 in Deutschland stattfand, vorgestellt wurde. Die Argumente für und gegen Pflegemodelle werden untersucht. Das Kapitel enthält außerdem eine kritische Selbsteinschätzung unseres eigenen Modells. Unsere Absicht besteht dabei darin, die Weiterführung einer kritischen – aber fundierten – Diskussion über die Rolle von Modellen und über konzeptuelles Denken in der Pflege zu unterstützen.

Unsere eigenen Überlegungen über die professionelle Pflege sind von all jenen Pflegenden, Lehrern, Schülern, Studenten und Wissenschaftlern beeinflusst und immer wieder in Frage gestellt worden, die im Laufe der Jahre auf der ganzen Welt unser Modell interpretiert, angewendet und kritisiert haben. Wir erkennen mit großem Dank ihre Beiträge an, durch die sie unsere Diskussionen bereichert, uns ermutigt und der weiteren Verbesserung des Modells eine Richtung gewiesen haben. Wir sind höchst erfreut, dass unsere abschließende Veröffentlichung mit einem Vorwort von Professor Ann Marriner Tomey erscheint, der Urheberin des international bekannten Werkes *PflegetheoretikerInnen und ihr Werk*. Wir schätzen Anns Interesse an unserer Arbeit sehr! In der vierten Auflage ihres Werkes (das zusammen mit Martha Alligood herausgegeben und 1998 veröffentlicht wurde) ist auch unser Modell enthalten: ein Kapitel ist dem RLT-Modell gewidmet. Ein wichtiger Aspekt ist, dass die Veröffentlichung den Zugang zu unserem Modell erweitert hat, insbesondere für die Pflegenden in Nordamerika; und wir hoffen, dass durch *diese* Publikation das RLT-Modell auch dann noch angewendet wird, wenn die *Elemente der Krankenpflege* schon längst nicht mehr gedruckt werden.

Nancy Roper
Win Logan
Alison J. Tierney
Edinburgh, 2000

1 Einleitung

Diese Monografie beschreibt das Roper-Logan-und-Tierney-Pflegemodell (RLT-Modell), das erstmals 1980 in *Elemente der Krankenpflege* veröffentlicht wurde. Damals versuchten wir, Pflegestudenten ein konzeptuelles Rahmenwerk zu präsentieren, das die theoretischen Grundlagen beschreibt, welche für die pflegerische Praxis in sämtlichen Einrichtungen der Gesundheitsversorgung maßgeblich sind. In den folgenden Auflagen dieses Lehrwerkes (1985, 1990, 1996) wurde die fortlaufende Weiterentwicklung unseres Modells in Textform erläutert. Für die hier vorliegende Publikation werden die verschiedenen Überarbeitungen des Modells in Anhang 1 zusammengefasst.

Das RLT-Modell war primär nicht als ein Beitrag für die theoretische Literatur konzipiert worden – es sollte vorwiegend in der Ausbildung eingesetzt werden, von Neulingen in der Pflege und ihren Lehrern. Doch auch die praktizierenden Pflegenden zeigten Interesse, und so wurde das RLT-Modell zum ersten Modell in Großbritannien, das in einer Vielzahl von Praxiseinrichtungen häufig eingesetzt wurde. Heute ist es in der Tat in vielen Teilen der Welt bekannt (*Die Elemente der Krankenpflege* wurde in acht Sprachen übersetzt) und ist seit seiner ersten Veröffentlichung 1980 in vielen Pflegeschulen zu einer Pflichtlektüre der einführenden Lehrwerke für Pflegeschüler und -studenten geworden. Während die Details des Lehrwerkes bei jeder neuen Auflage in beträchtlichem Umfang aktualisiert werden mussten, ist das *Modell*, auf dem es beruht, relativ intakt geblieben, obwohl – wie bereits erwähnt – seit 1980 zahlreiche Verbesserungen vorgenommen wurden. Statt eine fünfte Auflage der *Elemente der Krankenpflege* vorzubereiten, gewährleistet diese Monografie eine dauerhaftere Darstellung des *Modells* selbst. Es wird dem Benutzer des Modells überlassen, die Konzepte für die praktischen Anwendungen so zu übertragen, dass sie den jeweiligen Umständen oder den Bedürfnissen der Pflegestudenten in den verschiedenen Stadien ihrer Ausbildung entsprechen.

Vor der Beschreibung des Modells ist es sicherlich interessant, dieses in einen Kontext zu stellen, indem versucht wird, einen globalen Blick auf die vorherrschenden Bedingungen in der Pflege und bei der Gewährleistung der Gesundheitsversorgung in der Zeit von 1950 bis 1970 zu werfen, wie sie vor der erstmaligen Entwicklung des RLT-Modells üblich waren. Zuerst soll nun die Entwicklung von konzeptuellen Pflegemodellen im Allgemeinen zusammengefasst werden.

1.1 Konzeptuelle Pflegemodelle

Der Versuch, die professionelle Pflege zu beschreiben, ist nicht neu. *Anmerkungen zur Krankenpflege, was sie ist und was nicht* ist der Titel eines Werkes, das Florence Nightingale 1859 veröffentlicht hat. Obwohl bereits im 19. Jahrhundert verfasst, sind einige ihrer Ansichten überraschenderweise für die heutige Welt immer noch zutreffend. Beispielsweise vertrat Nightingale die Meinung, dass die «Gesetze der Gesundheit» und die «Gesetze der Krankenpflege» in Wirklichkeit die gleichen sind, und sie betonte besonders die Beziehung zwischen Gesundheit und Umgebung. Die Bestimmung des Wissens, das als Grundlage für die Pflegepraxis erforderlich ist, und die Darstellung, wie die vielen verschiedenen Wissensformen miteinander in Verbindung stehen und sich zu einem kohärenten Rahmenwerk der Pflege zusammenfügen – nämlich zu einem konzeptuellen Modell –, sind jedoch Entwicklungen des 20. Jahrhunderts.

Die Idee, konzeptuelle Modelle im Kontext der professionellen Pflege einzusetzen, stammt aus Nordamerika. Vielleicht waren die nordamerikanischen Krankenschwestern die Vorreiter, weil sich die Ausbildung der Pflegenden dort auf die Universitäten konzentrierte, und zwar schon 50 Jahre, bevor diese Entwicklung in Großbritannien – und in ganz Europa – nachvollzogen wurde. In den USA fand das erste Pflegeausbildungsprogramm für Studenten auf Universitätsebene bereits 1907 an der University of Minnesota statt, während das erste entsprechende Programm in Europa erst 1960 an der University of Edinburgh in Schottland eingerichtet wurde.

In der akademischen Einrichtung «Universität» erwartet man Wissenschaft und Forschung. In den frühen 1950er-Jahren veröffentlichten mehrere amerikanische PflegewissenschaftlerInnen, z. B. Peplau (1952) und Henderson (1955), ihre persönlichen Ansichten über das Wesen der Pflege. Hendersons Ideen wurden weltweit sehr schnell bekannt, als sie vom Weltbund der Pflegenden (ICN) gebeten wurde, ihr Werk *Die Grundregeln der Krankenpflege* (1960) zu verfassen, das heute in fast allen Sprachen erhältlich ist. Zu diesem Zeitpunkt verwendeten die AutorInnen allerdings den Begriff «Pflegemodell» noch nicht.

In der Zwischenzeit waren in der Pflegeausbildung an den amerikanischen Universitäten Curricula entstanden, die sowohl in akademischer Hinsicht als auch für die Profession Pflege akzeptabel waren. Diese Curricula enthielten sinnvolle

Bezugsrahmen und gewährleisteten eine Kohärenz der verschiedenen Themen, die die Anfänger der Pflege studierten. Die Beschreibung des pflegerischen Wissenssystems war notwendig.

Ende der 1960er-Jahre und Anfang der 1970er-Jahre entwickelten mehrere nordamerikanische Pflegende mit den Daten und Erfahrungen, die sie während zahlreicher Berufsjahre in Pflegeforschung, Pflegepraxis und Pflegeausbildung gesammelt hatten, persönliche Sichtweisen über das Wesen der Pflege. Sie beschlossen, ihr Bild von der Pflege als einen «konzeptuellen Bezugsrahmen» oder «Modell» zu bezeichnen (z. B. Orem [1959], Johnson [1959], King [1964], Levine [1966], Rogers [1970], Roy [1970] und Neuman [1972]); später ergänzten sie ihre frühen Arbeiten um weitere Verbesserungen. Die historische Entwicklung der Pflegemodelle wird von Meleis (1997) in *Theoretische Pflege: Entwicklung und Fortschritt* (Theoretical Nursing: Development and Progress) detailliert beschrieben. Analysen und Evaluationen verschiedener Modelle sind beispielsweise von Fawcett (1995), Marriner Tomey und Alligood (1998) sowie Aggleton und Chalmers (2000) veröffentlicht worden. Diese aktuellen Publikationen enthalten zahlreiche Literaturhinweise zu Artikeln und Büchern, die von den oben genannten Modellentwicklern verfasst worden sind. Auf diese Weise wurde es möglich, die fortlaufenden Weiterentwicklungen des Denkens der verschiedenen Modellentwickler im Verlauf der Zeit festzuhalten. Die Untersuchung ihrer ursprünglichen Arbeit bietet ein besseres Verständnis von der vollen Bedeutung ihres individuellen Beitrags zum pflegerischen Wissen.

Das theoretische Reflektieren über die professionelle Pflege ist faszinierend und stellt aus akademischer Sicht eine große Herausforderung dar; wenn aber ein Modell für die Praxis der Pflege von Nutzen sein soll, muss eine Möglichkeit zum Übertragen des Modells in eine anwendbare Form vorhanden sein. Durch die Einführung des «Pflegeprozesses» gelang es, ein Mittel für die «Übertragung» von Pflegemodellen in die Praxis zu gewährleisten. Dieser Prozess, diese logische Form des Denkens – Einschätzen, Planen, Durchführen und Bewerten – wird auch von vielen anderen Disziplinen praktiziert; er ist nicht auf die professionelle Pflege beschränkt. Dieser zyklische Prozess wird als eine gute Möglichkeit zur Operationalisierung der Konzepte befürwortet, die in den Pflegemodellen Anwendung finden.

Dies war der Stand der Entwicklung in den 1970er-Jahren, als man in Großbritannien begann, über die Literatur zu den Pflegemodellen und über den Pflegeprozess in größerem Rahmen zu diskutieren. Und es gab sicherlich zahlreiche Pflegende, die solche Vorstellungen mit Spott bedachten und sie als «Trockenübungen» von Übersee abwerteten, welche in Großbritannien nicht funktionieren würden. Welche Entwicklungen der Pflegeprofession und der Pflegepraxis führten zu den in den 1970er-Jahren vorherrschenden Umständen und weckten das Interesse (oder Desinteresse) an Pflegemodellen?

1.2 Entwicklungen der Pflege in Großbritannien: 1950 bis 1970

Vielleicht waren einige Kritiken durchaus gerechtfertigt, die durch Äußerungen wie: «Das würde in Großbritannien niemals funktionieren» beispielhaft dargestellt wurden. Denn schließlich konzentrierten sich alle Modelle, die von den Pflegenden in Nordamerika entwickelt worden waren, auf den einzelnen Patienten/Klienten. Zugegebenermaßen hatte in Großbritannien in den 1950er- und 1960er-Jahren die Planung eines Großteils der Pflege nicht die Vorstellung von Klienten/Patienten als Individuen zum Inhalt. In den meisten Krankenhäusern war die Pflege immer noch *tätigkeitsorientiert*, und deshalb wurden keine Einschätzung und kein umfassender Pflegeplan für den einzelnen Patienten erstellt.

Trotzdem gab es viele hervorragende Pflegende, die eine effektive und mitfühlende Versorgung gewährleisteten. Diese «guten» Pflegenden verfolgten tatsächlich eine Denkweise, die dem Pflegeprozess ähnelte, sie analysierten und erklärten jedoch nicht, was sie während der Umsetzung dieses Prozesses oder seiner einzelnen Schritte dachten oder taten. Darüber hinaus dokumentierten sie die Informationen über den einzelnen Patienten nicht auf einheitliche und umfassende Weise, und, was noch wichtiger ist, die Ergebnisse der Patientenpflege wurden nicht systematisch evaluiert. Weil die Pflegenden ihre Arbeit nicht erläuterten oder dokumentierten, gab es für den Beobachter, der nur das äußerlich erkennbare Verhalten der Pflegenden sah, auch keine greifbaren Beweise für den *intellektuellen* Aspekt des Prozesses. Deshalb war es insbesondere für aufmerksame Pflegeschüler schwierig, die oftmals blitzschnell ausgeführte mentale Aktivität zu erkennen und zu verstehen, die die Handlungen eines erfahrenen Pflegenden bestimmte. Folglich waren die Ergebnisse des Denkens eines «guten» Pflegenden weder sichtbar, noch wurden sie systematisch evaluiert.

Dies war nicht weiter überraschend. Denn in den 1950er-Jahren forderte das in Großbritannien vorgeschriebene Curriculum für Pflegende in der allgemeinen Pflege, dass während der Ausbildung die meisten Praktika in Krankenhäusern stattzufinden hatten (d. h. in Einrichtungen zur Behandlung von Krankheiten). Tatsächlich waren die Pflegeschüler nahezu kostenlose «Handlanger» für das Personal in den Krankenhäusern. Diese krankenhausgerichtete Orientierung und das medizinische Modell der Gesundheitspflege spiegelten sich auch in den Ausbildungsprogrammen wider. Die Ärzte deckten einen beträchtlichen Teil des Unterrichts in den Pflegeschulen ab, der somit unvermeidlich Krankheitsbilder zum Inhalt hatte und sich auf deren medizinische Behandlung konzentrierte. Obwohl es vereinzelte Ausnahmen gab, boten die Lehrer für Pflege keine organisierte, substanzielle Unterstützung, die das Verhältnis der Erkrankung eines Patienten zu seinen psychologischen, sozialen, kulturellen oder ökonomischen Umständen erklärte und aus der hervorging, wie all diese Faktoren zusammen die Reaktionen eines Patienten und die Maßnahmen der Pflege beeinflussen können. Zusammenfassend kann man feststellen, dass die Ausbildung der Pflegeschüler tätigkeits-, krankheitsorientiert und biologisch ausgerichtet war. Bezüglich der Bestimmung einer strukturierten Wissensgrundlage für die professionelle Pflege zeigten sich nur wenige Fortschritte.

In Großbritannien erkannte jedoch eine ständig steigende Anzahl von leitenden Persönlichkeiten in der Pflege immer klarer die Notwendigkeit, dass die Wissensgrundlage der Pflege erklärt, dass die Individualität des Klienten/Patienten als Fokus der Pflege anerkannt werden und dass Gesundheit und Vorbeugung von Krankheiten ausdrücklicher betont und entsprechende relevante Veränderungen in den Ausbildungsprogrammen für Pflegeanfänger vorgenommen werden müssten. Die praktizierenden Pflegenden und Lehrer für Pflege artikulierten immer eindringlicher das Bedürfnis nach Veränderungen. Sie veröffentlichten darüber hinaus ihre Ideen in der pflegerischen Fachliteratur. Im Laufe der Jahre wurde in verschiedenen Berichten, die von der Regierung und vom Berufsstand der Pflegenden selbst in Auftrag gegeben worden waren, verlangt, dass die Studenten nicht mehr die wichtigsten «Handlanger» in den Krankenhäusern sein dürften. Sie traten außerdem dafür ein, dass, obwohl die Erfahrung im praktischen Bereich zweifellos außerordentlich wichtig war, die ausbildungsrelevanten Ziele der entscheidende Aspekt während der pflegerischen Ausbildung sein müsse und dass das gesamte System der pflegerischen Grundausbildung umorganisiert werden sollte, um eine theoretische Grundlage in allen Einrichtungen zu gewährleisten, die sowohl gesundheits- als auch krankheitsorientiert waren.

Nach und nach wurden in den Krankenhäusern verschiedene Methoden der Organisation von Pflege eingeführt, z. B. Patientenzuweisung, Teampflege und Primary Nursing. Mit diesen Veränderungen ging eine graduelle Verschiebung von der Tätigkeits- zur Patientenorientierung einher. Schließlich wurde auch der Inhalt der Grundprogramme in der Pflegeausbildung verändert und umfasste zusätzlich beispielsweise Erfahrungen in psychiatrischen Einrichtungen, wodurch die Bedeutung der psychologischen Aspekte in der Pflege berücksichtigt wurde. Darüber hinaus dienten Erfahrungen in der Gemeindepflege dazu, den Schülern die Gelegenheit zu geben, sich mit der Bedeutung bestimmter sozialer, ökonomischer und umgebungsabhängiger Aspekte vertraut zu machen, welche die Gesundheit und den Lebensstil eines Klienten beeinflussen können.

Mit der Zeit wurden verschiedene experimentelle Programme, die einige dieser Veränderungen betonten, durchgeführt und evaluiert. Schließlich etablierten sich einige Programme auch an universitären Einrichtungen, wobei das erste Programm in Großbritannien 1960 an der University of Edinburgh eingerichtet wurde. Im Kontext dieser Entwicklungen im Pflegebereich in Großbritannien wurde Mitte der 1970er-Jahre das RLT-Modell erarbeitet und formuliert.

Natürlich können Pflege und Pflegemodelle nicht isoliert betrachtet werden. Die professionelle Pflege ist immer ein Teil des Gesundheitssystems im allgemeinen Rahmen der Gesellschaft, der sie dient. Die Veränderungen, die Mitte des 20. Jahrhunderts in der Pflege stattgefunden haben, spiegelten zumindest teilweise jene Fortschritte wider, die in den Gesundheitssystemen im Allgemeinen eingetreten waren.

1.3 Entwicklungen der Gesundheitspflege in Großbritannien: 1950 bis 1970

Ein interessanter Aspekt sind Überlegungen über die vorherrschenden Bedingungen in Großbritannien, als dort 1948 kurz nach dem Zweiten Weltkrieg der National Health Service (NHS) eingerichtet wurde. Die Gewährleistung eines nationalen Gesundheitssystems, das im Bedarfsfall kostenfrei in Anspruch genommen werden konnte, war eine außerordentliche Innovation, die zweifellos eine Reihe von Verbesserungen hinsichtlich der Gesundheit der Nation bewirkt und die Entwicklung von Gesundheitsdienstleistungen in anderen Teilen der Welt inspiriert hat.

Im Nachhinein klingt es naiv, aber in den ersten Nachkriegsjahren herrschte noch die Vorstellung vor, dass es in der Nation einen «harten Kern» an Krankheiten gebe, der «beseitigt» werden könnte, wenn ein kostenloser Gesundheitsdienst zur Verfügung gestellt würde. Tatsächlich glaubte man, dass durch die Verbesserung der Gesundheit der Bürger die Gesamtkosten für den Staatshaushalt reduziert werden könnten. Im Gegensatz dazu schnellten die Kosten der Gesundheitsversorgung jedoch in die Höhe. In der Nachkriegszeit traten in ganz Großbritannien einschneidende Reformen der sozialen, ökonomischen und politischen Verhältnisse ein, die unvermeidlich auch die Richtung des Wachstums in dem noch jungen NHS beeinflussten. Viele sind erwähnenswert, zwei davon hatten jedoch nicht nur in Großbritannien, sondern auch in den meisten anderen westlichen Staaten eine unmittelbare Auswirkung auf die Entwicklung der Kosten der Krankenhausversorgung.

Der erste Aspekt bezog sich auf die wachsenden Herausforderungen an die Dienstleistungen der Gesundheitspflege, die durch die veränderten soziographischen Entwicklungen entstanden, insbesondere die steigende Anzahl älterer Menschen durch den zunehmenden Anteil der Bevölkerung über 65 Jahren. Das Phänomen der alternden Bevölkerung erwuchs aus dem Zusammentreffen von zwei Sachverhalten: die langfristig rückläufige Entwicklung der Geburtenrate, die für einen steigenden Anteil älterer Menschen in der Bevölkerung sorgte, und die ständig steigende Lebenserwartung (in Großbritannien 1901 noch 52 Jahre, 1951 bereits 66 Jahre und Anfang der 1990er-Jahre schließlich 72 Jahre für Männer und 78 Jahre für Frauen). Es gab und gibt immer noch viele gesunde ältere Menschen in der Bevölkerung, aber das unvermeidlich häufigere Auftreten von Krankheiten in dieser Altersgruppe begann, kontinuierlich immer größere Anforderungen an die Gesundheitsdienste im Allgemeinen und an die Krankenhäuser im Speziellen zu stellen.

Der zweite Punkt, der zum Anstieg der Kosten im Gesundheitswesen führte, war der in den Einrichtungen des Gesundheitswesen zunehmende Einsatz eines Wissens, das aus dem technologischen Fortschritt hervorging, der sich in der zweiten Hälfte des 20. Jahrhunderts immer mehr beschleunigte. Immer komplexere und effektivere Behandlungen standen für viele Krankheitssyndrome zur Verfügung. Die allgemeine Forderung der «Heilung» von immer mehr bisher geheimnisvollen Störungen wurde lauter. Teure Krankenhausspezialbereiche (die arbeits- und ressourcenintensiv waren) wurden eingerichtet, um den gestiegenen Anforderungen gerecht zu werden. Die Anwendung neuer, teurer Arzneimittel nahm zu, und das wachsende Budget des NHS sprengte alle Proportionen der ursprünglichen Schätzungen. Deshalb schien bereits in den 1970er-Jahren das NHS im Zusammenhang mit den Finanzen (ein Faktor, der sich in den 1980er- und 1990er-Jahren weiter verstärkte) und tatsächlich auch bei der Ausrichtung seiner Zielsetzungen krankenhaus-, krankheits- und medizinorientiert zu sein. Extreme Kritiker vertraten sogar die Meinung, dass «Gesundheitsdienste» eine unzutreffende Bezeichnung sei; es handele sich vielmehr um einen «Krankheitsdienst».

Das war jedoch noch nicht das vollständige Bild. Auch gesundheitsorientierte Dienstleistungen standen zur Verfügung. Innerhalb dieser Dienste leistete die professionelle Pflege wertvolle Beiträge, z. B. in der Entbindungspflege, bei der Gesundheitsberatung (Health Visiting), bei der Versorgung in Schulen und am Arbeitsplatz. Obwohl die Versorgung in Krankenhäusern so dominant war, entwickelte sich auch an anderen Stellen ein zunehmendes Interesse an jenen Dienstleistungen, die aktiv die Gesundheit förderten und erhielten sowie Krankheiten vorbeugten. Dabei muss jedoch berücksichtigt werden, dass die Ergebnisse dieser Art von Aktivitäten hinsichtlich ihrer Wahrnehmung durch die Öffentlichkeit lange nicht so dramatisch wie die Ergebnisse von Krankheitsbehandlungen waren. Die Mitarbeiter der Gesundheitsberufe waren sich durchaus bewusst, dass diese Ergebnisse beim Versuch ihrer Evaluation subtiler, schwieriger zu messen und schwerer definierbar waren – und damit, im Zusammenhang mit der Gewährleistung von finanziellen Mitteln, nicht so einfach zu rechtfertigen.

In den 1960er- und 1970er-Jahren bedeutete die verbesserte Bildung der breiten Bevölkerung, dass sie, auch als Folge der zunehmenden Wissenschaftlichkeit und

Effektivität der Massenmedien, besser aufgeklärt und informiert war, z. B. über Gesundheit und Krankheit. Im Gegensatz zu der Mentalität des «totalen Versorgungsstaates», die ursprünglich als Reaktion auf die kostenlose Gewährleistung von Gesundheitsdienstleistungen erzeugt worden war, wurde nun die Vorstellung propagiert, dass, obwohl die Regierung einen beträchtlichen Beitrag leistete, auch der Einzelne eine gewisse persönliche Verantwortung für den eigenen Gesundheitszustand und für seinen Lebensstil, den er selbst und seine Familie führten, zu tragen habe. Ähnliche Entwicklungen zeigten sich auch in anderen hoch entwickelten Ländern, von denen viele nach dem Zweiten Weltkrieg ein System der von der Regierung finanzierten oder administrierten Gesundheitsdienstleistungen eingeführt hatten.

Die verschiedenen Entwicklungen zum Thema Gesundheit und Krankheit wurden auf internationaler Ebene 1978 während der Konferenz des Weltkinderhilfswerks der Vereinten Nationen und der Weltgesundheitsorganisation (WHO/UNICEF) in Alma-Ata in der früheren UdSSR diskutiert, an der sowohl die entwickelten als auch die unterentwickelten Länder teilnahmen. Die Empfehlungen, die sich aus den Diskussionen herauskristallisierten, mündeten in einem ehrgeizigen Plan: «Gesundheit für alle bis zum Jahr 2000» (Plan «H 2000»). In diesem Entwurf wurde betont, dass Gesundheit nicht nur das Fehlen von Krankheit sei, sondern darüber hinaus der Anspruch auf Wohlbefinden und die Maximierung der menschlichen Potenziale. Dienstleistungen der Krankenhäuser waren immer noch Bestandteil des Plans «H 2000», aber der Bedarf an Gemeindedienstleistungen wurde deutlich hervorgehoben. Die Gewährleistung einer Betreuung zu Hause wurde empfohlen und besonderer Wert auf die Förderung von Gesundheit sowie die Vorbeugung gegen Krankheiten gelegt. Auf nationaler Ebene, also auch in den Regierungseinrichtungen, war die Bereitschaft der Politik erforderlich, um die sozialen, ökonomischen und umweltabhängigen Bedingungen zu bestimmen, welche ein gesundes Leben fördern. Demgegenüber mussten die Menschen auf lokaler Ebene eine gewisse Verantwortung für sich selbst akzeptieren. Das persönliche Verhalten und seine Einflüsse auf die Lebensbedingungen waren wesentliche Faktoren bei der Förderung von Gesundheit und Wohlbefinden. Großbritannien war eines von 134 Ländern, die auf der WHO/UNICEF-Konferenz vertreten waren und sich den allgemeinen Prinzipien der «H 2000»-Empfehlungen anschlossen.

Obwohl dies zugegebenermaßen nur ein sehr kurzer und selektiver Blick auf die Entwicklungen zwischen den 1950er- und 1970er-Jahren ist, wird doch deutlich, dass bestimmte Aspekte der in jener Zeit vorherrschenden Bedingungen bei der Gewährleistung von Gesundheitspflege zu berücksichtigen waren, als wir Mitte der 1970er-Jahre unsere Gedanken zum RLT-Modell entwickelten. Ein Pflegemodell zu konstruieren, das auf einem *Lebensmodell* beruht, schien im Besonderen in Einklang mit den emporkommenden Entwicklungen in der Kranken- und Gesundheitspflege zu sein.

1.4 Entwicklung des RLT-Modells

Wenn man von einem Modell behaupten kann, dass es an einem konkreten Ursprungsort entstanden ist, dann ist dies im Fall des RLT-Modells unbestreitbar Edinburgh in Schottland. Alle drei Mitarbeiter des Trios sind Absolventen der University of Edinburgh, alle drei haben in dem renommierten Fachbereich für Pflegewissenschaft an dieser Universität eine gewisse Zeit ihrer beruflichen Laufbahn gearbeitet und/oder studiert.

Vor ihrem Master-Studium an der University of Edinburgh hatte sich *Nancy Roper* als Lehrerin für Pflege etabliert; danach verfasste sie als selbstständige Autorin Pflegelehrbücher und wurde international als Lexikografin bekannt. Im Verlauf der Jahre hinterfragte sie immer mehr die Begriffe, die zur Beschreibung der Pflege Verwendung fanden. In den 1960er-Jahren wurden Pflegeschüler/-studenten beispielsweise in verschiedenen Stationen eingesetzt, um Erfahrungen in der inneren, chirurgischen, gynäkologischen, orthopädischen Pflege etc. zu sammeln, da die Spezialisierung in der Gesundheitspflege immer stärker zunahm. Es gab auch allgemeinere Klassifikationen, wie Kinderkrankenpflege oder psychiatrische Pflege.

Roper begann 1970 im Rahmen ihrer Master-Arbeit zu untersuchen, ob sich ein erkennbarer gemeinsamer «Kern» der Pflege in den verschiedenen Pflegefachbereichen nachweisen lasse, und falls zutreffend, ob es möglich sei, nicht nur diesen «Kern», sondern auch das Spezialwissen sowie die entsprechenden Fertigkeiten und Einstellungen zu identifizieren, die erforderlich sind, um Menschen zu pflegen, die unter bestimmten gynäkologischen oder orthopädischen etc. Erkrankungen leiden. Roper behauptete, dass die Bestimmung eines solchen «Kerns» das «Gemeinsame» der Pflege erklären würde. Die Identifikation des besonderen Wissens und der speziellen Fertigkeiten, die in «Spezialbereichen» benötigt werden, würde diese «Vielfältigkeit» erklären.

Untersuchungen über die Literatur zu anderen Projekten im Zusammenhang mit der Bestimmung dieses «Kerns» der Pflege waren bereits durchgeführt worden, keine davon bezog sich jedoch auf den klinischen Bereich. Deshalb wurde ein spezielles «Patientenprofil» entwickelt, um Daten über Patienten in verschiedenen klinischen Bereichen zu sammeln, in denen eine Pflegehochschule Studenten einsetzte: ein Allgemeinkrankenhaus (mit Langzeitbetten), eine Frauenklinik, ein psychiatrisches Krankenhaus und 12 Gemeindebereiche. Die dabei gewonnenen 774 Profile wurden anschließend analysiert. Die Ergebnisse zeigten eindeutig, dass es einen «Kern» bei den Alltagsaktivitäten gab, was Ropers Idee unterstützte, ein Pflegemodell aus einem Lebensmodell heraus zu entwickeln. Dabei würde auch die unbestreitbare Notwendigkeit offenbar werden, dass Patienten/Klienten weiter «leben» müssen, während sie gepflegt werden, und dass natürlich auch die Pflegenden neben und in ihrem Beruf «leben». Die ursprünglichen Modelle von Roper (1976) sind heute nur noch von historischem Interesse. Ihre damaligen Ideen wurden erweitert und neu strukturiert und führten zur Entwicklung des RLT-Modells, das auf einem Lebensmodell beruht.

Winifred Logan brachte in das Trio ihre Erfahrungen als Lehrerin für Pflege und, was noch viel wichtiger ist, ihre internationale Erfahrung als Pflegende ein. Logan wurde 1962 Dozentin im Fachbereich für Pflegewissenschaft an der University of Edinburgh. Sie hatte bereits einen Master-Abschluss an dieser Universität absolviert. Es ist nicht ganz einfach, speziell jene Erfahrungen herauszustellen, die vorrangig zu ihrem Interesse an konzeptuellen Rahmenwerken für die Pflege beitrugen, aber im Nachhinein betrachtet sind vielleicht zwei davon besonders erwähnenswert.

Logan arbeitete in den 1950er-Jahren in Kanada auf einer Tuberkulose-/Thoraxstation, in die auch Inuits, und zwar über eine Luftbrücke von Baffinland nach Hamilton (Ontario), gebracht wurden. Der «Kulturschock», den diese durch den raschen Transport aus ihrem Leben in Iglus oder Zelten in ein modernes Krankenhaus erlebten, ist kaum vorstellbar. Die Reaktionen dieser Patienten auf ihre Krankheit und die Behandlung innerhalb einer fremden Umgebung lieferten dem Personal ein extremes Beispiel dafür, wie wichtig es ist, abgesehen von der offensichtlichen Erkrankung, auch psychologische, soziokulturelle und umgebungsabhängige Faktoren zu berücksichtigen. Deshalb wählte Logan für ihre abschließende Dissertation zur Qualifikation als Dozentin an der University of Edinburgh 1961 als Thema «Die psychologischen und soziokulturellen Aspekte der Pflege». Ihre späteren Erfahrungen als Beraterin der WHO, als amtierende Direktorin des Weltbundes der Pflegenden (ICN) und das Nachsinnen über die zunehmend multikulturelle Gesellschaft in Großbritannien rückte die Bedeutung dieser Aspekte der Pflege immer nachdrücklicher in den Mittelpunkt ihres Interesses, unabhängig vom Gesundheits- oder Krankheitszustand eines Klienten. Ein weiterer Meilenstein war das Master-Studium an der Columbia University (New York) in den 1960er-Jahren. Viele angesehene Pioniere, die ihre Überlegungen über das Wesen der Pflege bereits erfolgreich artikuliert hatten, waren Absolventen der Columbia University (z. B. Virginia Henderson, Hildegard Peplau, Fay Abdellah und Lydia Hall). In den 1960er-Jahren fanden in den USA heftige Diskussionen über Pflegemodelle und sämtliche Aspekte des Pflegeprozesses statt. Deshalb ist es nicht überraschend, dass Logan nach ihrer Rückkehr an die University of Edinburgh als Dozentin einige dieser Inhalte in ihren Unterricht und in ihre Überlegungen über das Wesen der professionellen Pflege integrierte. Als Roper zu erkennen gab, dass sie ihre Vorstellungen zu einem Pflegemodell, das auf einem Lebensmodell beruht und das sie 1976 bereits als Monografie (*Clinical Experience in Nurse Education*) veröffentlicht hatte, entwickeln wolle, akzeptierte Logan gemeinsam mit Alison Tierney die Bitte um Zusammenarbeit.

Alison Tierney war eine junge Dozentin im Fachbereich Pflegewissenschaft an der University of Edinburgh, als man an sie herantrat, das dritte Mitglied des Roper-Logan-und-Tierney-Trios zu werden. Roper hatte ihr Master-Studium in Philosophie begonnen, als Tierney nach dem Abschluss eines integrierten Degree-Pflegeprogramms 1971 wieder nach Edinburgh kam, um einen Doktorabschluss in Philosophie zu absolvieren, und zwar zu einer Zeit, als Logan gerade Organisatorin der Kurse und leitende Dozentin im Fachbereich war.

Mitte der 1970er-Jahre war die Bitte um eine Zusammenarbeit mit Roper und Logan zur Entwicklung eines Pflegemodells für Tierney aus terminlichen Gründen sehr günstig; sie befand sich mitten in der Umstrukturierung eines Grundkurses des (akademischen) Studiengangs und erkannte sofort den potenziellen Wert, diesen Kurs im Rahmen eines Pflegemodells zu organisieren. Tatsächlich wurde das RLT-Modell bereits vor seiner ersten Veröffentlichung sehr effektiv als ein Instrument eingesetzt, zuvor unterschiedliche Unterrichtsrichtungen aus verschiedenen Natur- und Sozialwissenschaften zu einem kohärenten, pflegezentrierten Einführungskurs für Studenten des Studiengangs zu verbinden.

Im Laufe der Zeit stützte sich Tierneys Beitrag bei der fortlaufenden Entwicklung des Modells immer stärker auf ihre Kompetenz als Pflegeforscherin. Ihre Rolle als Direktorin des Fachbereichs Pflegeforschung (ein nationales Zentrum mit Sitz an der University of Edinburgh) über 10 Jahre hinweg (1984–1994) erlaubte Tierney, sich auf nationaler und internationaler Ebene durch Kontakte mit dem National Centre (heute Institute) für Pflegeforschung in den USA für die Unterstützung einer strategischen Entwicklung der Pflegeforschung zu engagieren. Sie arbeitete darüber hinaus im Weltbund der Pflegenden (ICN) und beteiligte sich an der Entwicklung eines Netzwerks in einer Arbeitsgruppe europäischer Pflegeforscher (European Nurse Researcher), als deren Mitglied sie für einen Großteil der 1990er-Jahre im Auftrag des Royal College of Nursing Großbritannien vertrat. Tierney hat heute einen Lehrstuhl für Pflegeforschung an der University of Edinburgh inne.

Da die Forschung in der professionellen Pflege in den 1980er- und 1990er-Jahren eine außerordentlich fruchtbare Entwicklung nahm, wurde die Integration aktueller Forschungsdaten zur Unterstützung des Inhalts der *Elemente der Krankenpflege* bei jeder neuen Auflage dieses Werks zu einer immer anspruchsvolleren Arbeit. Es ist heute fast unmöglich, mit der Forschung unter Berücksichtigung der zahlreichen Themen des Werks Schritt zu halten, insbesondere in Verbindung mit den 12 Lebensaktivitäten. Folglich waren manche Teile von *Elemente der Krankenpflege* fast schon bei jeder Veröffentlichung einer neuen Auflage bereits wieder überholt. Hauptsächlich aus diesem Grunde haben wir entschieden, keine weitere Auflage mehr herauszugeben, sondern stattdessen das *Modell* aus dem Werk herauszulösen, das von Anfang an der Kern unserer Arbeit war, und in dieser dauerhafteren Form (d. h. als Monografie) eine Darstellung des Modells auf dem Stand Ende der 1990er-Jahre vorzulegen. In Zukunft können andere das Modell weiterentwickeln – wie wir es über die Jahre getan haben – oder es anpassen oder sogar in ein neues und anderes Pflegemodell integrieren, um auf die kontinuierlichen Veränderungen zu reagieren, die die professionelle Pflege und die Gesundheitspflege in den kommenden Jahren neu gestalten werden.

Literatur

Aggleton, P., Chalmers, H. 2000: Nursing models and the nursing process. 2nd edn. Macmillan, Basingstoke, UK

Fawcett, J. 1995: Conceptual models of nursing. F. A. Davis, Philadelphia

Henderson, V. 1960: The basic principles of nursing care. International Council of Nurses, Geneva

Marriner Tomey, A., Alligood, M. 1998: Nursing theorists and their work. 4th edn. Mosby, St. Louis

Meleis, A. 1997: Theoretical nursing: development and progress. 3rd edn. Lippincott, Philadelphia

Roper, N. 1976: Clinical experience in nurse education. Churchill Livingstone, Edinburgh

Roper, N., Logan, W., Tierney, A. 1980, 1985, 1990, 1996: The elements of nursing. 1st, 2nd, 3rd, 4th edn. Churchill Livingstone, Edinburgh

2 Das Lebensmodell

Eine Möglichkeit, die Komplexität des «Lebens» in einem Modell zusammenzufassen, das einfach genug und dabei doch aussagekräftig ist, gibt es natürlich nicht. Das «Leben», das zwar offensichtlich physische Erscheinungen aufweist, von denen einige objektiv beschrieben werden können, beinhaltet darüber hinaus noch viele andere Dimensionen. Der Begriff «Leben» lässt sich auch heute noch nicht vollständig erklären. Die Erkenntnisse, die aus den Naturwissenschaften, den Sozialwissenschaften und den Geisteswissenschaften zur Verfügung stehen, ermöglichen jedoch einen Einblick in das Wesen des Lebens. Hieraus ergibt sich zwangsläufig, dass sich trotz gewisser Gemeinsamkeiten die Lebenskonzeptionen der Leser in zahlreichen Aspekten unterscheiden und sich außerdem im Laufe der Zeit auch verändern können.

Das Lebensmodell, das dem RLT-Modell zugrunde liegt, stellt einen Versuch dar, nur die wesentlichen Merkmale dieses höchst komplexen Phänomens zu beschreiben. Wie in Abb. 2-1 dargestellt wird, besteht unser Modell aus fünf Hauptkomponenten (Konzepten), die – was ganz wesentlich ist – miteinander in Verbindung stehen:

- Lebensaktivitäten (LAs)
- Lebensspanne
- Abhängigkeits-/Unabhängigkeits-Kontinuum
- Faktoren, welche die LAs beeinflussen
- Individualität im Leben.

Im nun folgenden Text werden die Konzepte des Lebensmodells nacheinander beschrieben. Die Definition des Begriffs «Konzept» und Fawcetts Definition eines konzeptuellen Modells werden in den Kästen 2-1 und 2-2 vorgestellt; wir haben diese Definitionen bei der Konstruktion unserer Modelle übernommen.

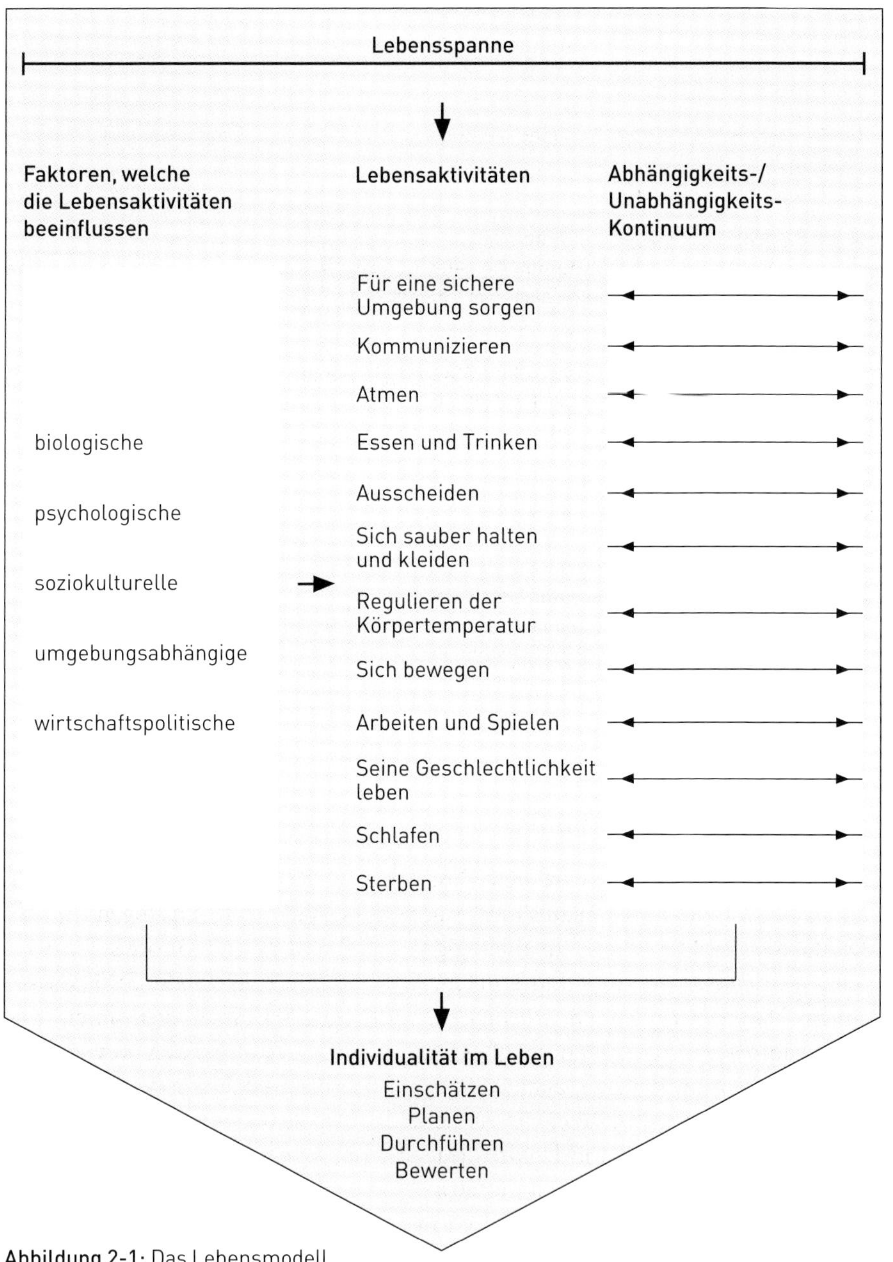

Abbildung 2-1: Das Lebensmodell

Kasten 2-1: Definition von «Konzept»

Konzept
Ein Konzept ist ein Wortsymbol, eine symbolische Repräsentation einer Klasse von Objekten.
Ein Konzept:

- ermöglicht eine Verallgemeinerung,
- ist ein Mittel zur Organisation und Klassifikation von Daten,
- ist eine ökonomische Möglichkeit zur Speicherung und Anwendung vieler einzelner Datenbruchstücke.

Ein Konzept kann als solches nicht unterrichtet werden; es wird von jeder Person als ein System erlernter Reaktionen entwickelt, die durch die Sinneswahrnehmung entstehen.

Kasten 2-2: Definition eines «konzeptuellen Modells»

Konzeptuelles Modell
Fawcett (1995) verwendete folgende Definition:
Eine Reihe abstrakter und allgemeiner Konzepte und Annahmen (Aussagen, die Konzepte verbinden), die diese Konzepte in eine sinnvolle Struktur integrieren.

2.1 Die Lebensaktivitäten (LAs)

Von einem Lebensmodell wird eine Beschreibung dessen erwartet, was «Leben» beinhaltet. Auf die Bitte, aufzuzählen, was zum täglichen Leben dazugehört, würden die meisten Menschen – unabhängig von ihrem Alter und sonstigen Umständen – Aktivitäten wie Essen und Trinken, Arbeiten und Spielen oder Schlafen aufzählen. Darauf hingewiesen, würden sie wahrscheinlich auch zustimmen, dass Atmen und Kommunizieren ebenfalls Aktivitäten sind, die einen wesentlichen Teil des Lebens ausmachen, auch wenn man sich ihrer oft kaum bewusst ist. All diese Aktivitäten und andere, wie Ausscheiden, für eine sichere Umgebung sorgen, sich sauber halten und kleiden, tragen zusammen zum komplexen Prozess des Lebens bei. Sie sind *Lebensaktivitäten* (LAs).

Dieses Konzept steht im Mittelpunkt unseres Lebensmodells. Nach reichlicher Überlegung und zahlreichen Diskussionen, sowohl untereinander als auch mit anderen, haben wir es aus praktischen Gründen als eine Reihe von 12 LAs umformuliert (Abb. 2-2). Dies ist die zentrale Komponente des Modells. Die Lebensspanne, das Abhängigkeits-/Unabhängigkeits-Kontinuum und die beeinflussenden

Lebensaktivitäten

Für eine sichere Umgebung sorgen
Kommunizieren
Atmen
Essen und Trinken
Ausscheiden
Sich sauber halten und kleiden
Regulieren der Körpertemperatur
Sich bewegen
Arbeiten und Spielen
Seine Geschlechtlichkeit leben
Schlafen
Sterben

Abbildung 2-2:
Die Lebensaktivitäten

Faktoren werden im Hinblick auf ihre Beziehung zu jeder der 12 LAs interpretiert. Diese vier sich gegenseitig beeinflussenden Konzepte (LAs, Lebensspanne, Abhängigkeits-/Unabhängigkeits-Kontinuum, beeinflussende Faktoren) bilden zusammen die einzigartige Mischung, die das fünfte Konzept bestimmt: die Individualität im Leben.

Der Ausdruck «Lebensaktivitäten» dient als Oberbegriff. Jede «Aktivität» beinhaltet viele Dimensionen; sie kann als eine umfassende Aktivität betrachtet werden, die wiederum aus zahlreichen Einzelaktivitäten besteht, beziehungsweise als eine Komponente, die sich aus mehreren Elementen zusammensetzt. Je genauer man die LAs analysiert, umso komplexer erscheint jede einzelne. Die Verbindung dieser Komplexität ergibt sich aus der engen Wechselbeziehung zwischen den LAs. So steht zum Beispiel «Kommunizieren» mit vielen anderen LAs in Verbindung; man stelle sich nur Essen und Trinken, Arbeiten und Spielen und Sexualität ohne «Kommunikation» vor! Und Atmen ist grundlegend für alle LAs. Die LAs dürfen also nur zum Zweck der Beschreibung und des Erlernens isoliert betrachtet werden. An dieser Stelle ist zur Einführung nur eine sehr kurze Darstellung jeder LA erforderlich; dabei wird ein allgemeiner Vorgeschmack auf die enorm komplexen Konzepte gegeben. Im Folgenden werden wir die 12 LAs also keinesfalls umfassend beschreiben; es handelt sich vielmehr um eine kurze Skizze, die lediglich die Komplexität jeder LA betonen soll.

2.1.1 Für eine sichere Umgebung sorgen

Jeden Tag führt der Mensch zahlreiche Aktivitäten speziell deshalb durch, um für eine sichere Umgebung zu sorgen, sei es zu Hause, am Arbeitsplatz, beim Spiel oder auf Reisen. Um sowohl die persönliche als auch die öffentliche Gesundheit zu gewährleisten, muss viel Energie darauf verwendet werden, eine möglichst sichere Umgebung zu erhalten, nicht nur für die heutige, sondern auch für zukünftige Generationen.

Während seiner gesamten Geschichte hat sich der Mensch damit beschäftigt, seine äußere Umgebung zu kontrollieren oder sich an ihre Wechselfälle anzupassen. Er hat in einem erstaunlichen Ausmaß die Gefahren bezwungen, die in der Umgebung auf ihn lauerten, und zweckmäßige Methoden zum Schutz von Familie, Eigentum, Ernte und Vieh entwickelt. Heutzutage leben die meisten Menschen nicht mehr in der ständigen Bedrohung durch Gefahren, obwohl es gewaltige Naturkräfte gibt, die der Mensch trotz hoch entwickelter Technologien nicht kontrollieren kann. Diese Tatsache wird durch viele Katastrophen der aktuellen Geschichte verdeutlicht, z. B. Erdbeben, verheerende Waldbrände, die fast jährlich auftretenden Überschwemmungen im indischen Subkontinent als Folge des Monsunregens oder die dauerhaften Dürren in Teilen des afrikanischen Kontinents; diese Ereignisse kosten immer wieder das Leben und den Lebensunterhalt unzähliger Menschen. Dabei darf aber auch nicht vergessen werden, dass in unserem heutigen so genannten Friedenszeitalter immer noch an vielen Orten der Welt Kriege geführt werden, was bedeutet, dass manche Menschen in einer unsicheren Umgebung oder sogar in ständiger Gefahr leben. Mit den fortschreitenden technologischen und wissenschaftlichen Entwicklungen entstehen immer neue Risiken, mit denen man sich auseinandersetzen muss – z. B. Risiken in Verbindung mit Strahlungen, mit chemischen Abfällen, mit der unrechtmäßigen Benutzung von Drogen/Arzneimitteln und mit modernen Kriegswaffen – und diese sind im Gegensatz zu den Naturgewalten vom Menschen selbst geschaffen worden.

Potenzielle Gefahren. Selbst unter normalen Umständen sind Menschen auf der ganzen Welt immer noch einer Reihe von Umweltgefahren ausgesetzt, die ihre Sicherheit, ihre Gesundheit und tatsächlich auch ihr Leben bedrohen.

Externe Substanzen. Viele Substanzen in der Umgebung – zu Hause, in der Schule, am Arbeitsplatz und in Freizeiteinrichtungen – können Verletzungen, Krankheiten oder Infektionen verursachen. Der Körper eines gesunden Menschen verfügt über eine bemerkenswerte Fähigkeit, solche Angriffe mit Hilfe von bestimmten Mechanismen abzuwehren, z. B. der Schutz der lebenswichtigen Organe durch das Knochengerüst, die Zilien (Flimmerhaare) in den Atemwegen zur Beschleunigung der Ausscheidung von schädlichen Fremdkörpern aus der

Lunge, die Sekretion der Tränen zum Schutz der Augen, das leistungsfähige Immunsystem und die Fähigkeit des Körpers zur Regeneration von verletztem Gewebe. Eine Verletzung, Erkrankung oder Infektion kann diese Verteidigungsmechanismen des Körpers jedoch auch überlasten und schwere Krankheiten verursachen oder sogar zum Tod führen.

Stress. Übermäßiger Stress wird heute immer mehr als eine Form der Umweltgefahr anerkannt. Abgesehen von biologischen Stressoren gibt es subtilere psychische und soziokulturelle Stressoren, die manchmal in Verbindung mit bestimmten Lebensereignissen stehen, z. B. einer Entwöhnung, der Pubertät oder auch einer unterschiedlich starken Freude oder Traurigkeit, die bei Ereignissen wie Schul-, Arbeitsplatz- oder Wohnortwechsel, Heirat oder Scheidung, Geburt eines Kindes oder Tod eines geliebten Menschen auftreten können. Psychische Stressoren sind erwiesenermaßen für das Auftreten von Unfällen in sämtlichen Altersgruppen verantwortlich; übermäßiger Stress kann unterschiedlich stark ausgeprägte geistige und körperliche Auswirkungen haben.

Missbrauch. Die Umwelt ist im Fall eines emotionalen oder sexuellen Missbrauchs von Kindern, Frauen, älteren oder behinderten Menschen alles andere als sicher. Heutzutage besteht ein gesteigertes öffentliches Bewusstsein für die dauerhaften körperlichen und psychischen Schäden, unter denen die verletzlichen Opfer eines Missbrauchs leiden.

Soziale Störungen. Eine alarmierende Bedrohung für die Sicherheit der Umgebung bedeuten die zunehmenden sozialen Unruhen, die häufig auch über soziale Grenzen hinausgehen; sie stellen ein zerstörerisches Merkmal des modernen Lebens dar. In zunehmendem Maß sind sinnlose Schlägereien und Vandalismus zu verzeichnen, bei denen nicht nur Erwachsene mitwirken. In der Schule beteiligen sich selbst kleine Kinder an Tyranneien (Missbrauch ihrer Schulkameraden), an körperlicher Gewalt gegenüber Mitschülern und Lehrern und manchmal sogar an Morden. Abgesehen vom Überführen der Täter solcher Verbrechen, fordert die Öffentlichkeit immer nachdrücklicher eine Unterstützung der Opfer, die in vielen Fällen unter dauerhaften negativen Symptomen leiden, die heute als posttraumatische Stressstörung (PTSS) bezeichnet werden. Sogar im Zusammenhang mit Religion und spirituellen Komponenten können Formen von Gewalt oder Unruhen auftreten, die zum Tod der Anhänger oder in manchen Situationen sogar zum Tod unschuldiger Menschen führen können. Wenn die Anhänger diese neuen Kult-Typen verlassen oder «gerettet» werden, wird häufig eine Beratung zu ihrem Ausstieg oder sogar eine «Umprogrammierung» erforderlich, da die psychische Gesundheit solcher ehemaligen Anhänger bedroht sein kann.

Vorbeugung gegen potenzielle Gefahren. Eine Verbreitung von Wissen über die vielen Aspekte der Sicherheit in der Umwelt und die Vorbeugung gegen Gefahren erfolgt mithilfe von Gesundheitserziehungsprogrammen in der Schule und am Arbeitsplatz sowie durch öffentliche Aufklärungsprogramme und Fernsehdokumentationen. Diese Bemühungen versuchen im Wesentlichen, bestimmte Einstellungen und Verhaltensweisen auf positive Weise zu verändern. In vielen Ländern besteht heute eine gesetzlich geregelte Pflicht zur Förderung der Sicherheit, beispielsweise zur Regulierung des Verkehrs (zu Land, auf See und in der Luft) und somit zur Verhinderung von Unfällen, oder aber zur Vorbeugung gegen Verunreinigungen durch Abfälle, chemische oder nukleare Substanzen; zur Gewährleistung, dass bei bekannten Risiken am Arbeitsplatz Schutzkleidung getragen werden muss; zum Aufgreifen von Personen, die Einschüchterungen, Belästigungen oder auch Gewalt ausüben; zur Sicherstellung von hohen Hygienestandards im kommerziellen Handel mit Nahrungsmitteln, um Infektionen zu verhindern, sowie zum Schutz und zur Unterstützung von verletzlichen Personen, die unter starken geistigen Störungen leiden und eine professionelle Versorgung benötigen.

Offensichtlich sind zahlreiche Berufsgruppen, Arbeitgeber und Beamte damit beschäftigt, in der allgemeinen Öffentlichkeit für eine sichere Umgebung zu sorgen; jeder Einzelne muss zudem akzeptieren, dass ihm eine persönliche Verantwortung für seine eigene Sicherheit obliegt.

Natürlich sind dies nur wenige Beispiele für die Unzahl von Aktivitäten, die bei der Diskussion der LA *Für eine sichere Umgebung sorgen* angeführt werden können.

2.1.2 Kommunizieren

Der Mensch ist prinzipiell ein soziales Wesen und verbringt einen Großteil des Tages damit, mit anderen Menschen zu kommunizieren. Die Aktivität «Kommunizieren» ist somit ein integraler Bestandteil sämtlicher menschlichen Beziehungen und Verhaltensweisen. Tatsächlich wird jede über all die anderen LAs gegebene oder erhaltene Information mithilfe der Kommunikation in der einen oder anderen Form vermittelt.

Der Kommunikationsprozess. Das Studium der Kybernetik hat beträchtlich zum Verständnis des Kommunikationsprozesses beigetragen. Bereits 1960 schlug Berlo ein Kommunikationsmodell vor, das aus vier Komponenten bestand: Quelle, Mitteilung, Kanal und Empfänger. Demnach kommt es zur Kommunikation, wenn eine Person (die Quelle) eine Mitteilung über ein bestimmtes Medium (Kanal) sendet, so dass diese von einem Empfänger aufgenommen werden kann. Dieser Prozess wurde dann angepasst, um ein Rückkopplungsmodell zu bilden, in dem die Kommunikation eine Reaktion bei dem Empfänger auslöst. Diese Reaktion führt auf der anderen Seite wieder dazu, dass der Empfänger zur Quelle einer

Rückmeldung wird, die über einen bestimmten Kanal gesendet wird und somit ein Feedback für die Originalquelle darstellt (Abb. 2-3).

Allgemein gesprochen werden beim Kommunizieren zwei Hauptkanäle benutzt: der «verbale» und der «nonverbale» Kanal. Die verbale Kommunikation erfolgt durch das gesprochene oder geschriebene Wort, während die nonverbale Kommunikation die Parasprache und die Kinetik verwendet, wobei natürlich beide häufig simultan eingesetzt werden (Abb. 2-3). Wiggens et al. (1994) definierten mit dem Begriff «Parasprache» die nichtsemantischen Aspekte der verbalen Kommunikation, mit denen wir die Bedeutung zum Ausdruck bringen, die unsere Worte vermitteln sollen. Die Parasprache konzentriert sich vorrangig auf

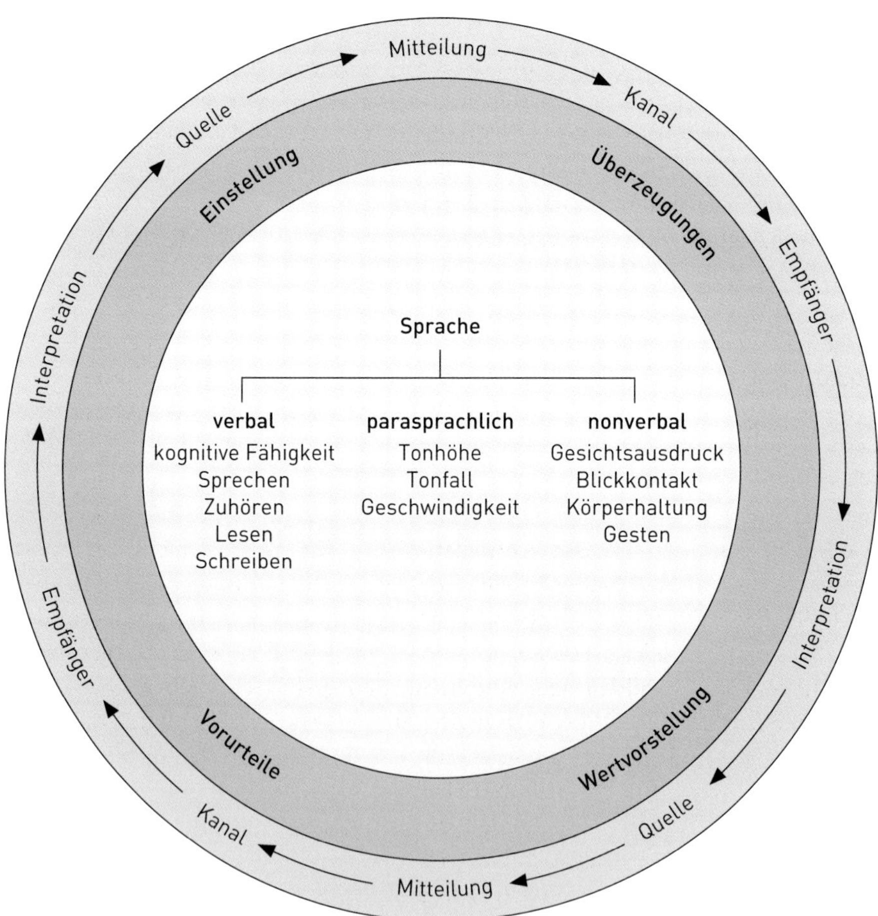

Abbildung 2-3: Die Komplexität der Kommunikation

die Art und Weise, wie wir Sprache einsetzen, und weniger darauf, was wir sagen. Dazu gehören der Tonfall, die Sprechgeschwindigkeit und die Verwendung von «Lückenfüllern», wie «hm» und «äh». Eine solche Kommunikation kann als vokal statt als verbal bezeichnet werden.

Das Studium der nonverbalen Kommunikation oder der Körpersprache zieht heute immer mehr Aufmerksamkeit auf sich. Der Begriff «Kinesis» bezeichnet jede «Einheit» von Körperbewegungen, die eine Nachricht übermittelt. Die Kinesis entspricht demnach einem Buchstaben im verbalen Alphabet. Die Kinetik ist noch eine junge Wissenschaft, aber scheinbar ist die menschliche Fähigkeit, eine bewusste Kontrolle über die Körpersprache auszuüben, während der verbalen Kommunikation weniger ausgeprägt, und die meisten Menschen werden sich zumindest manchmal bewusst, dass sie widersprüchliche Mitteilungen aussenden.

Die nonverbale Kommunikation dient je nach Kontext verschiedenen Zielen. Der gesamte Körper kann eine Nachricht vermitteln. Der Mensch nutzt seinen Körper, um sich auszudrücken, z. B. durch die Art, wie er geht. Energisch in einen Raum hineinzugehen, kann ein Gefühl der Sicherheit oder auf der anderen Seite eine Stimmung der Wut vermitteln. Langsam in einen Raum einzutreten, kann für Zurückhaltung oder Besorgnis sprechen. Die Körperhaltung, die Menschen einnehmen, kann einen Eindruck vermitteln, der von Langeweile über Erschöpfung und Aufmerksamkeit bis zum lebhaften Interesse reichen kann.

Der Gesichtsausdruck ist eine reiche Quelle für Informationen über den emotionalen Zustand eines Menschen. Man kann Empfindungen wie Ablehnung, Ekel, Wut, Verärgerung, Freude, Liebe und Verständnis durch den Gesichtsausdruck vermitteln. Die Effektivität solcher Empfindungen wird auch durch Ausdrücke wie «ein Blick, der töten kann» oder «ein saurer Blick» bestätigt. Die Augen können dabei besonders aufschlussreich sein. Jeder Mensch unterscheidet sich darin, wie häufig er während der Kommunikation Blickkontakt zu seinem Gesprächspartner aufnimmt und aufrechterhält; dies kann auch kulturell geprägt sein.

Die Hände sind bei der Körpersprache ausgesprochen wichtig, insbesondere um etwas nachdrücklich zu betonen, wenn sie etwa gerade erwähnte Gegenstände oder Ereignisse nachbilden oder eine Richtung zeigen. Hände übermitteln auch Emotionen. Sie spiegeln beispielsweise durch fahrige Bewegungen oder das Herumspielen mit kleinen Gegenständen eine innere Angst wider; oder aber Wut, wenn jemand weiße Knöchel hat oder die Fäuste ballt.

Offensichtlich sind die körperliche Erscheinung und die Ausstrahlung aussagekräftige Aspekte der nonverbalen Kommunikation, und die Vielzahl von Makeups, Schmuck, Parfums, Aftershaves und Brillengestellen in den Kaufhäusern bietet ein deutliches Spiegelbild der vielfältigen Geschmacksrichtungen. Auch Kleider liefern, obwohl sie im Wesentlichen dem Schutz gegen die Witterung dienen, unzählige Informationen über den jeweiligen Träger. Sie können eine gegenwärtige Stimmung, einen finanziellen Status oder auch eine Vorbereitung zum Sport oder für die Arbeit ausdrücken. Tatsächlich wird der Ausdruck «Sprache der Kleidung» ziemlich häufig verwendet und steht in Verbindung mit der LA *Sich sauber halten und kleiden* sowie zur LA *Seine Geschlechtlichkeit leben.*

Die Kommunikation durch Berührung kann eine höchst aussagekräftige Möglichkeit sein, einer Mitteilung größere Deutlichkeit zu verleihen; sie wird jedoch überwiegend bei intimeren Beziehungen eingesetzt. Eine therapeutische oder «bewusste» Berührung kann jedoch auch gezielt eingesetzt werden und vermittelt häufig bei der verbalen Kommunikation Verständnis für jemanden, der ein Problem hat oder dem eine schlechte Nachricht überbracht wird. Es bestehen jedoch beträchtliche kulturelle Unterschiede im Umgang mit der Berührung. Wer sie einsetzen will, sollte zuvor kritisch abwägen, ob diese Art der Kommunikation angemessen ist.

Umstände, welche die Kommunikation beeinflussen. Offensichtlich ist das *Alter* ein wesentlicher Faktor bei der Kommunikation. Das Entschlüsseln der Kommunikationsaktivitäten von Babys und Kindern, sei es verbal oder nonverbal, erfordert Geduld und eine bestimmte Kompetenz. Die Kleinen sind bei dieser LA sicherlich auf die Hilfe von anderen angewiesen; ganz ähnlich geht es auch manchen älteren Menschen. Aus ganz unterschiedlichen Gründen können auch Menschen mit bestimmten psychischen Gesundheitsproblemen, mit spezifischen körperlichen oder schwerwiegenden geistigen Behinderungen von der Hilfe anderer Menschen abhängig sein. Selbstverständlich ist auch die biologische *Körperstruktur* in Verbindung mit dem Sehvermögen, dem Gehör-, Geruchs- und Geschmackssinn für eine Unabhängigkeit bei der Kommunikation entscheidend, wobei ein gewisser Grad einer Störung beispielsweise durch die Benutzung einer Hörhilfe oder einer Brille kompensiert werden kann – also eine Form der «technisch unterstützten» Unabhängigkeit vorliegt.

Zwangsläufig beeinflusst auch das *Intelligenzniveau* die Kommunikation, weil es sich auf die Lernfähigkeit und das Erinnerungsvermögen sowie auf die beim Sprechen verwendeten Vokabeln auswirkt, aber auch für das Zuhören, Schreiben und Lesen von Bedeutung ist. Unabhängig davon, wie flüssig die Vokabeln benutzt werden, hat auch die *aktuelle Stimmung* Konsequenzen für diese LA (z. B. Erregung, Depression, die Art des Selbstwertgefühls und das Konzept des Körperbildes). Recht häufig werden auch die *sozialen und kulturellen Wertvorstellungen* eines Menschen diese LA beeinflussen (Abb. 2-3). Schwierigkeiten bei der Kommunikation können, abgesehen von sprachlichen Problemen, auch durch rassenabhängige oder ethnische Unterschiede bedingt sein, insbesondere wenn ein sehr technisches oder spezialisiertes Vokabular verwendet wird. Solche Probleme werden weiter verschärft, wenn die Umgebung für die Kommunikation nicht hilfreich ist – es etwa zu laut, zu warm, zu kalt oder zu schlecht beleuchtet ist.

Technologische Fortschritte. Die technologischen Fortschritte haben natürlich den Aktionsradius der Kommunikation durch Massenmedien, Telefon, Fax, E-Mail, Internet und bestimmte Spezialeinrichtungen, wie etwa Telekonferenzen und Telemedizin, stark verbessert. Mit solchen Entwicklungen gehen jedoch auch ethische Bedenken über die Gewährleistung von Vertraulichkeit und Sicherheit des Datenzugangs in Organisationen einher, z. B. in der Geschäftswelt, bei Regierungen oder in Erziehungs- und Gesundheitseinrichtungen. Gesetze zum Datenschutz versuchen, weitestgehende Vertraulichkeit zu gewährleisten, doch scheinen Personen, die entschlossen sind, solche Systeme zu missbrauchen, immer wieder in der Lage zu sein, die rechtlichen Bestimmungen zu umgehen.

Kommunizieren ist eine höchst individuelle Aktivität. Bei der Diskussion der Kommunikation ist jedoch nicht die einzelne Person entscheidend, sondern die zwischenmenschliche Beziehung. Um diese LA verstehen zu können, muss man wissen, wie Menschen miteinander umgehen. Es gibt so viele Aspekte in dem weiten Themenbereich «Kommunizieren», und die oben aufgeführten Anmerkungen sollen lediglich dazu dienen, auf die Komplexität der Kommunikation hinzuweisen.

2.1.3 Atmen

«Der erste Atemzug» ist bei der Geburt eines jeden Babys von entscheidender Bedeutung; er bestimmt, ob der Säugling ein lebensfähiges Dasein als Mensch führen kann oder nicht. Von diesem Zeitpunkt an erscheint das Atmen mühelos, und man ist sich unter normalen Umständen der LA *Atmen* nicht bewusst, es sei denn, unphysiologische Umstände lenken die Aufmerksamkeit auf die Atmung.

Respiratorisch-kardiovaskuläre Verbindung. Die Organe, die gemeinsam das Atemsystem bilden, versorgen jede Zelle des Körpers mithilfe der Prozesse, die als äußere und innere Atmung bezeichnet werden, mit Sauerstoff. Dazu ist das Blut zusammen mit den Gefäßen und Organen, die das Kreislauf- und Lymphsystem bilden, erforderlich. Somit gehören sowohl das respiratorische wie auch das kardiovaskuläre System zur Atmung.

Während starker Anstrengungen kommt es beim gesunden Erwachsenen zu einem physiologischen Anstieg der Atemfrequenz, weil die Muskeln mehr Sauerstoff benötigen. Um den Sauerstoff schneller zu transportieren, schlägt das Herz häufiger, wodurch gleichzeitig die Pulsfrequenz erhöht wird. Zwischen Atem- und Pulsfrequenz besteht ein Verhältnis von 1 : 4; eine Veränderung der einen Komponente geht im Allgemeinen mit einer entsprechenden Anpassung der anderen einher. Im Gegensatz dazu nimmt die Atem- und Pulsfrequenz üblicherweise ab, wenn sich der Körper im Ruhezustand befindet, insbesondere beim Schlafen.

Nicht nur die Atemfrequenz, sondern auch der Atemrhythmus kann durch körperliche Aktivitäten beeinflusst werden, etwa beim Sprechen, Lachen, Essen oder Singen; doch selten denkt man über diese Variationen bewusst nach. Selbst Niesen und Husten werden, wenn sie nur vorübergehend auftreten, nicht als Abweichung vom normalen Atemmuster betrachtet.

Emotionale Aspekte. Emotionale Lebensereignisse können die Atmung eines Menschen beeinflussen. Traurigkeit und Trauer können sich auf die Frequenz und die Tiefe der Atemzüge auswirken und zu hör- und sichtbaren Reaktionen wie Seufzen und Schluchzen führen. Auf wahrgenommene Gefahren reagiert der Körper mit einer Verstärkung der Atemfrequenz und -tiefe sowie mit einer Erhöhung der Herzfrequenz, des Blutdrucks und der Blutzufuhr zu den Muskeln. Die extreme Form dieser Anstiege sind Teil des «Kampf- oder Flucht-Syndroms», das ein Überleben erleichtert. In den meisten Fällen verläuft eine angstbedingte Reaktion jedoch weniger ausgeprägt.

Ängste führen dazu, dass der Körper auf ähnliche Weise reagiert, zwar kurzfristig physiologisch weniger intensiv, aber dafür häufig viel länger anhaltend. Jeder hat irgendwann einmal in seinem Leben in der einen oder anderen Form Ängste oder Sorgen, allerdings sind länger andauernde Ängste nicht wünschenswert. Manchen Menschen kann geholfen werden, derartige Auswirkungen ihrer Ängste zu überwinden, indem sie einfache Entspannungstechniken durchführen, von denen viele eine «kontrollierte Atmung» beinhalten, wie beispielsweise beim Singen, bei der transzendentalen Meditation und bei Yoga praktiziert. Heutzutage versucht man, Menschen mit Verspannungen durch eine visuelle technologische Überwachung dieser Funktionen zu helfen, sich zu entspannen und ihren Blutdruck sowie die Pulsfrequenz zu senken. Der Anteil, für den Temperament und Emotionen verantwortlich sind, ist jedoch schwierig einzuschätzen, und zweifelsohne verschlimmert allein schon die Lektüre über Bluthochdruck ein solches Problem noch weiter.

Potenzielle Risiken

Tabakrauch. Heutzutage wird allgemein anerkannt, dass die Atmung durch Rauchen beeinträchtigt wird, weil Rauchen das Gewebe in den Atemwegen schädigt und sich nachteilig auf die Integrität des Herz-Kreislauf-Systems auswirkt. Das Kohlenmonoxid (CO) im Tabakrauch bindet Hämoglobin in den roten Blutzellen, wodurch Carboxyhämoglobin gebildet wird, das den Sauerstoffaustausch erschwert. Folglich kommt es zu einer Reduzierung der Kapazität des Blutes, Sauerstoff zu transportieren. Dadurch wird verständlich, dass dies weitreichende Auswirkungen auf den gesamten Organismus haben kann. In vielen Ländern werden erhebliche Anstrengungen unternommen, die Menschen dazu zu erziehen, mit dem Rauchen gar nicht erst anzufangen oder aber es aufzugeben, denn es kann zu einer heimtückischen Form der sozialen Abhängigkeit werden. Die negativen Effekte des «passiven Rauchens» beim Aufenthalt oder Arbeiten in einer rauchgeschwängerten Umgebung sind noch umstritten. Tabakrauch wird jedoch sicherlich von den meisten Nichtrauchern als unangenehm empfunden, und in vielen öffentlichen Gebäuden, in bestimmten Transportmitteln und an immer mehr Arbeitsplätzen ist Rauchen heute verboten.

Pathogene Erreger. Die Atmosphäre ist ein Gasgemisch und verfügt über eine variable Luftfeuchtigkeit, enthält aber auch die verschiedensten Mikroorganismen. In der Luft befinden sich viele Millionen solcher Mikroorganismen, von denen jedoch die meisten nicht pathogen sind. Einige verursachen aber, wenn sie eingeatmet werden, Infektionen der Atemwege, z. B. die häufig auftretenden Erkältungen. Solche Infektionen beeinflussen in unterschiedlichem Ausmaß auch Atemfrequenz, Atemtiefe und Atemrhythmus. In geschlossenen Räumen sinken diese pathogenen Erreger durch die Schwerkraft zu Boden oder setzen sich auf Haushaltsgegenständen fest; die Heizungsluft wirbelt sie jedoch immer wieder auf, wodurch die Gefahr einer erneuten Inhalation oder Infektion entsteht.

Schadstoffe. Zu Hause kann man mit der Luft Schadstoffe einatmen, wenn die regelmäßige Frischluftzufuhr unterbleibt und dadurch die Konzentration der ausgeatmeten Substanzen ansteigt. Der Kohlendioxidgehalt erreicht nicht unbedingt ein gefährliches Ausmaß, aber die höhere Temperatur und Feuchtigkeit führen zu einer raschen Vermehrung von pathogenen Erregern. Als Folge schlechten Lüftens kann das Einatmen von Gasen, die aus bestimmten Behältnissen oder Paraffinöfen austreten, Kopfschmerzen und Schwindel auslösen oder in größeren Mengen sogar zur Bewusstlosigkeit führen.

Am Arbeitsplatz kann der Atemtrakt feinen Partikeln aus industriellen organischen oder anorganischen Abfällen in der Luft ausgesetzt sein, z. B. aus der Verarbeitung von Leinen, Hanf, Wolle, Metall, Stein oder Kohle. Die Kohle verarbeitende Industrie etwa weist eine lange Geschichte von Schutzmaßnahmen auf, um das Auftreten der gefürchteten Krankheit Pneumokoniose zu verhindern, die sich entwickelt, wenn Kohlenstaubpartikel in das Lungengewebe gelangen und dann möglicherweise zu einer starken Beeinträchtigung der Atemkapazität führen. Arbeiter, die den Gefahren derartiger Industriezweige ausgesetzt sind, werden aufgefordert, die entsprechenden Schutzmaßnahmen zu beachten und sich regelmäßig röntgen zu lassen, damit etwaige negative Auswirkungen frühestmöglich entdeckt und behandelt werden können. Die Internationale Arbeiterorganisation

(IAO) hat internationale Maßnahmen veranlasst, mit denen die Regierungen unterstützt werden sollen, ihre Arbeitskräfte vor den verschiedenen Gesundheitsrisiken für die Atemwege zu schützen.

Auch im Freien, insbesondere in und um städtische Ballungszentren, kann es durch die Inhalation von rauchgeschwängerter Luft zur Schädigung des Atemtraktes kommen. Dieser Rauch enthält winzige Partikel, die aus den Abgasen der Heizungssysteme, der industriellen Anlagen und des Autoverkehrs stammen. Das Problem der Luftverschmutzung liegt primär in der Verantwortung der jeweiligen Landesregierung. In vielen industrialisierten Ländern existieren heute gesetzliche Vorschriften zur Kontrolle und Reduzierung der bestehenden Gefahren, insbesondere zum Schutz der Stadtbewohner und gefährdeter Arbeitskräfte. Die Energiegewinnung durch fossile Brennstoffe ist in vielen Teilen der Welt die wesentlichste Quelle von Luftschadstoffen; das Potenzial für Alternativen, wie Sonnen-, Wind- oder Wasserenergie, wird mit unterschiedlichem Erfolg erforscht. Aber auch jeder Einzelne trägt ein gewisses Maß an persönlicher Verantwortung, indem er beispielsweise akzeptiert, rauchfreie Brennstoffe zu verwenden oder bei bestimmten Arbeiten eine Atemschutzmaske zu tragen. Dadurch minimiert er auch die Risiken für seine Mitmenschen und vermeidet Gefahren, die die eigene Atmung beeinträchtigen könnten.

Auf internationaler Ebene erforscht und überwacht die Weltgesundheitsorganisation (WHO) das Problem der Luftverschmutzung und hilft beim weltweiten Austausch von Informationen über vorbeugende Maßnahmen, damit die Luft, die so wichtig für die LA *Atmen* und so notwendig für das Leben des Menschen ist, kein Gesundheitsrisiko mehr darstellt. Sämtliche anderen LAs sind völlig von der LA *Atmen* abhängig.

2.1.4 Essen und Trinken

Essen und Trinken sind wesentliche Elemente im Verlauf des Alltagslebens sämtlicher Altersgruppen, und die meisten Menschen betrachten sie als angenehme Aktivitäten. Abgesehen von dem Wohlbehagen, das dabei entsteht, ist Essen und Trinken auch für die Existenz lebensnotwendig. Der menschliche Körper ist eine höchst komplexe Ansammlung von vielen Millionen Zellen, und der Wachstums- und Entwicklungszyklus jeder einzelnen Zelle sowie die ständige Zellaktivität erfordern eine Energiequelle; diese Energie wird aus der Nahrungs- und Flüssigkeitsaufnahme des Körpers bezogen.

Auf dem Existenzminimum isst der Mensch fast alles, auch im Rohzustand, um seine Grundbedürfnisse zur Lebenserhaltung zu erfüllen. Normalerweise wird jedoch, wenn eine angemessene und ausgewogene Kost zur Verfügung steht, die Nahrungs- und Flüssigkeitszufuhr durch komplexe biochemische Prozesse reguliert. Im Gehirn befinden sich die Zentren, die Appetit und Durst kontrollieren. Sie reagieren auf Veränderungen des Nährstoff- und Flüssigkeitsgehaltes im Blut. Eine sichtbare körperliche Dimension, die aus dem Essen und Trinken resultiert, ist die Körpergröße; Körperlänge und Gewicht sind messbare physikalische Daten.

In der Ernährungswissenschaft werden die Nahrungsmittel und die mit ihnen zusammenhängenden biologischen Prozesse Wachstum, Erhaltung und Erneuerung des Körpergewebes studiert. Die Einheit für die diätetische Berechnung ist eine Kalorie oder nach dem Internationalen Einheitensystem ein Kilojoule. Wie viel Kilojoule ein Mensch benötigt, variiert je nach Körpergröße, Gewicht, Alter, Geschlecht, Klima und Aktivität.

Intellektuelle und emotionale Variationen. Abgesehen von der körperlichen Aufnahme von Nahrungsmitteln und Flüssigkeit, gibt es noch viele andere Dimensionen der LA *Essen und Trinken*. Um den Akt des Essens und Trinkens zu erlernen, ist ein bestimmtes Intelligenzniveau erforderlich. Dies wird deutlich, wenn man kleine Kinder beobachtet, die sowohl intellektuell als auch körperlich mit den Fertigkeiten, die zur Aufnahme einer Mahlzeit gehören, experimentieren. In ähnlichem Maße wird dies deutlich, wenn man Menschen mit einer gestörten intellektuellen Entwicklung beobachtet; sie haben oft große Schwierigkeiten, solche Fertigkeiten zu erlernen. Eine bestimmte intellektuelle Entwicklung ist auch zum Erwerb und zur Anwendung des Wissens erforderlich, das zur Auswahl und Zubereitung einer Kost benötigt wird, mit der man sich seine Gesundheit erhalten kann. Heutzutage bemühen sich Mitarbeiter verschiedener Gesundheitsberufe, Regierungseinrichtungen und auch die Medien ganz nachhaltig um eine Gesundheitserziehung, mit der beim allgemeinen Publikum ein Interesse für wünschenswerte Essgewohnheiten entwickelt werden soll. Ein bestimmtes Wissen ist auch erforderlich, um angemessene Hygienemaßnahmen beim Umgang mit Nahrungsmitteln einzuhalten und Essensreste so zu entsorgen, dass keine Würmer oder Fliegen angezogen werden, die potenziell pathogene Erreger auf den Menschen übertragen können. In vielen Ländern bestehen gesetzliche Vorschriften für die hygienische Zubereitung von Nahrungsmitteln, die kommerziell im Handel sind, sowie für die Kennzeichnung von Nahrungsmittelzusätzen. Wenn Nahrungsmittelhersteller mit der Sicherheit der Nahrungsmittel scheinbar «herumspielen», sind die heutzutage besser ausgebildeten und auch besser informierten Käufer eher bereit, ihren Ärger öffentlich zum Ausdruck zu bringen, wie es sich beispielsweise bei genetisch manipulierten Nahrungsmitteln gezeigt hat, die offensichtlich ohne entsprechende Erforschung der Langzeitwirkungen auf die Gesundheit in den Handel gekommen sind.

Auch der emotionale Zustand eines Menschen kann die Nahrungsmittelaufnahme beeinflussen. Die Aufregung eines Kindes vor dem Urlaub, die allgemein bekannten Ängste vor Prüfungen oder der Stress eines Arbeitsplatzwechsels können sich drastisch auf die normalen Essgewohnheiten eines Menschen auswirken. Dabei handelt es sich im Allgemeinen jedoch um vorübergehende Erscheinungen. Ein Appetitverlust oder fehlende Freude am Essen über eine längere Zeit können jedoch Indikatoren einer ernsteren Störung des emotionalen Zustandes sein, z. B. bei der Anorexia nervosa, die am häufigsten bei Jugendlichen, vor allem bei Mädchen, auftritt.

Im Gegensatz dazu betrachten nicht wenige Menschen Nahrungsmittel jedoch auch als Quelle des Wohlbefindens und der Sicherheit. Eine damit einhergehende Überernährung kann zur Fettleibigkeit führen. Manche übergewichtigen Menschen sind mit ihrem Körperbild durchaus zufrieden, andere versuchen, eine Diät zu machen; einigen wird sogar dringend geraten abzunehmen, wenn sich beispielsweise in den Beinen eine Arthritis entwickelt. Die Bulimia nervosa mit ihren «Fressanfällen» ist ein weiteres Beispiel für eine Essstörung. Übermäßiges Trinken kann ein weiteres Problem sein. Der häufige, exzessive Konsum von alkoholischen Getränken – manchmal als negativer Coping-Mechanismus infolge einer emotionalen Störung – ist in vielen Teilen der Welt ein schwerwiegendes Problem, führt häufig zu unverantwortlichem Verhalten oder sogar zu Verbrechen und verursacht nicht nur beim Betroffenen, sondern auch bei Angehörigen und Freunden große Probleme.

Soziokulturelle Variationen. Abgesehen vom Nährstoffgehalt der Nahrungsmittel bietet eine Mahlzeit gerade kleinen Kindern auch eine gute Gelegenheit, etwas über die Rituale im Zusammenhang mit der Nahrungsaufnahme zu lernen. Sie beginnen zu erkennen, dass die Mahlzeiten eine beträchtliche soziale Bedeutung für die zwischenmenschlichen Beziehungen haben können. In fast allen Kulturen ist der Brauch, Besuchern eine Mahlzeit anzubieten, eine willkommene Möglichkeit, Freundschaft und Gastfreundschaft zu beweisen, und in fast allen Gesellschaften sind Essen und Trinken ein integraler Bestandteil von ganz verschiedenen familiären Anlässen, wie Geburt, Hochzeit und Todesfällen, aber auch von nationalen und religiösen Feiertagen.

Die Religion kann eine nachhaltige Wirkung auf die Ess- und Trinkpraktiken haben. Bestimmte religiöse Gruppen besitzen festgelegte Regeln für die Auswahl und Zubereitung spezieller Gerichte auf ihrer Speisekarte; so müssen beispielsweise orthodoxe Juden Milchprodukte und fleischhaltige Speisen getrennt zubereiten und servieren, während der Koran den Moslems verbietet, Schweinefleisch oder Alkohol zu konsumieren, und ein gläubiger Hindu keine tierischen Produkte verzehren wird.

Verfügbarkeit von Nahrung und Getränken. Es ist offensichtlich, dass die äußere Umgebung die Auswahl von Nahrungsmitteln beeinflussen kann. Natürlich werden die geographische Lage, die Fruchtbarkeit des Bodens, das Klima und der Regen die Art der Nahrungsmittel bestimmen, die jeweils angebaut werden können, aber auch den Anteil von Fleisch, Fisch und Geflügel an der Ernährung prägen. Heutzutage ist für die industrialisierten Länder mit ihren ausgedehnten Import-Export-Netzwerken die Abhängigkeit von lokal wachsenden Nahrungsmitteln kein entscheidendes Kriterium des Alltagslebens mehr; für zwei Drittel der Weltbevölkerung, die von lokalen Produkten abhängig sind, ist dies jedoch ein ganz wesentlicher Aspekt.

Die meisten Menschen gehen ganz selbstverständlich davon aus, dass Nahrung und Getränke jederzeit vorhanden sind, in bestimmten Teilen der Welt sterben aber noch immer viele tausend Menschen an Unterernährung oder einer mangelhaften Wasserversorgung. Für diese ungerechte Verteilung gibt es viele komplexe Gründe. Auf nationaler und internationaler Ebene werden beträchtliche Anstrengungen unternommen, um diese krassen Ungleichheiten zu beseitigen, aber eine Lösung dieses Problems steht nach wie vor noch aus; ein wichtiger Grund hierfür sind ökonomische und politische Restriktionen.

Im Anbetracht des Zusammenspiels so vieler Variablen ist es nicht weiter überraschend, dass jeder Mensch tief verwurzelte Überzeugungen und Einstellungen bezüglich der Ernährung sowie individuelle Muster in Verbindung mit der LA *Essen und Trinken* entwickelt.

2.1.5 Ausscheiden

Die Ausscheidung ist eine Lebensaktivität, die alle Menschen mit unfehlbarer Regelmäßigkeit während ihres gesamten Lebens ausführen. Unabhängig davon, was Menschen gerade tun und wo sie sich befinden, und unabhängig von der Tageszeit reagieren sie auf das Bedürfnis der Ausscheidung. Diese Reaktion ist eine integrale Aktivität des alltäglichen Lebens. In der ganzen Welt werden die Menschen dazu erzogen, die Ausscheidung im privaten Rahmen durchzuführen, was zu den vielen gefestigten Einstellungen und Tabus in Verbindung mit dieser LA beiträgt. In öffentlichen Gebäuden und selbst zu Hause wird die Verfügbarkeit eines Raumes, der dem Einzelnen für die Ausscheidung eine Privatsphäre bietet, normalerweise als unbedingt erforderlich betrachtet. Selbst in Gesellschaften, in denen die gemeinschaftliche Natur der Lebensaktivitäten besonders betont wird, wird die Ausscheidung normalerweise als höchst private Aktivität betrachtet und die Ausscheidungsprodukte werden vor dem öffentlichen Auge verborgen.

Die Ausscheidung ist so essenziell, dass selbst Einzeller die Abfallprodukte ihrer Stoffwechselprozesse ausscheiden müssen. In vielen vielzelligen Organismen übernehmen jedoch separate Systeme die Ausscheidung von Abfallprodukten. Wir möchten die Urin- und Stuhlausscheidung zusammen behandeln, denn es gibt, obwohl daran zwei unterschiedliche Körpersysteme beteiligt sind, keinen triftigen Grund, sie im Kontext der LA zu trennen.

Der wichtigste Zweck der Ausscheidung von *Urin* besteht in der Entsorgung von überschüssiger Flüssigkeit und gelösten chemischen Substanzen, die die Körperzellen nicht unmittelbar benötigen (und die nicht gespeichert werden können), damit der Körper korrekt hydriert ist und über einen ausgewogenen Elektrolythaushalt sowie ein Säure-Basen-Gleichgewicht verfügt. Urin wird im Verlauf von 24 Stunden ausgeschieden, wobei sich die Produktion im Schlaf verringert, so dass es während dieser Phase normalerweise nicht erforderlich ist, Urin zu lassen. Deshalb ist der erste Urin, der nach dem Aufwachen ausgeschieden wird, aufgrund seiner stärkeren Konzentration normalerweise etwas dunkler. Die mögliche Farbskala reicht von bernstein- bis strohfarben. Urin hat eine relative Dichte von 1,015 bis 1,025 und einen normalen Säuregehalt bei einem pH-Wert von etwa 6. Er besteht aus 96 % Wasser, 2 % Salzen (insbesondere Natrium und Kalium) und 2 % stickstoffhaltigen Abfallstoffen (Harnstoff). Urin riecht kurz nach der Ausscheidung nur leicht, zersetzt sich jedoch, wenn er der Luft ausgesetzt ist, und beginnt dann nach Ammoniak zu riechen. Eine hohe Flüssigkeitszufuhr führt zu einer starken Urinausscheidung und umgekehrt. Die normale Urinausscheidung liegt bei 1 bis 1½ Litern in 24 Stunden. Die übliche Häufigkeit der Harnausscheidung liegt in diesem Zeitraum zwischen 5 und 10 Mal.

Der Hauptzweck der Ausscheidung der *Fäzes* besteht darin, unverdauliche Zellulose und nicht absorbierte Nahrungsreste aus dem Körper zu entfernen; sie enthalten jedoch auch abgestoßene Endothelzellen, Darmsekretionen, Wasser und Bakterien. Der erste Stuhl eines Neugeborenen ist eine dünnflüssige, grünschwarze Substanz (Mekonium), die Fruchtwasser, Gallenpigmente und Fette enthält. In den ersten Lebenstagen scheidet der Säugling mehrmals Mekonium aus. Danach ist der Stuhl braun-grünlich, und ein paar Tage später werden die Exkremente eines Babys gelb. Ein gestilltes Baby hat einen weicheren und heller gelben Stuhl als ein Baby, das mit dem Fläschchen gefüttert wird; dessen Stuhl ist blass und besser geformt und riecht leicht unangenehm. Wenn ein Kind nicht mehr gestillt wird und eine ausgewogene Ernährung mit normalen Nahrungsmitteln erhält, beginnen die Fäzes ihre normale Zusammensetzung anzunehmen. Der Stuhl eines Erwachsenen ist normalerweise bräunlich gefärbt, von weicher Konsistenz und zylindrischer Form. Aufgrund der Wirkung der bakteriellen Flora im Darm hat der Fäzes einen Geruch, der je nach den vorhandenen Bakterien und der Art der zugeführten Nahrung variiert. Die Fäzes bestehen normalerweise aus Wasser

(75 %) und festen Bestandteilen (25 %), die sich aus großen Mengen abgestorbener Bakterien, einigen Fettsäuren, anorganischer Materie, Eiweißen und unverdauten Ballaststoffen zusammensetzen. Bezüglich der Häufigkeit und Menge der Stühle haben die Menschen in den westlichen Gesellschaften durchschnittlich einmal pro Tag Stuhlgang, wobei etwa 80 bis 120 g Stuhl ausgeschieden werden.

Aktivitäten im Zusammenhang mit der Ausscheidung. Für eine normale Ausscheidung sind voll funktionsfähige Harn- und Stuhlausscheidungssysteme sowie eine dazugehörige funktionierende sensorische und motorische Nervenversorgung erforderlich. Säuglinge und Kleinkinder scheiden ihre Abfallprodukte durch eine reflexartige unwillkürliche Aktion aus und werden, abhängig von den kulturellen Gepflogenheiten, von ihrer Mutter oder älteren Menschen trocken und sauber gehalten. Wenn die Nervenversorgung heranreift, wird eine willkürliche Kontrolle möglich, und ein Kleinkind erlernt die für die Ausscheidung erforderlichen Aktivitäten meist in einer gewissen Privatsphäre. Am anderen Ende der Lebensspanne verlieren die Harn- und Stuhlausscheidungssysteme manchmal aufgrund eines reduzierten Muskeltonus ihre Effizienz. Ältere Menschen können inkontinent werden, wodurch Schamgefühle entstehen und damit der Verlust ihrer Würde einhergehen kann.

Offensichtlich beinhaltet die LA *Ausscheiden* mehr als nur die körperlichen Vorgänge der Miktion und der Defäkation. Der Mensch muss außerdem fähig sein, zur Toilette zu gelangen, seine Kleidung an- und auszuziehen, sich auf die Toilette zu setzen und wieder aufzustehen, Toilettenpapier zu benutzen und sich die Hände zu waschen. In einigen religiösen und kulturellen Gruppen ist die Hygiene nach der Ausscheidung strikt vorgeschrieben, aber es ist natürlich wünschenswert, dass jeder Einzelne allgemein bewährte Hygienepraktiken in Verbindung mit der Ausscheidung erlernt, um die Verbreitung von Infektionen zu vermeiden, insbesondere von Durchfallinfektionen. Mit Sicherheit steht die LA *Ausscheiden* in engem Zusammenhang mit den LAs *Sich bewegen* und *Sich sauber halten und kleiden.*

Manchmal wird jedoch die körperliche und intellektuelle Kontrolle von *emotionalen Einflüssen* aufgehoben. Die meisten haben sicherlich schon einmal das dringende Bedürfnis verspürt, die Blase zu entleeren, wenn sie mit Stresssituationen wie einer Prüfung konfrontiert waren. Auf der anderen Seite gehen z. B. Depressionen häufig mit Apathie und Trägheit einher, was die Ausscheidung beeinflussen und zu Verstopfung führen kann.

Einrichtungen im Zusammenhang mit der Ausscheidung. Allzu leicht könnten Menschen, die an Toilettenspülungen gewöhnt sind (verbunden mit Wasserrohren für die Abwasserbeseitigung), glauben, dass dies die Norm sei. In manchen Regionen der Welt sind die Menschen in der glücklichen Lage, über eine chemische Toilette oder aber eine Erdtoilette zu verfügen, aber an anderen Orten stehen keinerlei Einrichtungen zur Verfügung – man geht zur Defäkation «in den Busch». Die Exkremente ziehen unmittelbar Ungeziefer an, welches, besonders wenn sich diese Stellen in der Nähe von Wohnstätten befinden, ein Medium für die Übertragung von Infektionen auf Nahrungsmittel darstellt, was zu Durchfallerkrankungen führen kann. Viele Entwicklungsländer haben eine ungewöhnlich hohe Mortalitätsrate aufgrund solcher Durchfallerkrankungen, insbesondere bei Kindern. Obwohl ökonomische Hilfe von verschiedenen internationalen Quellen manchmal genutzt wird, um die Dorfbewohner zu motivieren, einfache Erdtoiletten zu bauen – als Versuch, das Ausgesetztsein gegenüber menschlichen Abfallprodukten zu kontrollieren und dadurch die Morbiditäts- und Mortalitätsrate zu senken –, sind sehr unterschiedliche Erfolge zu verzeichnen.

Manchmal müssen nach großen Naturkatastrophen, wie Erdbeben oder starken Überschwemmungen, notfallmäßig sanitäre Einrichtungen zur Verfügung gestellt werden. Die Mitarbeiter humanitärer Hilfsdienste versuchen, durch solche Notfalleinrichtungen einen sicheren Umgang mit Ausscheidungsprodukten zu gewährleisten und so bei großen Ansammlungen von Menschen, die obdachlos und in großer Not sind, die Ausbreitung von Durchfallinfektionen zu vermeiden.

Im Westen nehmen die Menschen so vieles als selbstverständlich hin. Sie denken kaum über die vielen Vorteile der modernen Sanitärsysteme nach, die im Zusammenhang mit der äußerst wichtigen täglichen LA *Ausscheiden* zur Verfügung stehen.

2.1.6 Sich sauber halten und kleiden

Schon immer haben die Menschen ihrer Körperpflege Aufmerksamkeit gewidmet. Tatsächlich gibt es archäologische Beweise für Hilfsmittel, mit denen solche Aktivitäten bereits von Menschen in ganz frühen Zivilisationen durchgeführt wurden. In jeder geschichtlichen Phase gab es eine allmähliche Verbesserung der vielen Artikel, die zur Reinigung von Haut, Haaren, Nägeln und Zähnen verwendet wurden. Heutzutage hat die immer stärker um sich greifende Werbung der kosmetischen Industrie und der Haarpflegeindustrie das Interesse der meisten Menschen an der persönlichen Pflege weiter verstärkt.

Die Kleidungs- und Modeindustrie hat sich in gleichem Maße weiterentwickelt. Die heutigen Kleider unterscheiden sich stark von der Kleidung früherer Zeiten. Die Kleidung, die von früheren Generationen zu offiziellen Anlässen getragen wurde, ist uns auf alten Gemälden überliefert; dort kann man auch Kleider sehen, die bei Freizeitaktivitäten und verschiedenen Arbeiten getragen wurden. Der moderne Fortschritt in der Kleiderherstellung hat zu einer großen Vielzahl von «pflegeleichten» Kleidern für jede nur erdenkliche Gelegenheit geführt, so dass die Menschen heute diesen Bereich des Alltagslebens mit weniger Mühe und mehr Vielfalt genießen können.

In den meisten Kulturen besteht ein wesentliches Ziel der Erziehung darin, dass Kinder die Aktivitäten der Körperpflege und des Kleidens selbstständig durchführen können. Dies geschieht meist in einer gewissen Privatsphäre und in speziell dafür vorgesehenen Räumen. Die meisten Menschen werden von klein auf in ihrer Einstellung geprägt, dass die Körperreinigung und das An- und Auskleiden eine persönliche Angelegenheit ist, die, wenn sie nicht in einer Privatsphäre ausgeführt werden kann, im Allgemeinen von einem engen Familienangehörigen übernommen wird. Das Ergebnis dieser Bemühungen wird jedoch auch von anderen wahrgenommen. Sauberkeit und Gepflegtheit werden in den meisten Kulturen als erstrebenswert angesehen, während eine mangelhafte Hygiene Missbilligung findet, insbesondere wenn sie mit einem schlechten Geruch oder sogar dem Befall von Ungeziefer einhergeht.

Tägliche Hygiene. Zur persönlichen Hygiene gehören verschiedene Aktivitäten. Die meisten Menschen reinigen ihre *Haut* durch Waschen mit Wasser und Seife, Abspülen der Seife und Abtrocknen. Dies kann durch eine «Ganzkörperwaschung» an einem Waschbecken, durch ein Vollbad oder eine Dusche erfolgen. Wie auch immer dies praktiziert wird, werden Kinder meist von einem Familienangehörigen zu einer bestimmten Norm bezüglich der Häufigkeit dieser «Ganzkörperwaschung» erzogen, beispielsweise täglich oder wöchentlich.

Heutzutage sollte jeder vor der Zubereitung oder dem Verzehr von Speisen und nach der Benutzung der Toilette die Hände waschen. Das *Händewaschen* ist zweifellos eine höchst wichtige Aktivität, um die Ausbreitung von Infektionen zu Hause, am Arbeitsplatz und in Freizeiteinrichtungen, aber auch in Tageskliniken und Krankenhäusern zu vermeiden. Die bakterielle Flora der Hände ähnelt der anderer Hautpartien, die Hände sind jedoch bei der Übertragung von infektiösem Material von besonderer Bedeutung und stellen die wichtigste Kontaminationsstelle dar. Der Großteil der *ständig vorhandenen Hautflora* ist nicht stark virulent und steht normalerweise nicht in Verbindung mit Infektionen. Im Gegensatz dazu ist die *vorübergehende Flora* einer bereits infizierten Stelle häufig an Kreuzinfektionen beteiligt. *Finger- und Fußnägel* werden häufig als Teil der täglichen Hygiene gereinigt und geschnitten oder manikürt, und für manche ist die Verwendung von Nagellack ein wichtiger Aspekt ihrer äußeren Erscheinung und der erotischen Ausstrahlung.

Die feuchten Schamlippen des *weiblichen Genitaltraktes* erfordern spezielle Aufmerksamkeit, um Gesundheit und Wohlbefinden zu erhalten und einen unangenehmen Geruch zu vermeiden; dies ist besonders wichtig in der Menstruationsphase. Frauen sollten diesen Bereich nach der Ausscheidung nur von vorn nach hinten reinigen, insbesondere nach dem Stuhlgang. Mikrobiologische Untersuchungen bestätigen, dass die Mehrzahl der Blaseninfektionen (Zystitis) bei Frauen durch Mikroorganismen verursacht werden, die normalerweise im Darm vorkommen oder in Fäzes vorhanden sind und sich deshalb in der Nähe der kurzen Harnröhre befinden können. Obwohl diese Organismen in ihrem natürlichen Umfeld harmlos sind, können sie in anderen Körperorganen pathogen werden.

Viele Zellen des menschlichen Körpers können nach einer Verletzung wiederhergestellt werden, nicht jedoch die Zähne – zumindest nicht die zweiten Zähne. Nach der Nahrungsaufnahme, insbesondere von Zucker und reinen Kohlenhydraten, bilden sich Plaques, die an der Zahnoberfläche haften, nicht leicht zu entfernen sind und zu Zahnkaries führen können. Deshalb ist eine gründliche und regelmäßige *Zahn- und Mundpflege* ganz besonders wichtig. Im Idealfall sollten Speisereste nach jeder Mahlzeit durch dreiminütiges Zähneputzen von den Zähnen entfernt werden; zumindest wird jedoch dringend empfohlen, einmal pro Tag die Zähne zu putzen. Bekanntermaßen schützt Fluorid die Zähne; es ist manchmal im Trinkwasser vorhanden oder kann hinzugefügt werden. Fluorid ist auch ein Bestandteil vieler industriell hergestellter Zahnpasten. Trotz eines verbesserten Wissens über die Ursachen und die entsprechenden Vorbeugungsmaßnahmen tritt in vielen Ländern immer häufiger Zahnkaries auf, wobei das durchschnittliche Alter, in dem die Menschen zahnlos werden und ein Gebiss brauchen, immer weiter sinkt. Manche Menschen leiden unter Mundgeruch, was sich als höchst unangenehmes Problem erweisen kann, wobei sich der Einzelne vielleicht seines üblen Mundgeruchs gar nicht bewusst ist. Eine vollständige Beurteilung der Zähne und der gesamten Mundhöhle und eine spezielle Behandlung sind dann erforderlich.

Die meisten Menschen kämmen und/oder bürsten täglich ihr *Haar*. Von all den persönlichen Reinigungsaktivitäten ist die Haarpflege heute die am wenigsten «privat» gewordene und wird häufig in einem Friseursalon durchgeführt. Um sämtliche Haartypen zu versorgen, gibt es zahlreiche Lotionen, Kolorierungen und Shampoos. Die Frisur, die sich mit der Mode ändert, ist ein wichtiger Aspekt des Selbstbildes und des Ausdrucks der Sexualität.

Im normalen Alterungsprozess treten Veränderungen von Haut, Haaren, Nägeln und Zähnen auf und sorgen in den verschiedenen Phasen der Lebensspanne für ein unterschiedliches Aussehen. Dementsprechend ändern die Menschen beispielsweise ihr Make-up, um es den Hautveränderungen anzupassen, und wechseln die Frisur je nach Zustand und Dichte der Haare.

Kleiden. Veränderungen der Tradition oder Kultur spiegeln sich auch in der Kleidung wider. Jede nachfolgende Generation ändert die Kleidung, um sie der aktuellen Umgebung und den sozialen Bedingungen anzupassen. In der heutigen schnelllebigen Welt wird erwartet, dass Kleidung pflegeleicht ist und nur minimal gebügelt werden muss.

Die Kleidung ist ein Medium der nonverbalen Kommunikation. Sie kann die ethnische Herkunft, die Höhe des Einkommens und den sozialen Status sowie persönliche Vorlieben für Farben, Stil und Mode widerspiegeln. Sie kann aber auch Stimmungen vermitteln; wenn es einem Menschen gut geht, erhält er normalerweise seine Kleidung in einem guten Zustand, ist er dagegen niedergeschlagen, scheint er Flecken auf seiner Kleidung oder ein mangelhaft gepflegtes Äußeres überhaupt nicht zu bemerken.

Die angemessene Auswahl der Kleidung kann eine Belastung des körpereigenen Temperaturregulationszentrums reduzieren, indem entweder ein Schutz gegen Regen, Wind, Kälte, Hitze oder Sonne gewährleistet wird; Kleidung kann aber auch vor Verletzungen schützen (z. B. durch die Benutzung von Schutzhelmen). Die meisten Menschen kleiden sich jedoch, um sich persönlich zu gefallen, und leiten daraus eine große Zufriedenheit ab. Die Aktivität des Kleidens bietet eine gute Gelegenheit, Entscheidungen zu treffen, die die Entwicklung eines Gefühls der Selbstführung oder -steuerung zu fördern, was ein wichtiger Teil der Erfüllung und ein faszinierendes Merkmal der LA *Seine Geschlechtlichkeit leben* ist. Deshalb sind Kleider ein aussagekräftiges Mittel der Kommunikation.

Reduzierte Selbstständigkeit bei der Auswahl. Natürlich wird das Ausmaß der körperlichen Fähigkeit des Einzelnen bestimmen, inwieweit er die verschiedenen Aktivitäten bei der Körperpflege und beim Kleiden angemessen ausführen kann. Körperlich behinderte Menschen haben möglicherweise Schwierigkeiten bei einigen Tätigkeiten dieser LA. Manche sind sogar so schwer behindert, dass sie sich an keinem einzigen Aspekt dieser LA beteiligen können, und sind vielleicht wegen dieser Beschränkung ihrer Selbstständigkeit in solch privaten und persönlichen Belangen ihres Lebens stark frustriert. Aus ganz verschiedenen Gründen können Menschen, die unter einer geistigen Behinderung leiden und die nur langsam lernen, Geduld und wiederholte Anleitungen benötigen, um Vertrauen und eine bestmögliche Unabhängigkeit bei den Aktivitäten der Körperreinigung und des Kleidens zu erreichen.

Das persönliche Einkommen bestimmt natürlich darüber, wie viel Geld für grundlegende Dinge wie Seife oder andere Toilettenartikel ausgegeben werden kann, und beschränkt auch die Menge der Kleidung, die sich jemand kaufen kann. Für verarmte Menschen wird die Kleidung schlichtweg zu einer Notwendigkeit, und ihnen bleibt die Freude verwehrt, attraktive Kleidung zu tragen und eine Vielfalt beim Kleiden zu genießen.

2.1.7 Regulieren der Körpertemperatur

Der Mensch ist im Gegensatz zu kaltblütigen Tieren, deren Körperwärme entsprechend den wechselnden Temperaturen der äußeren Umgebung schwankt, in der Lage, seine Körpertemperatur auf einer konstanten Höhe zu halten, unabhängig von der Umgebungswärme oder -kälte. Meistens sind sich die Menschen ihrer Körpertemperatur überhaupt nicht bewusst, weil sie konstant auf einem angenehmen Niveau gehalten wird. Diese Kontrolle der Temperatur erfolgt durch ein Regulationszentrum im Hypothalamus des Gehirns, das die Wärme, die der Körper produziert und wieder abgibt, sorgfältig ausgleicht.

Dieses Gleichgewicht ist von ganz entscheidender Bedeutung. Die meisten der zahlreichen biochemischen Prozesse, die im menschlichen Körper stattfinden, können nur ablaufen, wenn die Körpertemperatur auf einer ziemlich konstanten Höhe und innerhalb eines relativ engen Bereichs liegt. Das korrekte Funktionieren des Nervensystems wird sehr schnell durch Temperaturen gestört, die außerhalb dieses Bereichs liegen; viele andere Körpersysteme werden hierdurch ebenfalls negativ beeinflusst. Im Ernstfall kann es, wenn die Körpertemperatur übermäßig steigt oder fällt, zu einer dauerhaften Schädigung der Körperzellen oder sogar zum Tod führen. Die Thermoregulation ist so wesentlich für die Gesundheit und das Überleben, dass die körpereigenen physiologischen Kontrollmechanismen sehr fein aufeinander abgestimmt sind.

Thermoregulation. Die Schlüsselfaktoren für die physiologische Kontrolle der Körpertemperatur sind das Temperaturregulationszentrum, die Wärmeproduktion und die Wärmeabgabe.

Temperaturregulation. Ein Bereich des Nervengewebes im vorderen Teil des Hypothalamus im Gehirn dient als Zentrum, das die Körpertemperatur reguliert. Die Nervenzellen dieses Bereichs reagieren auf Veränderungen der Temperatur im zirkulierenden Blut. Man geht davon aus, dass dieses Zentrum auch auf Impulse von den temperatursensiblen Rezeptoren der Haut, der Muskeln, der Blutgefäße, der Bauchhöhle und verschiedener Bereiche des zentralen Nervensystems reagiert. Die Aufgabe des Zentrums besteht darin, die Menge der Wärme, die der Körper verliert, wieder auszugleichen. Es funktioniert wie ein Thermostat; eine konstante IST-Temperatur bleibt erhalten, wenn das Zentrum die Wärmeproduktion und den Wärmeverlust ausgleicht. Zu diesem Zweck besteht das Zentrum aus zwei Kontrollmechanismen. Sein *Wärme produzierendes Zentrum* aktiviert jene Prozesse, welche die Wärmeproduktion erhöhen und den Wärmeverlust reduzieren. Im Gegensatz dazu stimuliert sein *Wärme abgebendes Zentrum* eine Reduktion der Wärmeproduktion und eine Verstärkung der Wärmeabgabe. Diese beiden Zentren arbeiten in einer Wechselbeziehung; sobald das eine aktiviert wird, wird das andere unterdrückt (Abb. 2-4).

Wärmeproduktion. Sämtliche Stoffwechselprozesse, die kontinuierlich im menschlichen Körper stattfinden, produzieren Wärme. In Ruhe und während des Schlafs wird der Körper durch die Menge an Energie warm genug gehalten, die beim Grundumsatz gebildet wird. Eine zusätzliche Wärmeproduktion erfolgt vorwiegend durch Muskelbewegungen und, wenn dies nicht ausreichend ist, dadurch, dass der Körper eine reflexartige Muskelaktivität initiiert – das Zittern –, wodurch der Umfang der Wärmeproduktion bis auf das Vierfache gesteigert werden kann. Gleichzeitig beschleunigt die Stimulation des sympathischen Nervensystems den Prozess des Zellstoffwechsels und richtet die Körperhärchen auf, was beim Menschen nur noch ein rudimentärer Mechanismus ist, bei behaarteren Säugetieren jedoch die warme Luft am Körper hält und ihn dadurch isoliert. Die Vorbeugung gegen einen unnötigen Wärmeverlust ist eine wichtige Möglichkeit, die Körperwärme zu erhalten. Die meiste Wärme wird über die Haut durch Verdunstung, Ableitung, Konvektion und Abstrahlung abgegeben. Das Zusammen-

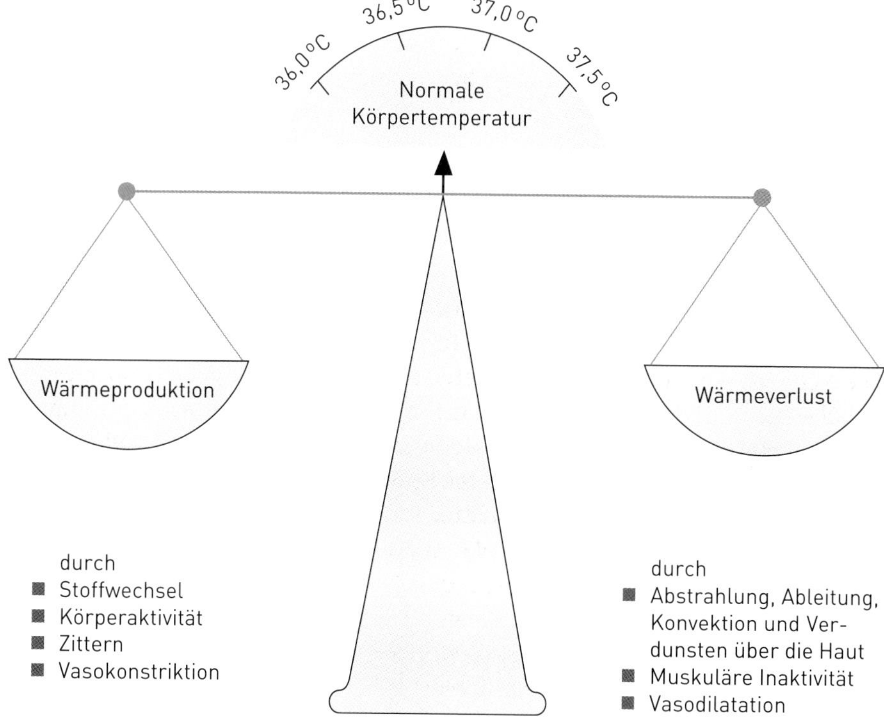

Abbildung 2-4: Gleichgewicht von Wärmeproduktion und Wärmeverlust

ziehen der Gefäße (Vasokonstriktion) minimiert einen solchen Wärmeverlust, weil weniger warmes Blut im subkutanen Gewebe zirkulieren kann. Gleichzeitig wird das Schwitzen stark eingeschränkt, wodurch der Umfang des Wärmeverlustes durch Verdunstung beträchtlich reduziert wird.

Wärmeverlust. Der menschliche Körper nutzt eine Vielzahl von Mitteln, um Wärme abzugeben. Wärme wird durch den Prozess der Ableitung von den Hautbereichen abgegeben, die in direktem Kontakt mit kühlerer Luft stehen; dies wird durch Konvektionsluftströmungen unterstützt, die um den Körper zirkulieren. Wärme wird auch durch das Verdunsten von Feuchtigkeit von der Hautoberfläche abgegeben, was natürlicherweise durch Schwitzen und durch die Abstrahlung des Körpers in die kühlere Umgebungsluft verstärkt wird. Die Erweiterung der Blutgefäße (Vasodilatation) verbessert die Wärmeabgabe über die Haut, indem mehr Blut an die Körperoberfläche transportiert wird. Hecheln, das hauptsächlich bei Tieren vorkommt, aber auch beim Menschen auftreten kann, hilft bei der Wärmeabgabe, weil auf diese Weise die Abgabe von Verdunstungswärme aus den feuchten Atemwegen vermehrt stattfindet. Gleichzeitig unterdrückt das Wärmeabgabezentrum den Mechanismus, der zur Wärmeproduktion führt; der Stoffwechsel wird verlangsamt und die Muskelaktivität reduziert.

Variationen der Thermoregulation. Der Mechanismus der Thermoregulation ist oben kurz dargestellt worden. Eine Reihe von Faktoren beeinflusst den Prozess der Thermoregulation und auch die Fähigkeit des Menschen, bei der Regulierung der Körpertemperatur zu helfen.

Nahrungsaufnahme. Körperwärme wird durch die Verstoffwechselung von Nahrungsmitteln gebildet. Die Stoffwechselrate des Körpers wird unmittelbar als Folge der Verdauung von Nahrung erhöht. Dies gilt besonders, wenn eiweißreiche Nahrung verzehrt wird; der stimulierende Effekt kann bis zu 6 Stunden andauern.

Genussmittel. Koffein erhöht den Stoffwechsel, wobei der Wirkmechanismus noch nicht vollständig erforscht ist. Das Rauchen von Zigaretten hat den gleichen Effekt, da Nikotin das sympathische Nervensystem stimuliert. Alkohol kann einen Kühlungseffekt verstärken, da er eine Vasodilatation der Blutgefäße in der Haut verursacht, was zu einer vermehrten Wärmeabgabe über die Körperoberfläche führt.

Körperaktivität. Körperwärme entsteht auch durch Körperbewegungen; deshalb steht die Körpertemperatur in unmittelbarem Zusammenhang mit dem Ausmaß der Aktivitäten eines Menschen. Die Körpertemperatur ist während Phasen starker Aktivitäten am höchsten und während des Schlafs am niedrigsten. Körperaktivitäten können jedoch, wenn sie übertrieben werden, auch zu einer Überwärmung führen. Die durch Anstrengung induzierte Überhitzung ist heute eine anerkannte Erkrankung, die bei grundsätzlich gesunden Personen während oder nach Phasen längerfristiger starker körperlicher Aktivitäten auftreten kann. Hitzekrämpfe, Hitzeerschöpfung und Hitzschlag sind keine ungewöhnlichen Erscheinungen bei Ereignissen wie Volks- und Marathonläufen oder anderen Leistungssportwettkämpfen; sie bergen die potenzielle Gefahr einer starken Überhitzung. Deshalb sollte man bei solchen Veranstaltungen Vorsicht walten lassen und entsprechende Vorsichtsmaßnahmen ergreifen.

Emotionen. Extreme Emotionen können manchmal den Stoffwechsel des Körpers beeinflussen, was dann zu einem leichten Anstieg der Körpertemperatur führt. Erregung, übermäßige Angst oder Wut können einen Anstieg der Körpertemperatur verursachen, was bildlich in Ausdrücken wie «rot vor Wut» widergespiegelt wird. Auf der anderen Seite können Apathie und Depressionen zu einem Absinken der Körpertemperatur führen.

Hormonspiegel. Beispiele hierfür sind die Temperaturschwankungen, die durch die weiblichen Geschlechtshormone während des weiblichen Zyklus auftreten. Eine übermäßige Produktion des Hormons Thyroxin erfolgt durch eine Überaktivität der Schilddrüse; dies erhöht den Stoffwechsel des Körpers, was zur Steigerung der Körpertemperatur führt. Im Gegenzug wird bei einer zu geringen Aktivität der Schilddrüse weniger Thyroxin produziert, was die Körpertemperatur unter den Normalwert absinken lässt.

Soziokulturelle Normen. In diesem Zusammenhang können Bräuche bezüglich der Kleidung relevant sein. Einige Religionen schreiben beispielsweise das ständige Tragen einer Kopfbedeckung vor, ganz unabhängig von der Umgebungstemperatur. Entsprechend können bei festlichen Anlässen, die Teil bestimmter Kulturen sind, kunstvolle Kleider obligatorisch sein, die an heißen Sommertagen unbequem warm oder aber im Winter zu kalt sind. Jeder Mensch, ganz gleich wo er lebt, wird dazu erzogen, die gesellschaftlichen Normen zu der Frage zu akzeptieren, wie viel Kleidung an sehr heißen Sommertagen abgelegt werden darf. Dies variiert je nach Land, manchmal auch zwischen den Geschlechtern, und ist soziokulturell vorherbestimmt, anstatt durch die Notwendigkeit von Bequemlichkeit oder die Regulierung der Körpertemperatur.

Ökonomischer Status. Viele der Aktivitäten, die von den Menschen im Zusammenhang mit der LA *Regulieren der Körpertemperatur* ausgeführt werden, erfordern Geld – Kleider, Decken und Nahrung zu kaufen, ein Haus zu beheizen und einen Wärmeverlust wegen Durchzug zu verhindern, Doppelglasscheiben einzusetzen und Dachböden zu isolieren. Kann dies nicht gewährleistet werden, besteht die Gefahr, dass eine Person wegen der nachteiligen Wirkungen der Kälte Schaden nehmen kann. Die beiden verletzlichsten Gruppen im Zusammenhang mit einer Hypothermie sind Kinder und ältere Menschen. Obwohl ein öffentliches und professionelles Bewusstsein für das Problem Hypothermie heute weit verbreitet ist, hat es lange gedauert, bis das Problem die Aufmerksamkeit erhalten hat, die es verdient.

Der einzelne Mensch hat zweifelsohne einen gewissen Einfluss auf die Regulierung seiner Körpertemperatur und führt in der Tat bestimmte bewusste Handlungen durch, um erkennbare Abweichungen zu vermeiden. Trotzdem ist die innere Anpassung des Körpers für die Regulierung der Körpertemperatur von entscheidender Bedeutung. Wenn diese Anpassung nicht möglich ist, wird der Umfang der menschlichen Aktivität stark eingeschränkt und der Mensch leidet unter den Beschwerden durch extreme Wärme oder Kälte, was das Alltagsleben beeinträchtigt und erschwert; in einem solchen Fall ist die Gesundheit ständig bedroht.

2.1.8 Sich bewegen

Das Bewegungsvermögen ist ein Merkmal aller Lebewesen, und die Fähigkeit, den Körper frei bewegen zu können, ist eine notwendige und hoch geschätzte menschliche Aktivität. Die alltägliche Kommunikation beispielsweise, die für unsere soziale Lebensführung so wichtig ist, ist ohne Bewegungen praktisch nicht möglich, denn dazu gehören die Akte des Sprechens und des Zuhörens und damit einhergehend Augenbewegungen, Gesichtsausdruck und Körpersprache.

Entsprechend stehen die Aktivitäten Atmen, Essen, Trinken, Ausscheiden, Arbeiten, Spielen usw. in Verbindung mit Bewegungen, und selbst im Schlaf führt der Körper unablässig weiter Aktivitäten durch. Zum Alltagsleben gehören zahlreiche komplizierte Körperbewegungen in unzähligen Kombinationen, von denen viele intern und unsichtbar oder gar auf unbewusster Ebene erfolgen.

Fertigkeiten des Bewegens. Körperbewegung ist ein grundlegender menschlicher Trieb und während des gesamten Lebens außerordentlich wichtig. Diese Bewegungsfähigkeit erlaubt bereits einem Säugling, sich selbst und seine Umgebung zu erforschen. Wenn die Bewegung eines Kindes eingeschränkt wird oder es keine Gelegenheiten erhält, auf die Reize seiner Umgebung zu reagieren, kann nicht nur das körperliche, sondern auch das psychische Wachstum gestört werden. Diese Fähigkeit, die Umgebung zu erforschen, ist von wesentlicher Bedeutung; fehlt die Bewegungsfähigkeit oder geht sie verloren, kann dies verheerende Auswirkungen auf das Selbstbild von Kindern haben und vielleicht sogar die Fähigkeit beeinträchtigen, als Erwachsene einen bestimmten Platz in der Gesellschaft effektiv einzunehmen.

Der Erwerb der grundlegenden Bewegungsfertigkeiten ist jedoch ein sehr komplizierter und langer Prozess. Bei der Geburt ist das Nervensystem noch nicht ausreichend entwickelt, um koordinierte Muskelbewegungen durchzuführen, und selbst wenn das Nervensystem so weit ist, dass die Lernbereitschaft einsetzt, sind menschliche Säuglinge im Vergleich zu Tierjungen relativ langsam beim Erlernen von selbstständigen, koordinierten Bewegungen. Die Beobachtung eines Kleinkindes, das seine ersten Gehversuche unternimmt, verdeutlicht, wie viele Fehlversuche stattfinden, bevor das Kind stehen und ohne Unterstützung gehen kann, und selbst dann ist der Gleichgewichtssinn immer noch unberechenbar.

Wenn sich mit zunehmendem Alter die Körpersysteme entwickeln, erlernt ein gesundes Kind während seines Wachstums immer neue Bewegungsfertigkeiten, wobei gute Geh-, Steh- und Sitzhaltungen unterstützt werden sollten. Abgesehen davon, dass sie für einen Zuschauer ästhetisch anzusehen sind, können solche Bewegungsabläufe Energie sparen, wenn sie bei den vielen Alltagsaktivitäten zu Hause, in der Schule und beim Spiel eingesetzt werden. Tatsächlich können zahlreiche Freizeitaktivitäten, wie Gymnastik, Tanzen oder Schlittschuhlaufen, eine gute Haltung unterstützen.

Ergonomie. Kenntnisse über die Systeme der Skelettmuskulatur und über Körpermechanismen sind wichtig, wenn man die Bewegungsfertigkeiten analysieren möchte, zu denen beispielsweise die Anspannung und Entspannung der Muskeln, die Mechanismen der Hebekraft und die Auswirkung der Schwerkraft gehören. Tatsächlich werden dieses Wissen und seine Anwendung dazu genutzt, effektive Bewegungstechniken und den angemessenen Umgang mit Lasten ohne Beschädigung der Skelettmuskulatur zu erlernen. Diese biologisch angelegte Interpretation der Bewegung und der Handhabung, die sich auf die Kenntnisse der Naturwissenschaften stützt, wird jedoch durch die Beschaffenheit der Muskeln und durch deren Kontraktionskraft eingeschränkt. Die Wissenschaft von der Herstellung ausgewogener Beziehungen zwischen Menschen und ihren Aktivitäten, der Umgebung, in der sie sich bewegen, und den Gegenständen, mit denen sie umgehen, nennt man Ergonomie. Dabei handelt es sich um eine Mischung der Kenntnisse aus den Human- und den Naturwissenschaften, die für sämtliche menschliche Aktivitäten anwendbar, jedoch für die Arbeitswelt von besonderer Relevanz sind. Die Ergonomie beschäftigt sich mit der Frage, wie bestimmte Faktoren, etwa der Arbeitsplatz oder die jeweilige Umgebung, der Körpergröße, der Stärke, den Fähigkeiten und anderen menschlichen Eigenschaften einer Person entsprechen; dies ist übrigens ein Beispiel für die wechselseitige Verbindung der fünf Faktoren, die später in unserem Modell diskutiert werden.

Die Fähigkeit des gesunden Erwachsenen, sich ohne Hilfe körperlich zu bewegen, wird so lange als selbstverständlich betrachtet, bis Umstände eintreten, die Teile der Skelettmuskulatur und die damit verbundenen Bahnen beeinträchtigen.

Gefahren für die Bewegungsfertigkeit. Brüche oder Erkrankungen der Knochen sind eine Gefahr für die Unversehrtheit der Skelettmuskulatur und können die

Bewegungsfähigkeit auf vielerlei Weise behindern. Auch die Gelenke können so stark erkranken oder schmerzen, dass die Bewegung beeinträchtigt ist. Sind Hüften, Knie oder Fußknöchel betroffen, wird das Gehen schwierig. Bei Erkrankungen der kleinen Gelenke der Hand kann es zu Störungen zahlreicher Aspekte der Bewegung kommen, beispielsweise in Verbindung mit der Hausarbeit, der persönlichen Hygiene und dem An- und Auskleiden, oder aber beim Arbeiten und Spielen. Jede Form einer Lähmung, z. B. eine Hemiplegie, die durch eine Hirndurchblutungsstörung verursacht wurde, oder eine Paraplegie infolge eines Unfalls, schränkt die Bewegungsfähigkeit stark ein. Natürlich kann auch jemand mit einem perfekt funktionierenden Muskel- und Nervensystem Bewegungsprobleme haben, weil er z. B. kurzatmig ist oder unter einer Sehschwäche leidet, was die Verbindung der LAs verdeutlicht.

Menschen mit einer dauerhaften körperlichen Störung, die deren Bewegungsfähigkeit einschränkt, sollte geholfen werden, ihr Alltagsleben auf eine möglichst optimale Weise gestalten zu können. Ist jemand von Geburt an körperlich behindert, besteht das Ziel darin, einen Lebensstil zu erreichen, der die größtmögliche Mobilität erlaubt. Für Menschen, die unter einer Immobilisation durch Krankheit oder Verletzung leiden, kann dies bedeuten, sich an einen Lebensstil anpassen zu müssen, der durch eine geringere körperliche Aktivität geprägt ist, aber trotzdem eine persönliche Erfüllung gewährleistet. Die Anpassung kann vielleicht nur vorübergehend oder aber lebenslang erforderlich sein.

Unabhängig von der jeweiligen Altersgruppe besteht ein wichtiger Aspekt in dem Bemühen, jenen Menschen, die Mobilisierungshilfsmittel verwenden müssen, zu der Überzeugung zu verhelfen, dass sie als Person wichtig sind und die gleichen Rechte wie andere Mitglieder der Gesellschaft haben. Die Mehrheit dieser Menschen lebt in der Gemeinschaft, und auch wenn die jeweilige Behinderung sich als bleibend erweisen sollte, werden sie ein selbstständiges Leben anstreben, in dem ihre individuellen Fähigkeiten und nicht ihre Behinderung im Vordergrund stehen.

Öffentliche Einstellungen zu Behinderungen. Menschen, die bei ihren Bewegungen von einer Hilfe abhängig sind, können unter der Einstellung der Öffentlichkeit gegenüber ihrer Abhängigkeit leiden. Manche ihrer Mitmenschen zeigen ihr Unbehagen, indem sie sich «distanziert» verhalten, wodurch sich behinderte Menschen ausgegrenzt fühlen können. Andere sind vielleicht auf peinliche Weise übermäßig besorgt. Einige Menschen beherrschen jedoch reife Interaktionen, mit denen sie vermitteln, dass sie den Behinderten als «Menschen» schätzen und dabei gleichzeitig, vielleicht mittels nonverbaler Kommunikation, die Realität seiner Abhängigkeit anerkennen. Bei Kindern, bei denen z. B. eine Beinamputation durchgeführt werden musste, kann dies auch zu einem belastenden Problem für die Eltern werden; die Kleinen müssen mitunter sogar gemeine Hänseleien ihrer Mitschüler erdulden.

Es wäre wünschenswert, dass gesunde Menschen sich darüber Gedanken machen, wie man solchen Menschen helfen kann, einen zufrieden stellenden Lebensstil in Situationen der Arbeitswelt, der Freizeit, der Erholung und in der Familie zu erreichen. Durch eine angemessene Berücksichtigung ihrer Bedürfnisse werden in gewisser Weise ihre Nachteile überwunden, wodurch man ihnen hilft, den positiven Beitrag zu leisten, zu dem sie in der Gemeinschaft, in der sie leben, fähig sind. Positive Bewältigungsstrategien können sicherlich die Probleme eines Menschen bei der Lebensaktivität *Sich bewegen* ausgleichen.

2.1.9 Arbeiten und Spielen

Im Allgemeinen verbringen die meisten Menschen ein Drittel des Tages schlafend, den Rest mit Arbeiten und Spielen. Arbeit und Spiel ergänzen sich; beides sind grundlegende Aspekte des Lebens. Die Aktivitäten des Arbeitens und Spielens weisen viele Dimensionen auf, und insbesondere in Abhängigkeit von verschiedenen Phasen der Lebensspanne stehen ihr Wesen und ihr Zweck verschiedenen Interpretationen offen.

Arbeiten ist ein Begriff, mit dem üblicherweise die hauptsächliche Aktivität im Tagesablauf eines Menschen beschrieben wird. In erster Linie denkt man in diesem Zusammenhang an eine bezahlte Tätigkeit. Die Menschen arbeiten, um Geld zu verdienen, damit sie für sich selbst und die von ihnen abhängigen Personen die notwendigen Dinge des Lebens erwerben können. Weil Arbeit notwendig ist, betrachten sie viele häufig als eine ziemlich lästige Sache, aber ein Arbeitsplatz bietet nicht nur ein Gehalt, sondern stellt auch einen wichtigen Aspekt der Identität eines Menschen dar. Arbeit vermittelt das Gefühl eines Zwecks und eines Erfolgs, bietet jedem Tag und jedem Jahr eine Struktur, ist eine Quelle für soziale Kontakte (obwohl sich das Arbeiten zu Hause mit Internet-Anschluss immer mehr durchsetzt) und gewährleistet einen definierten Status in der Familie und in der Gesellschaft. Menschen, die arbeitslos sind, sehen sich dieser Vorzüge und des Rechts auf Lebensunterhalt beraubt. Trotzdem würden auch sie – wie auch andere, etwa Studierende, Hausfrauen/Hausmänner, ehrenamtlich Tätige und Rentner – immer noch einen Großteil ihrer täglichen Aktivitäten als «Arbeit» bezeichnen. Obwohl sich die Diskussion über das Wesen der Aktivität «Arbeiten» unvermeidlich auf eine bezahlte Tätigkeit konzentriert, sollte auch eine allgemeinere Interpretation dieses Begriffs nicht vergessen werden.

Selbst wenn Arbeit zum Zweck des finanziellen Gewinns ausgeführt wird, ist die Entlohnung nicht das einzige Kriterium, wenn man über die Wahl einer

Arbeitsstelle oder einer beruflichen Karriere nachdenkt. Lehramt, Pflege oder Medizin sind berufliche Bereiche, die häufig von jenen gewählt werden, die «mit Menschen arbeiten» möchten. Andere gehen ihrer Arbeit nach, um eine Gelegenheit zu bekommen, manuelle Fertigkeiten, ihren Intellekt oder bestimmte Qualifikationen einzusetzen, um reisen zu können oder eine Machtposition zu erringen. Menschen, die einer ehrenamtlichen Tätigkeit nachgehen, sehen den Sinn darin, der Gemeinschaft einen Dienst zu erweisen. Erwachsene, die zu Hause bleiben und Kinder großziehen, werden den Zweck ihrer Arbeit als ein Bemühen um das Wohlbefinden ihrer Kinder beschreiben. Erwähnenswert ist, dass in vielen industrialisierten Ländern eine Veränderung oder Verschmelzung der Rolle von Männern und Frauen dahingehend stattfindet, dass immer mehr Frauen arbeiten gehen und Geld verdienen und der Vater oder Partner zu Hause die Kinder versorgt. Unabhängig davon, ob eine Arbeitsstelle bezahlt oder unbezahlt ist, sind Vorbeugung gegen Langeweile und sinnvolle Nutzung der verfügbaren Zeit wesentliche Gründe zu arbeiten.

Spielen ist ein Ausdruck, mit dem beschrieben wird, was ein Mensch in der Zeit tut, in der er «nicht arbeitet». Dementsprechend wäre «Spielen» das Gegenteil von «Arbeiten». Im Kontext dieses Modells ist Spielen ein umfassender Begriff, der viele andere Ausdrücke beinhaltet, etwa Freizeit, Entspannung, Erholung, Hobby, Sport, Urlaub. Da in vielen Ländern die Arbeitslosigkeit zunimmt, beginnt das Rentenalter früher und die Arbeitszeit wird kürzer, was zu einem steigenden Interesse an der Freizeitgestaltung führt. Vergnügen und die sinnvolle Nutzung der Zeit sind die wichtigsten Ziele bei allen Formen des Spielens; für Kinder bedeutet es außerdem Lernen und Entwicklung.

Gesundheit und Sicherheit am Arbeitsplatz. Die Förderung der Gesundheit am Arbeitsplatz entspricht einem guten Geschäftssinn; heutzutage gelten in vielen Ländern strenge Vorschriften von Regierungsseite hinsichtlich Gesundheit und Sicherheit am Arbeitsplatz. Dies steht in unmittelbarem Zusammenhang mit der LA *Für eine sichere Umgebung sorgen*; dazu gehören Schutzkleidung, Überwachung von Maschinen, Kontrolle des Lärmpegels, der Temperatur und der Lichtverhältnisse, gesetzlich geregelte Vorschriften über das Transportieren und den Umgang mit Lasten sowie über den Umgang mit gefährlichen Substanzen und die Gewährleistung von ergonomisch günstigen Arbeitsplätzen.

Abgesehen von der körperlichen Sicherheit besteht ein potenzielles Risiko durch Arbeit in Einrichtungen, die in emotionaler Hinsicht zu hohe Ansprüche stellen. Übermäßiger Stress kann durch zu starken Arbeitsdruck verursacht werden, und extrem lange Arbeitszeiten setzen sich immer häufiger durch, insbesondere in Großbritannien. Selbst wenn an einem Arbeitsplatz die normalen Arbeitszeiten eingehalten werden, kann es durch Probleme am Arbeitsplatz oder durch

Sorgen wegen der durch die Arbeit ausgelösten Zwänge, die mit der Verantwortung gegenüber der Familie/dem Zuhause kollidieren, zu Stress kommen. Immer mehr akzeptieren heute sowohl Arbeitgeber als auch Regierungen, dass man familienfreundlichere Verfahrensweisen am Arbeitsplatz einführen muss, z. B. flexible Arbeitszeiten und die Bereitstellung von Einrichtungen zur Betreuung von Kindern. Natürlich können auch persönliche Bewältigungsstrategien, Unterstützung durch Kollegen sowie Beratung und Weiterbildung zur Reduktion von Stress beitragen. Zu lernen, «mit Stress umzugehen», ist immer dann besonders wichtig, wenn er negative Auswirkungen hat. Die langfristige Strategie muss jedoch darin bestehen, die Ursachen zu beseitigen.

Der Umfang der Weiterentwicklung aktueller Technologien kann ebenfalls einen gewissen Stress am Arbeitsplatz verursachen. Erworbene Fertigkeiten können schnell überholt sein und die Weiterbildung zu einer zweiten oder gar dritten Qualifikation im Arbeitsleben eines Menschen erfordern. Immer wieder führen technologische Entwicklungen dazu, dass Menschen durch Maschinen ersetzt werden. Die daraus resultierende Arbeitslosigkeit ist ein gravierendes wirtschaftspolitisches Problem in vielen Bereichen der industrialisierten Welt.

Arbeitslosigkeit und Rente. Arbeitslosigkeit ist dafür bekannt, dass sie bei den Betroffenen und ihren Familien beträchtliche psychische Probleme auslösen kann. Denn es kommt dabei nicht nur zum Verlust der finanziellen Selbstständigkeit, sondern auch zu einer Beeinträchtigung des Selbstwertgefühls und des Selbstvertrauens. Es ist eine demütigende Erfahrung, wenn eine Bewerbung abgelehnt wird; außerdem kommt es zur Verschlechterung der sozialen Stellung und zum Verlust von sozialen Kontakten. Diese Verluste können Gefühle von Frustration, Wertlosigkeit und Wut, aber auch Depressionen auslösen, und manchmal sogar so weit führen, dass jemand an Selbstmord denkt.

Obwohl sich die Berentung nach dem Arbeitsleben von der Arbeitslosigkeit unterscheidet, verursacht sie doch gelegentlich Reaktionen, die dem Gefühl der «Wertlosigkeit» wie bei einer Arbeitslosigkeit entsprechen. Dieses Syndrom ist heute so weit allgemein anerkannt, dass sogar Kurse vor und nach einer Berentung angeboten werden, um den Menschen zu helfen, eine vollständige Trennung von ihrem Arbeitsleben zu vollziehen und sich wieder ihrer Freizeit zu widmen.

Möglichkeit auf Freizeit. Obwohl heutzutage relativ gesehen die meisten Menschen mehr Zeit und mehr Geld für ihre Freizeit zur Verfügung haben, sind viele Freizeitaktivitäten teuer, was für schlecht bezahlte Arbeiter, Eltern mit mehreren Kindern, allein Erziehende, Studierende, Arbeitslose und Rentner ein Problem sein kann. In einigen Ländern hat man diesen Sachverhalt erkannt und bietet deshalb beispielsweise Reisen oder den Eintritt zu bestimmten Freizeitaktivitäten zu reduzierten Preisen an. Zweifellos wird, je weniger man arbeitet, das Spielen einen umso höheren Stellenwert einnehmen. Die Erziehung zur sinnvollen Freizeitgestaltung und die Bereitstellung von Freizeiteinrichtungen, deren Benutzung erschwinglich ist, werden deshalb in Zukunft eine noch größere politische Bedeutung bekommen.

In einigen Entwicklungsländern sind Freizeitaktivitäten kein Thema, und selbst Kinder können sich nicht mit Spielen beschäftigen. Viele Länder in Südasien sind bekannt dafür, dass sie Millionen von Kindern als Arbeitskräfte einsetzen, viele sogar in Gefangenschaft, z. B. beim Abbau von Edelsteinen, in Töpfereien, in Minen und in der Teppichindustrie. Theoretisch schützt eine ganze Reihe von Gesetzen Kinder vor derartiger Ausbeutung, und viele Wohlfahrtsgruppen arbeiten zusammen, um sich der Kindersklaverei zu widersetzen; solche Maßnahmen haben jedoch in den meisten Fällen nur eine sehr begrenzte Wirkung. Diese Kinder werden niemals eine Schule oder den Luxus des Spielens kennen lernen, doch das Überleben ihrer Familie hängt häufig von der kärglichen Geldsumme ab, die sie durch ihre Arbeit verdienen.

2.1.10
Seine Geschlechtlichkeit leben

«Es ist ein Junge» oder «es ist ein Mädchen» sind fast immer die ersten Aussagen nach der Entbindung eines neugeborenen Babys, wenn die Eltern dies nicht bereits während der Schwangerschaft durch ein Ultraschallbild erfahren haben. Da die grundlegende Körperstruktur von Jungen und Mädchen schon bei der Geburt eindeutige Unterschiede aufweist, kann die Bestimmung des Geschlechts eines Babys sofort erfolgen. Während der gesamten Lebensspanne ist die Sexualität ein wesentlicher Bereich der Persönlichkeit und des zwischenmenschlichen Verhaltens.

Jeder Mensch ist ein «sexuelles» Wesen und besitzt eine sexuelle Identität. Das heißt, es gibt eine Wahrnehmung des «Ich» als Junge oder als Mädchen, später als Mann oder als Frau. Die Art und Weise, wie Sexualität ausgedrückt wird, variiert je nach Kultur. In den verschiedenen Gesellschaften drücken Männer und Frauen diese Differenzierung auf verschiedene Weise aus, die nicht nur einfach durch die biologischen Unterschiede bestimmt wird. Männer und Frauen haben unweigerlich verschiedene Stile bei der Wahl ihrer Kleidung. Traditionellerweise nehmen Männer und Frauen unterschiedliche Rollen ein, sowohl zu Hause als auch in der Gesellschaft, wobei in vielen Teilen der Welt die seit langem etablierten Unterschiede zwischen den Geschlechtern mehr und mehr verschwinden. Heute herrscht eine egalitäres Verständnis von der Rolle des Mannes und der Frau vor, wobei gleichzeitig die sozialen Sitten im Hinblick auf die Art und Weise immer liberaler werden, wie die Menschen ihrer Geschlechtlichkeit Ausdruck verleihen. Die Aktivitäten, Einstellungen, Überzeugungen und Wertvorstellungen, die beim Ausleben der Geschlechtlichkeit als «gut» oder «schlecht», als «normal» oder «abnormal» bezeichnet werden, interpretiert man heutzutage weniger starr. Das Thema «Sex» ist kein Tabu mehr. Es wird in den Medien behandelt und in der Schule und zu Hause diskutiert; folglich sind sich die Menschen der vielen Dimensionen der LA *Seine Geschlechtlicheit leben* viel bewusster, und das nicht nur unter dem Gesichtspunkt von Gesundheit und Krankheit.

Soziokulturelle Übereinstimmungen und Unterschiede. Der Mensch lernt, die Normen und Moralvorstellungen seiner Gesellschaft durch den Prozess der Sozialisation zu übernehmen. Die Eltern beeinflussen die sexuelle Entwicklung des Kindes von früh an. Weiblichkeit oder Männlichkeit kann durch die Wahl bestimmter Kleider oder Spiele und durch das sexuelle Verhalten der Eltern selbst unterstützt werden. Heutzutage müssen Kinder aufgrund der verschiedenen Formen von «Familie» (d. h., es gibt mehr allein Erziehende, mehr Stieffamilien und mehr Kinder, die von gleichgeschlechtlichen Paaren erzogen werden) und durch die Konfrontation mit immer liberaleren Medien zu einem realistischeren Verständnis für die Vielfalt der möglichen Beziehungen zwischen Erwachsenen erzogen werden. Die Schulbildung formt das sich entwickelnde Konzept eines Kindes über die Sexualität weiter, und nach und nach beginnt jeder Mensch, die Erwartungen der Gesellschaft zu erlernen, wie sich Männer und Frauen verhalten sollten und wie Geschlechtlichkeit ausgedrückt werden kann, sei es privat oder in der Öffentlichkeit.

Während die Formen des geschlechtlichen Ausdrucks von einer Gesellschaft zur anderen beträchtlich variieren, gibt es universelle Verhaltensweisen bezüglich der Anziehungskraft eines geschlechtlichen Partners. Die äußerliche Erscheinung ist dabei von erheblicher Bedeutung, obwohl keine gleichförmigen Standards für geschlechtliche Attraktivität bestehen.

Soziale Freizügigkeit. Während universelle Regulierungen bestimmte unerwünschte sexuelle Beziehungen, wie etwa Inzest oder den Geschlechtsverkehr von Erwachsenen mit Kindern, verbieten, haben die meisten Gesellschaften ihre eigenen Gesetze, um jene Formen der geschlechtlichen Partnerschaften zu beschreiben, die akzeptabel sind. In der westlichen Zivilisation ist die monogame Ehe (oder Langzeitpartnerschaft) immer noch die Norm, wobei jedoch fast mehr Variationen als Übereinstimmungen als Ergebnis der so genannten «sexuellen Revolution» während der späten Jahrzehnte des 20. Jahrhunderts entstanden sind.

Die soziale Freizügigkeit hat viele Vorteile, aber auch einige Probleme mit sich gebracht. Nie zuvor gab es in der westlichen Gesellschaft so viele Menschen, die infolge einer Unzufriedenheit wegen sexueller Probleme, Streitigkeiten in der Ehe, Schwierigkeiten durch Trennungen und Scheidungen, Belastungen eines allein Erziehenden und Leiden eines sexuellen Missbrauchs in Form von Inzest, Vergewaltigung oder Notzucht unter Stress leiden. Das wachsende Vordringen der Pornographie, insbesondere per Internet, ist im Zusammenhang mit einer potenziellen Schädigung von Kindern eine weitere unerfreuliche Entwicklung.

Die soziale Freizügigkeit in Bezug auf die Sexualität hat zur Beseitigung des Stigmas beigetragen, das früher verschiedenen geschlechtlichen Partnerschaften anhaftete. Solche Verhaltensweisen, die durch allgemein leichter erhältliche und verlässlichere Verhütungsmittel und durch häufiges Reisen in der Welt möglich wurden, haben zu dem Problem der durch Geschlechtsverkehr übertragbaren Krankheiten geführt, das immer größere Dimensionen annimmt. Obwohl dies für die Gesellschaft keinesfalls ein neues Problem ist, wurde es durch die AIDS-Epidemie (Acquired Immune Deficiency Syndrome) nochmals hervorgehoben, die in den 1980er-Jahren des 20. Jahrhunderts als die wichtigste Gesundheitsbedrohung weltweit anerkannt wurde. Der Virus, der AIDS verursacht, wurde 1983 isoliert und als Human Immunodeficiency Virus (HIV) bezeichnet. Nicht jeder, der sich mit HIV infiziert, erkrankt auch an AIDS, aber für HIV-Positive gibt es immer noch keine Heilung und keinen Impfstoff. Deshalb ist die Verhinderung der Weiterverbreitung von HIV-Infektionen von wesentlicher Bedeutung. Die öffentliche Aufklärung ist das wichtigste Mittel der Prävention. «Safer Sex» (insbesondere durch die Benutzung von Kondomen) und eine Reduzierung der Häufigkeit von Partnerwechseln sind dabei die Hauptziele. Entsprechend der Zahlen, die 1998 von UNAIDS, der Einrichtung der Vereinten Nationen für die AIDS-Problematik, und von der WHO veröffentlicht wurden, lebten zum damaligen Zeitpunkt weltweit 30,6 Millionen Menschen mit einer AIDS-Erkrankung, und es kommen schätzungsweise 16 000 neue HIV-Infektionen pro Tag hinzu.

Geschlechtliche Orientierung. Zweifelsohne werden die Ausdrucksweisen des geschlechtlichen Verhaltens durch sozialen Druck sowohl geformt als auch beschränkt. Eine Präferenz für die *Heterosexualität* ist immer noch für die meisten Erwachsenen die Norm, wobei eine sexuelle Anziehungskraft zwischen Personen des gleichen Geschlechts (*Homosexualität*) schon immer existierte und sich in sämtlichen Gesellschaften findet. In den westlichen Ländern besteht heute eine größere Aufgeschlossenheit und Akzeptanz für das Recht von zwei Menschen, in einer homosexuellen Partnerschaft zu leben. Natürlich sind manche Homosexuelle auch heterosexuell (d. h. *bisexuell*), sie können heiraten und Kinder haben. Homosexualität ist kein absoluter Zustand, sondern eine geschlechtliche Orientierung auf einem Kontinuum, das von ausschließlicher Heterosexualität bis zu ausschließlicher Homosexualität reicht.

Nur wenige Menschen erleben, manchmal sogar schon als Kind, die Situation, in das geschlechtliche Gegenteil ihrer tatsächlichen körperlichen Struktur hineingeboren zu sein. *Transsexualität* weist als zentrales Merkmal eine gegensätzliche geschlechtliche Identität auf. Der transsexuelle Mensch kleidet und verhält sich nicht nur wie eine Person des anderen Geschlechts, sondern er möchte sich häufig auch operieren oder behandeln lassen, damit sein Körper dem des anderen Geschlechts ähnelt, obwohl dies nicht immer möglich ist. *Transvestiten* möchten demgegenüber, obwohl sie zur sexuellen Befriedigung Kleider des anderen Geschlechts tragen, normalerweise nicht zum anderen Geschlecht gehören.

Im Zusammenhang mit der geschlechtlichen Orientierung bestehen beträchtliche Variationen, und die Menschen sind heute eher bereit, sich öffentlich zu ihrer sexuellen Orientierung zu bekennen.

Schwangerschaft, Geburt und Fruchtbarkeit. Offensichtlich gehören viele Aspekte zur LA *Seine Geschlechtlichkeit leben*, wobei der Geschlechtsverkehr eine wichtige Komponente der Beziehungen zwischen Erwachsenen – und wesentlich für den Fortbestand der Spezies ist. Geschlechtsverkehr, Schwangerschaft und die Geburt eines Kindes sind für ein Paar von enormer Bedeutung, sowohl in persönlicher als auch in sozialer und finanzieller Hinsicht.

Abgesehen von den körperlichen Veränderungen, die im Körper der Mutter stattfinden, ist die Schwangerschaft auch eine Zeit emotionaler Anpassungen. Geburtsvorbereitungskurse und eine Unterstützung vor der Entbindung berücksichtigen diese Tatsache immer mehr; hierzu gehört auch die emotionale Vorbereitung der Frau und ihres Partners auf die Geburt und die Phase nach der Entbindung. Die Anerkennung der Notwendigkeit dieser Art von Unterstützung spiegelt sich auch darin wider, dass heutzutage die männlichen Partner ermutigt werden, an den Vorbereitungskursen teilzunehmen und bei der Geburt anwesend zu sein.

Manchmal sind Schwangerschaften jedoch unerwünscht. Um die Anzahl der unerwünschten Schwangerschaften zu reduzieren, wird die Empfängnisverhütung im Allgemeinen auch öffentlich befürwortet. In einigen Ländern werden Empfängnisverhütungsmittel subventioniert oder sind sogar kostenlos erhältlich.

In der Tat muss die ständig weiter wachsende Weltbevölkerung als eines der gravierendsten ökonomischen Probleme des 21. Jahrhunderts betrachtet werden, ganz abgesehen von den persönlichen Schwierigkeiten vieler der unerwünschten Kinder.

In den letzten Jahren haben die Fortschritte der Reproduktionstechnologie eine In-vitro-Fertilisation und selbst eine «Empfängnis nach dem Tod» ermöglicht. Vor kurzem hat die Möglichkeit des Klonens von menschlichen Lebewesen erhitzte Kontroversen über die potenzielle Anwendung oder den Missbrauch eines solch machtvollen Wissens ausgelöst, ganz abgesehen von den damit verbundenen rechtlichen und ethischen Problemen.

Die LA *Seine Geschlechtlichkeit leben* ist eine weitgehende und vielschichtige Dimension des Lebens.

2.1.11 Schlafen

Alle Eltern kennen die Frage ihrer Kinder: «Warum müssen wir ins Bett gehen?» Die meisten Eltern sind überzeugt, dass Kinder aufgrund ihres Wachstums im Vergleich zu Erwachsenen mehr Schlaf brauchen, und es gibt in der Tat wissenschaftliche Beweise zur Bestätigung dieser Meinung. Bei Erwachsenen variiert die Dauer des Schlafs, den sie benötigen, ganz erheblich; sie verbringen aber im Allgemeinen ein Viertel bis ein Drittel ihres Lebens schlafend. Somit ist allein schon aufgrund der hierfür erforderlichen Zeit *Schlafen* eine für jeden Menschen wichtige LA.

Schlafen als eine «Aktivität» zu betrachten, ist nicht paradox, denn obwohl der Schlaf für das größtmögliche Maß an Ruhe sorgt, funktionieren die Körpersysteme trotzdem weiter, wenn auch in verringertem Umfang. Schlaf kann als ein sich wiederholender Zustand der Bewegungslosigkeit und Reaktionsunfähigkeit beschrieben werden, ein Zustand, in dem ein Mensch nicht direkt darauf reagiert, was in seiner Umgebung vor sich geht. Obwohl man beim Schlafen vorübergehend das Bewusstsein verliert, wird ein neuer Reiz, wie etwa ein klingelnder Wecker, ausreichen, um den Schlafenden zu wecken. Deshalb unterscheidet sich der Schlaf ganz erheblich von komatösen oder narkotisierten Zuständen.

Die Menschen schlafen üblicherweise mit geschlossenen Augen; sie liegen teilweise ruhig, bewegen sich jedoch während der Schlafstadien von Zeit zu Zeit. Manchmal entspannen sich die Muskeln von Gesicht und Hals, so dass der Kiefer nicht mehr gestützt wird und der Mund offen steht. Die Atmung wird langsamer und meist auch tiefer. Die schlaffen Muskeln der oberen Atemwege werden für das Schnarchen verantwortlich gemacht. Aber was ist das Wesen dieses Phänomens, das wir Schlaf nennen?

Viele Jahre lang hat genau diese Frage viele Experten überall auf der Welt beschäftigt; die Informationen, die durch die Schlafforschung gesammelt worden sind, sind von entscheidender Bedeutung, um das Wesen und die Funktion des Schlafs zu verstehen.

Der Schlafzyklus. Jeder Schlafzyklus dauert etwa 90 bis 100 Minuten. Im Allgemeinen finden vier bis sechs Schlafzyklen während des normalen Schlafs eines Menschen statt, die jeweils fünf Stadien aufweisen. Die ersten vier Stadien werden als NREM-Schlaf (Non Rapid Eye Movement) und das fünfte Stadium als REM-Schlaf bezeichnet. Die Merkmale der einzelnen Schlafstadien werden in **Kasten 2-3** und ein Schlafzyklus in **Abb. 2-5** (S. 66) dargestellt.

Während einer Nacht wechseln sich NREM- und REM-Schlaf ab. Der Schlaf eines Babys weist mehr REM- als NREM-Stadien auf. Mit zunehmendem Alter verringern sich die REM-Schlafphasen. Wird jemand während eines REM-Stadiums geweckt, berichtet er möglicherweise über lebhafte Träume. Nach allgemeiner Überzeugung können Träume die psychische Integration fördern. Da der REM-Schlaf bereits beim Fötus auftritt, kann seine Funktion vielleicht einfach als die Organisation der elektrischen Bahnen im Gehirn beschrieben werden.

Kasten 2-3: Schlafstadien

NREM-Stadium 1

Dies ist der Übergang vom Wachsein zum Schlafen. Der Schläfer beginnt «einzudösen». Es kommt zur allgemeinen Entspannung und zu flüchtigen Gedanken. Der Schläfer kann durch leichte Reize wieder geweckt werden. Wird man geweckt, kann man sich an dieses Stadium lediglich als einen Zustand des Dösens, nicht jedoch des Schlafens erinnern. Wenn diese Phase nicht unterbrochen wird, wechselt der Schläfer nach etwa 15 Minuten ins nächste Stadium.

NREM-Stadium 2

Hier findet eine stärkere Entspannung statt, und die Gedanken entwickeln traumähnliche Qualität. Der Schläfer schläft eindeutig, kann jedoch leicht wieder geweckt werden.

NREM-Stadium 3

Dieses Stadium tritt normalerweise nach etwa 30 Minuten Schlaf ein. Es kommt zur vollständigen Entspannung, die Pulsfrequenz und die meisten anderen Körperfunktionen verlangsamen sich. Gewohnte Geräusche, wie etwa eine Toilettenspülung, wecken den Schläfer normalerweise nicht mehr auf. Bleibt dieses Stadium ungestört, folgt das nächste Stadium.

NREM-Stadium 4

Der Schläfer ist entspannt, er bewegt sich selten und ist nur schwer zu wecken; er befindet sich im «Tiefschlaf». Schlafwandeln oder Enuresis treten in diesem Stadium auf. (Die Stadien 3 und 4 werden zusammen als «Slow Wave Sleep» bezeichnet, weil sie sich auf einem Elektroenzephalogramm als langsame, synchronisierte Wellen darstellen.)

REM-Stadium

Dies ist das Schlafstadium, in dem die meisten Träume auftreten. Die Augen bewegen sich rasch hin und her und geben diesem Stadium den Namen «Rapid-Eye-Movement-Schlaf oder REM-Schlaf» (Schlaf mit schnellen Augenbewegungen). Physiologisch betrachtet weist der REM-Schlaf bemerkenswerte Ähnlichkeiten zum Wachzustand auf.

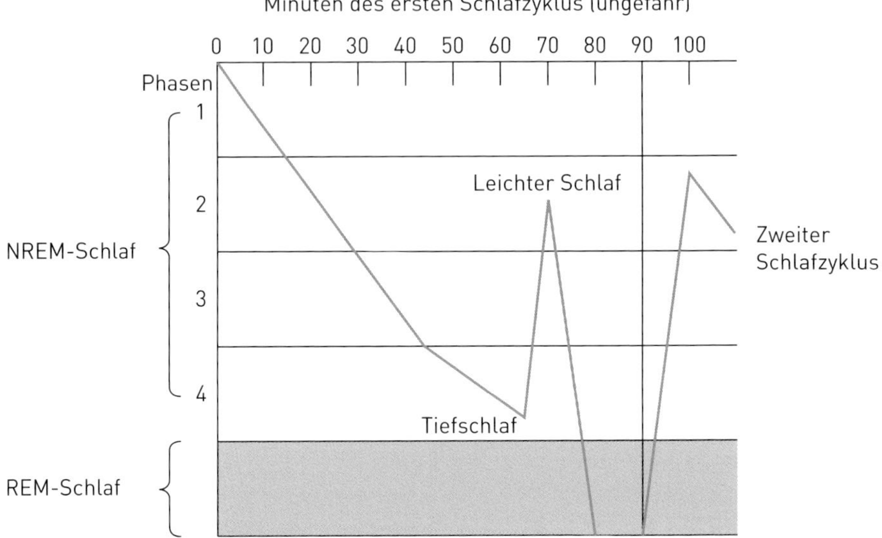

Abbildung 2-5: Ein Schlafzyklus

Obwohl der Schlaf jedes Menschen aus Zyklen besteht, sind beträchtliche Variationen bezüglich der Dauer vorhanden, wie lange jemand schläft und was er für einen «ausreichenden» Schlaf ansieht.

Psychologische Aspekte. Der Schlaf wird also von einer Vielzahl biologischer Faktoren beeinflusst. Im Gegenzug hat der Schlaf-Wach-Rhythmus erhebliche Auswirkungen auf die Physiologie und die Biochemie des menschlichen Körpers. Auch der psychische Zustand des Menschen ist auf vielfältige Weise mit dem Schlaf verbunden.

Beispielsweise lässt sich die mentale Stimmung als ein Kontinuum darstellen, das von «Erregung» als einem Extrem bis zur «Depression» als anderem Extrem reicht. Die meisten Menschen haben wohl schon einmal unter einer vorübergehenden Schlaflosigkeit (Insomnie) gelitten, die vielleicht durch Erregung verursacht wurde und deshalb auch keine übermäßige Besorgnis ausgelöst hat. Eine Schlaflosigkeit in Verbindung mit Depressionen kann jedoch stark ausgeprägt sein und lange Zeit andauern. Der depressive Mensch liegt stundenlang wach und grübelt über quälende Themen voller Hoffnungslosigkeit nach; er wird, wenn er endlich eingeschlafen ist, leicht wieder wach, um erneut seinen Gedanken über Ablehnung und Versagen nachzuhängen oder sogar über Selbsttötung nachzudenken. Ein primäres Merkmal der Schlafveränderung bei Depressionen stellt das frühe morgendliche Erwachen dar, was tatsächlich auch als wesentliches diagnostisches Kriterium dient.

Unabhängig von der «Wissenschaft» des Schlafs und von der Quantität oder Qualität des Schlafens löst der psychische Effekt eines erfrischten oder nicht erfrischten Aufwachens das Urteil eines Menschen darüber aus, ob er ein guter oder ein schlechter Schläfer ist. Das Einschätzen des Schlafs ist mit anderen Worten weitgehend subjektiv.

Umgebungsabhängige Aspekte. Der Schlaf kann durch zahlreiche Umgebungsfaktoren beeinflusst werden. In einer gewohnten Umgebung scheint man leichter einzuschlafen – etwa in einem kühlen, ruhigen, dunklen Raum in einer bekannten Umgebung mit persönlichen Gegenständen in der Nähe o. ä., obwohl dies je nach den kulturellen Normen variieren kann. In den westlichen Kulturen ist es üblich, dass Paare zusammen in einem Bett schlafen, die meisten anderen Menschen schlafen jedoch alleine. In einigen Kulturen ist es dagegen nicht außergewöhnlich, dass mehrere Familienmitglieder gemeinsam in der gleichen «Schlafstätte» schlafen.

Geräusche in der Umgebung können den Schlaf beeinträchtigen oder auch nicht. Auch in diesem Zusammenhang ermöglicht das Vertrautsein mit der Umgebung vielen Menschen zu schlafen, beispielsweise trotz des Lärms einer befahrenen Durchgangsstraße oder einer Flugschneise. Nachtarbeiter klagen eher über Lärm, wenn sie versuchen, während des Tages zu schlafen, obwohl viele Menschen, die ständig Nachtschichten arbeiten, scheinbar lernen, Hintergrundgeräusche zu ignorieren.

Die Umgebungstemperatur kann das Einschlafen und das Durchschlafen beeinflussen. Die Körpertemperatur sinkt während des Schlafs ab. Eine weitere Reduzierung der Raumtemperatur führt normalerweise dazu, dass man erwacht, das Gleiche gilt für eine Erhöhung der Temperatur.

Wie man vielleicht erwarten kann, spielt auch das Klima eine Rolle. Wo extreme Klimaverhältnisse herrschen, versucht man, die Temperatur in den Räumen zu kontrollieren und anzupassen. In heißen Regionen werden Schlafzimmer immer häufiger mit Klimaanlagen ausgestattet. In kalten Gegenden bieten Isolation und Zentralheizungssysteme ausreichende Wärme. Obdachlose können natürlich unter ganz gravierenden Problemen leiden. In Großbritannien wie in vielen anderen Ländern hat die Zahl der Obdachlosen stark zugenommen. Für die Obdachlosen ist das unbequeme Schlafen bei ungünstigen Wetterbedingungen, die die Gesundheit gefährden, sicherlich einem zufrieden stellenden Schlaf nicht zuträglich.

Allzu viele Menschen betrachten Schlafen als selbstverständlich; aber es gibt viele Umstände, die die Fähigkeit eines Menschen, von der LA *Schlafen* zu profitieren, beeinträchtigen können.

2.1.12 Sterben

Sterben ist der letzte Akt des Lebens. Plötzlich im hohen Alter an einer natürlichen Ursache zu sterben, ist das, was die meisten Menschen als einen «guten Tod» betrachten würden. Dem Tod geht jedoch häufig eine Phase des Lebens im Zustand einer terminalen Krankheit voraus, die sehr lange andauern und bisweilen mit Schmerzen und starkem Leiden einhergehen kann. In solchen Situationen wird manchmal das Thema Euthanasie aufgeworfen.

Euthanasie und «Patientenverfügung». «Einen einfachen Tod ermöglichen», dies ist die aktuelle Bedeutung des Begriffs Euthanasie, obwohl häufig auch «Töten aus Mitleid» als Synonym benutzt wird. Dieses Thema weckt starke Emotionen und löst heiße Diskussionen aus. Menschen mit bestimmten religiösen oder persönlichen Überzeugungen argumentieren, dass es moralisch falsch sei, Leben absichtlich zu beenden (aktive Euthanasie). Andere vertreten die Meinung, dass die Euthanasie kein absichtlicher Akt des Tötens sein muss, sondern lediglich ein Zulassen des Todes sein kann, wenn beispielsweise ein älterer, kranker Mensch beim Auftreten einer Atemwegsinfektion keine Antibiotika erhält, er aber trotzdem gepflegt wird und auf jede Weise für sein Wohlbefinden gesorgt wird (passive Euthanasie).

In vielen Ländern haben die Verfechter der Euthanasie Gesellschaften gegründet – die erste 1935 in Großbritannien –, um ihre Überzeugungen zu diskutieren und zu propagieren und die Menschen zu informieren, wenn sie zur Linderung des Leidens beim Sterben eine Hilfe wünschen. In manchen Fällen wurden noch weitaus positivere Einstellungen vertreten und Versuche unternommen, eine Gesetzgebung einzuführen, die eine vorsätzliche Euthanasie legalisiert.

In Verbindung mit all den Überlegungen zur Euthanasie muss die Autonomie des Patienten selbstverständlich ein wesentlicher Aspekt bleiben. In den letzten Jahrzehnten gab es ein verstärktes Interesse am Konzept der «Patientenverfügung», wenn diese auch rechtlich nicht bindend ist. Es handelt sich hierbei um eine Art Anweisung im Voraus, die von einem Betreffenden unterzeichnet wird, solange er noch im Vollbesitz seiner Kräfte ist. Eine Patientenverfügung beinhaltet im Wesentlichen den Wunsch, keine lebensverlängernden Maßnahmen zu erhalten, und die Bitte an die Gesundheitsfachkräfte, die Wünsche des Sterbenden zu berücksichtigen.

Die Euthanasie-Diskussion ist nicht neu; in der Geschichte wird über Beispiele von Euthanasie-Gruppenpraktiken in Griechenland im ersten Jahrhundert v. Chr. berichtet. Diese Debatte hat sich durch die Jahrhunderte fortgesetzt, ist aber sicherlich durch die technologischen Fortschritte erneut verschärft worden, mit denen komplexe Systeme zur Lebenserhaltung bei jenen Patienten eingesetzt werden, die früher nicht überlebt hätten.

Unfall, Gewalt und Selbsttötung. Im Gegensatz zum Tod aufgrund natürlicher Ursachen sterben manche Menschen auch infolge eines Unfalls, durch Gewalt oder durch Selbsttötung.

Unfalltod. In den meisten westlichen Ländern sind Unfälle, insbesondere Verkehrsunfälle, eine wesentliche Ursache für Todesfälle bei Kindern und jungen Erwachsenen. Andere Unfallarten können zum Massensterben führen; schwere Flugzeugunfälle erhalten heute internationale Publizität und weisen, obwohl sie relativ selten auftreten, eine hohe Mortalitätsrate auf. Industrieunfälle, wie etwa Minenunglücke, verursachen oft eine sehr hohe Zahl von Todesfällen, und in manchen Gegenden der Welt, in denen Naturkatastrophen, wie Überschwemmungen, Erdbeben und Hurrikane, relativ häufig sind, können extrem hohe Todesraten auftreten. Jedes Land hat seine großen Tragödien, bei denen ganze Familien oder selbst Gemeinden durch solche Ereignisse ausgelöscht werden.

Tod durch Gewalt. Ein plötzlicher gewaltsamer Tod muss nicht immer durch einen Unfall verursacht sein, sondern kann auch absichtlich herbeigeführt werden. Mordfälle treten nicht sehr oft, aber in den meisten industrialisierten Ländern doch immer häufiger auf. In den betroffenen Ländern ist man sich inzwischen der zunehmenden Gewalt und des Terrorismus der modernen Welt und der damit einhergehenden Notwendigkeit bewusst, die Menschen vor skrupellosen und vermeidbaren Morden zu schützen. Aus vielerlei offensichtlichen Gründen kann die Trauer der Angehörigen durch Gefühle der Rache und der Angst um die eigene persönliche Sicherheit kompliziert werden; solche Umstände können sogar noch weitere Todesfälle nach sich ziehen.

Gewaltsame Todesfälle in großer Zahl als Resultat eines Krieges, scheinen in unserer modernen Welt ein nicht nachlassendes Problem geworden zu sein. Nach dem Zweiten Weltkrieg wurde mit der Organisation der Vereinten Nationen (UNO) ein Forum zur Diskussion von Streitigkeiten geschaffen, das die Gefahr drohender Kriege ausschließen sollte. Leider hat die jüngste Geschichte gezeigt, dass getroffene Vereinbarungen immer wieder gebrochen werden, und so kommt es in den Ländern, in denen Krieg herrscht, auch weiterhin zu Todesopfern unter Zivilisten und Soldaten.

Die Möglichkeit eines nuklearen Holocaust und die Angst vor einer Massenvernichtung spielten in der Ära des «Kalten Krieges» eine große Rolle. Obwohl sich die nukleare Bedrohung verringert hat, sind nach wie vor große Anstrengungen auf internationaler Ebene erforderlich, damit sie nicht wieder zunimmt.

Selbsttötung. Einige Menschen möchten aus ganz unterschiedlichen Gründen sterben und nehmen sich absichtlich das Leben, indem sie Selbsttötung begehen. Selbsttötung ist in den meisten Ländern, so auch in Großbritannien, kein Verbrechen mehr, aber dem Suizid hängt immer noch ein Stigma an, das zu einer weiteren Verstärkung des bereits großen Leids und Schuldgefühlen bei den Angehörigen führen kann.

Emotionale Aspekte. Bei den meisten Menschen wird der Tod von extremen Angstgefühlen begleitet. Einsichten in die Empfindungen der Menschen im Zusammenhang mit dem Sterben wurden erstmals durch die fundierten Forschungsinterviews mit sterbenden Patienten gewährleistet, die Kübler-Ross bereits 1969 durchgeführt und analysiert hat. Sie beschreibt, wie die meisten Menschen eine Phase des «Leugnens und der Isolierung» durchleben, in der sie sich weigern, zu akzeptieren, dass sie sterben werden. Wenn das Leugnen nachlässt, folgt als häufigste Reaktion der «Zorn». Danach versuchen die Betroffenen, mit der Situation zurechtzukommen, indem sie manchmal eine Phase des «Verhandelns» durchleben. Die Sterbenden versuchen, Wege zu finden, die in ihnen den Glauben aufkommen lassen, dass eine Wunderheilung stattfinden wird oder dass sie mit ihrem Arzt oder mit Gott einen «Handel» eingehen könnten. Wenn dies nicht gelingt und der bevorstehende Verlust des Lebens und der geliebten Angehörigen zur Realität wird, kommt es zur «Depression», ein nahezu universelles Merkmal des Sterbeprozesses. Ein tiefes Bedauern über nicht wahrgenommene Gelegenheiten und Fehlschläge auf dem zurückgelegten Lebensweg und eine überwältigende Traurigkeit zermürben den sterbenden Menschen. Man muss sich jedoch vergegenwärtigen, dass diese Phasen nicht notwendigerweise einen linearen Verlauf nehmen; es gibt Überlappungen, Bewegungen nach vorn und wieder zurück, und grundsätzlich verfügt jeder Mensch über seine eigene spezifische Art und Weise, mit solch starken Emotionen umzugehen.

Glauben und Bräuche. Die meisten Menschen besitzen eine Art von persönlichem Glauben über die Bedeutung des Todes, der häufig auf der Philosophie der für sie maßgeblichen Religion beruht. Viele Religionen verfügen über einen starken Glauben bezüglich des Schicksals des menschlichen Geistes und der Seele nach dem Tod. Das Christentum behauptet beispielsweise, dass es ein Leben nach dem Tod gibt und dass diese Existenz ewig andauert und größere Freude und Frieden beschert als während des Lebens auf der Erde.

Für Menschen, die keiner religiösen Überzeugung anhängen, kann das Sterben möglicherweise keinen anderen Sinn aufweisen, als dem Leben ein unvermeidliches Ende zu setzen; ein Einverständnis mit der Endlichkeit des Lebens. Vielleicht ist ein Teil der Trauer um einen Verstorbenen, wenn auch unbewusst, eine Form des Trauerns um die eigene Person. Der Tod eines anderen Menschen ist eine Erinnerung an den eigenen Tod, eine Erinnerung an die Vergänglichkeit des Lebens und an die Tatsache, dass die Lebensspanne nicht unendlich ist.

Jede Gesellschaft hat ihre eigene Weise, entsprechend ihrer Kultur mit dem Tod umzugehen. In einigen Gesellschaften, in denen die Pflege eines Sterbenden noch weitgehend in der Verantwortung der Familie liegt, scheinen die sozialen Bräuche um den Tod komplex zu sein und dazu zu dienen, die Trauernden zu ermutigen, offen zu trauern und die Sympathie und Unterstützung der Mitglieder ihrer Gemeinde zu suchen. Viele der sozialen Bräuche, die den Tod umgeben, finden ihren Ursprung in der Religion und umfassen ein Zeremoniell, das eine sichere Bestattung eines Leichnams gewährleistet, sei er nun ein Moslem, ein Hindu oder ein orthodoxer Jude gewesen. In den westlichen Gesellschaften verschwinden jedoch die den Tod begleitenden komplexen Sitten immer schneller, und die Gelegenheit einer Beerdigung dient häufig nur noch dazu, «das Leben eines Menschen zu preisen», statt seinen Tod zu beweinen.

Es ist schwierig, über die Natur des Todes und des Sterbens zu reflektieren, ohne das Wesen der Trauer und des Verlustes oder des Schmerzes zu berücksichtigen. Die meisten Erwachsenen haben bereits Erfahrungen mit diesen Emotionen gemacht, sei es nach dem Tod eines Verwandten oder eines Freundes. Tatsächlich sind Trauer und Schmerz ein wesentlicher Bestandteil des Lebensprozesses, obwohl sie in Verbindung mit dem Prozess des Sterbens und mit dem Tod stehen.

Verlust und Trauer. Nach dem Tod eines geliebten Menschen leiden die Hinterbliebenen fast unvermeidlich unter einem Gefühl von Verlassenheit und tiefer Trostlosigkeit. Es sind jedoch nicht nur Ehemänner, Ehefrauen oder Kinder, die trauern, obwohl man zuerst an diese engen Verwandten denkt. Das Gefühl der Trauer kann so stark sein, dass es selbst jene befällt, von denen man fälschlicherweise manchmal annimmt, sie würden durch einen Verlust nicht berührt werden: sehr kleine Kinder oder sehr alte Menschen oder geistig kranke oder behinderte Menschen. «Die Trauernden» sind per Definition jene, die unter einem Verlust und dem Schmerz infolge eines Todesfalls leiden, jene, die sich auf eine bestimmte Weise mit dem Verstorbenen verbunden gefühlt haben; dies ist der «Preis einer Bindung».

Obwohl die Gefühle des Verlustes und des Schmerzes fast universelle Reaktionen im Trauerprozess sind, können auch ganz andere Empfindungen auftreten. Schock, Ungläubigkeit, Zorn, Leugnen, Scham, Schuld, Ärger, Sorgen, Furcht, Depression und Verzweiflung gehören zu den emotionalen Reaktionen, die Trauernde in verschiedenem Ausmaß und in verschiedenen Phasen des Trauerprozesses durchleben können. Selbst lange nach dem Tod können sich Phasen intensiver Trauer und Verzweiflung immer wieder einstellen.

Trauer kann ein langer, schmerzhafter und einsamer Prozess sein. Obwohl es manchmal zutrifft, dass die Zeit alle Wunden heilt, bleibt ein Mensch selten durch einen schmerzlichen Verlust unberührt, oft auch über einen langen Zeitraum hinweg. Man vergisst den Verstorbenen nicht einfach, sondern hat sich mit der Zeit gewisse Strategien angeeignet, die es ermöglichen, sich an das Leben unter den veränderten Umständen anzupassen.

Schon aus dieser kurzen Beschreibung der 12 LAs wird deutlich, dass die Konzeptualisierung des «Lebens» als eine Verschmelzung von «Aktivitäten» eine hilfreiche Möglichkeit ist, einfach und doch konstruktiv über den komplexen Prozess des Lebens nachzudenken. Alle LAs sind wichtig, obwohl einige natürlich eine höhere Priorität als andere haben; die LA *Atmen* ist von höchster Bedeutung. Die Reihenfolge, in der die LAs aufgelistet worden sind, spiegelt keine Rangfolge von Prioritäten wider, weil diese sich den Umständen eines Menschen entsprechend erheblich verändern können. Wie zuvor bereits erwähnt, sind alle 12 LAs, obwohl sie einzeln beschrieben werden, sehr eng miteinander verflochten. Obwohl jede LA als ein eigenständiges Konzept des Modells beschrieben wird, sollten sie nicht isoliert betrachtet werden, da sie durch die anderen Komponenten beeinflusst werden, die untereinander wiederum sehr eng in Verbindung stehen. Trotzdem trägt jedes Konzept auf seine Weise zu den anderen Dimensionen des «Lebens» bei, wie die folgende Diskussion zeigen wird.

2.2 Die Lebensspanne

Es ist leicht zu verstehen, warum das Konzept Lebensspanne in das Lebensmodell aufgenommen wurde; die Aktivität «Leben» betrifft das gesamte Dasein eines Menschen. Die Lebensspanne jedes Menschen reicht von der Geburt bis zum Tod, und die verschiedenen Phasen seiner Lebensspanne – Säuglingsalter, Kindheit, Adoleszenz, Erwachsenenalter, Rentenalter – beeinflussen sein Verhalten bei jeder LA. Diese Phasen werden detaillierter im Pflegemodell erläutert.

Die Lebensspanne wird im Diagramm des Lebensmodells durch eine Linie dargestellt. Der Pfeil zeigt die Richtung des Lebensverlaufs an, die in einer Richtung von der Geburt bis zum Tod verläuft (Abb. 2-6). Natürlich erleben nicht alle Menschen sämtliche Phasen der Lebensspanne; manche sterben bei der Geburt, andere, eigentlich gesunde Menschen, sterben vorzeitig, z. B. durch einen Unfall oder eine Erkrankung. Obwohl also jeder Mensch eine Lebensspanne verlebt, die von der Geburt bis zum Tod reicht, ist ihre Länge variabel.

Die meisten Staaten verfügen über örtliche Standesämter, wo entsprechend den gesetzlichen Vorschriften alle Geburten und Todesfälle aufgezeichnet werden. Aus diesen Daten werden die lokalen und nationalen Geburten- und Todesraten

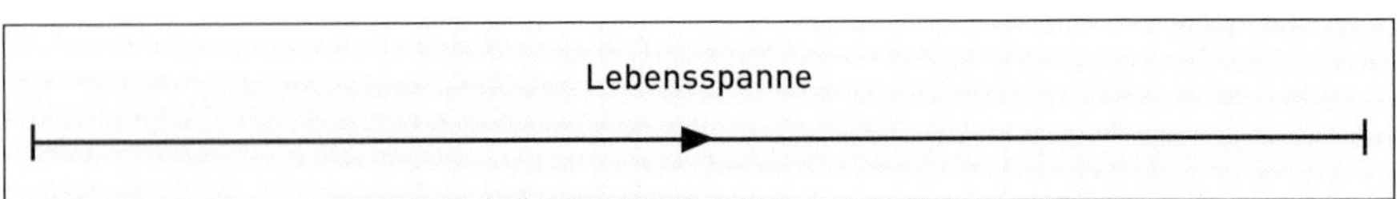

Abbildung 2-6: Die Lebensspanne

berechnet. Die Sammlung aller Statistiken über Geburten und Todesfälle sowie über die Todesursachen vermitteln ein allgemeines Bild von der Gesundheit der Bevölkerung. Mithilfe dieser Statistiken kann beispielsweise die Lebenserwartung einer bestimmten Bevölkerungsschicht vorausgesagt werden. Die Säuglingssterblichkeit kann als ein Index verwendet werden, wenn die Gesundheitsdienstleistungen verschiedener Länder miteinander verglichen werden. Das Alter der Menschen, die an bestimmten Krankheiten oder bei Straßenunfällen sterben, kann Auswirkungen auf die Aktivitäten der Gesundheitserziehungsprogramme und den damit zusammenhängenden Präventionsmaßnahmen haben.

Diese Daten sind auch in Verbindung mit dem nationalen Bildungswesen von großem Wert. In den meisten Ländern gibt es heute eine festgelegte Altersgrenze für die Einschulung und ein Mindestalter für das Verlassen der Schule. Somit liefern die Daten über die Bevölkerung wichtige Hinweise für die benötigte Anzahl und die geeigneten Standorte von staatlichen Schulen und zu einem gewissen Maß auch für die Bereitstellung von Einrichtungen der Höheren Bildung.

Solche Daten über die Lebensspanne werden auch in Verbindung mit der Berufstätigkeit und somit mit einer Berechtigung für eine staatliche Rente genutzt. Und natürlich kommen die Menschen, die, aus welchem Grund auch immer, arbeitslos sind, in den meisten Ländern unter die schützende Hand der sozialen Einrichtungen. Ein großes Problem im Zusammenhang mit den Arbeitsplätzen stellt heutzutage der so genannte «Ageism» dar (d. h. die Diskriminierung allein aufgrund des fortgeschrittenen Alters). Manchmal kommt es zu solchen Diskriminierungen, wenn junge Menschen im Alter von etwa 30 Jahren nach dem Verlust ihres bisherigen Arbeitsplatzes eine neue Stelle suchen. Dabei kann es sich um ein rein ökonomisches Problem handeln, da ein Arbeitgeber normalerweise einem jüngeren, weniger erfahrenen Angestellten ein geringeres Gehalt zahlen kann. Es kann aber auch eine Frage der Kompetenz sein; in unserer schnelllebigen technologischen Arbeitswelt veralten bestimmte Fähigkeiten schnell, und die Arbeitgeber fordern eine ständige Aktualisierung der Kompetenzen – oder eine Aus- oder Weiterbildung in neuen oder anderen Fertigkeiten. Tatsächlich können die Angaben über das allgemeine Rentenalter durch solche Zeiten der Entlassungen oder Arbeitslosigkeit verzerrt werden.

Alle diese Daten, die an zentraler Stelle (z. B. im Statistischen Bundesamt o. ä.) gesammelt werden und die Altersstruktur der Bevölkerung verdeutlichen, werden bei der Regierungsarbeit genutzt, die viele Aspekte des Alltagslebens beeinflusst, nicht zuletzt die Besteuerung; dabei geht es z. B. um die Anzahl der Menschen, die arbeiten und Steuern zahlen, im Verhältnis zu der Anzahl der abhängigen Kinder, die Anzahl der Arbeitslosen oder Abhängigen und die Anzahl der Rentner.

Während ein Mensch seine Lebensspanne durchläuft, verändert er sich zwangsläufig ständig. Jeder Lebensaspekt wird durch biologische, psychologische, soziokulturelle, umgebungsabhängige und wirtschaftspolitische Umstände beeinflusst, die das ganze Leben lang immer wieder in Erscheinung treten. Genauso zwangsläufig besteht in verschiedenen Phasen der Lebensspanne bei den Lebensaktivitäten ein unterschiedlich stark ausgeprägtes Maß an Abhängigkeit oder Unabhängigkeit.

2.3 Das Abhängigkeits-/Unabhängigkeits-Kontinuum

Dieses Konzept des Modells hängt eng mit der Lebensspanne und den LAs zusammen. Es soll verdeutlichen, dass es Abschnitte in der Lebensspanne gibt, während der jemand bestimmte LAs noch nicht (oder aus verschiedenen Gründen nicht mehr) selbstständig ausführen kann. Jeder Mensch hat demnach für jede LA ein Abhängigkeits-/Unabhängigkeits-Kontinuum. Wie unten dargestellt (Abb. 2-7) werden mit den Begriffen «vollständige Abhängigkeit» und «vollständige Unabhängigkeit» die beiden Pole des Kontinuums beschrieben; die Pfeile bedeuten, dass den jeweiligen Umständen entsprechend eine Bewegung in beide Richtungen stattfinden kann. Wir definieren Unabhängigkeit als die «Fähigkeit, eine LA ohne fremde Hilfe auf einem persönlich und gesellschaftlich akzeptablen Standard auszuführen».

Um die Beziehung des Abhängigkeits-/Unabhängigkeits-Kontinuums zu jeder LA zu unterstreichen – denn für sich alleine betrachtet ist der Begriff zu allgemein, um von Bedeutung zu sein –, erscheint das Kontinuum in der schematischen Darstellung des Lebensmodells neben jeder der 12 Aktivitäten (Abb. 2-8).

Die Position einer Person könnte in jedem Kontinuum eingezeichnet werden (an jedem Ende oder an beliebiger Stelle dazwischen), um einen gewissen Grad der Abhängigkeit/Unabhängigkeit bezüglich der 12 LAs zu ermitteln. Wiederholt man dies in regelmäßigen Abständen, könnte man jede deutlich erkennbare Veränderung sowohl hinsichtlich der Richtung als auch der Bewegung entlang der Kontinua sichtbar machen.

Ein Vergleich des Grades an Abhängigkeit/Unabhängigkeit der Menschen in den verschiedenen Abschnitten der Lebensspanne zeigt die enge Verbindung dieser beiden Modellkomponenten. Neugeborene hängen bei fast jeder Lebensaktivität von der Hilfe anderer ab. Von diesem Stadium einer fast vollständigen Abhängigkeit ausgehend, kann man sich vorstellen, wie sich ein Kind bei jeder LA seinen

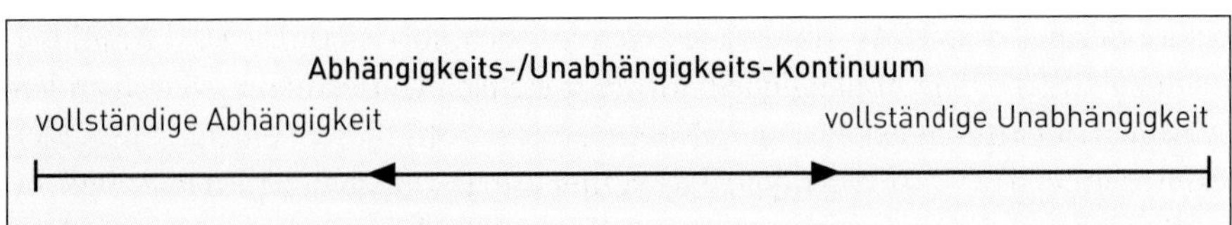

Abbildung 2-7: Das Abhängigkeits-/Unabhängigkeits-Kontinuum

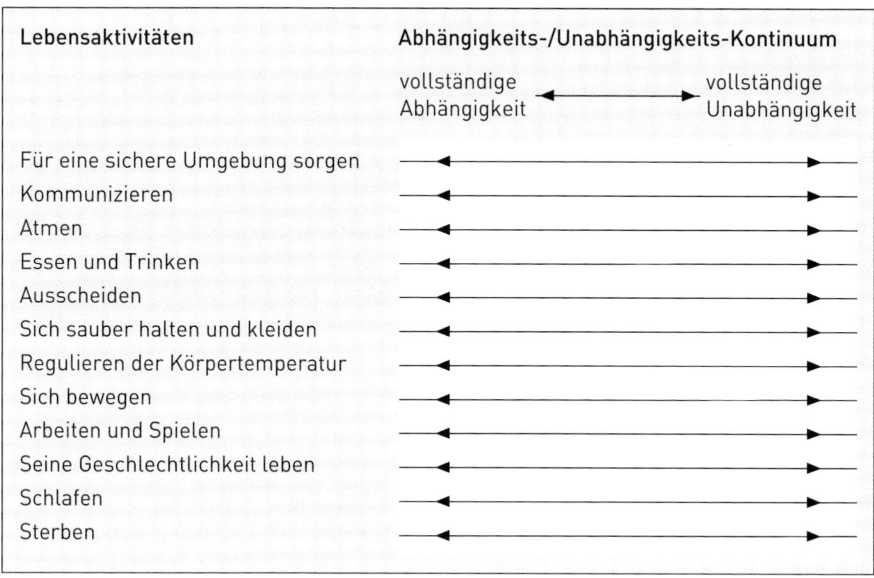

Abbildung 2-8: Das Abhängigkeits-/Unabhängigkeits-Kontinuum verbunden mit den Lebensaktivitäten

Fähigkeiten entsprechend allmählich dem Kontinuum entlang bis zum Pol der vollständigen Unabhängigkeit bewegt.

Anhand der gesammelten Daten stehen heute statistische Durchschnittswerte zur Verfügung, in welchem Alter bei einer bestimmten LA eine Unabhängigkeit erreicht wird. Ausnahmen gibt es jedoch immer. Nicht jeder hat die Fähigkeit oder die Gelegenheit, in allen LAs eine Unabhängigkeit zu erlangen oder sie sich zu bewahren. Nicht alle Kinder werden mit der Leistungsfähigkeit geboren, zur «vollständigen Unabhängigkeit» zu gelangen, sei es infolge schwerer körperlicher und/oder geistiger Behinderungen. Unter solchen Umständen können die Fortschritte im Säuglings- und Kindesalter nicht an den normalen Entwicklungsschritten gemessen werden. Als Ziel sollte hier die größtmögliche Unabhängigkeit, zu der jedes einzelne Kind fähig ist, angestrebt werden.

Selbst im Erwachsenenalter gibt es Umstände, die zu einer Abhängigkeit bei einer oder mehreren LAs führen können; offensichtliche Beispiele sind Krankheiten oder Unfälle. Die Abhängigkeit erfordert vielfach Unterstützung durch andere Personen oder durch technische Hilfsmittel und Geräte, beispielsweise einen Rollstuhl, der bei der LA *Sich bewegen* eine «unterstützte Unabhängigkeit» ermöglicht. Tatsächlich sind in einem allgemeineren Kontext auch gesunde, nicht behinderte Erwachsene bei ihrer so genannten «Unabhängigkeit» in vielen LAs auf andere angewiesen. In der modernen Welt hängen wir bei der LA *Essen und Trinken* beispielsweise von Bauern, Fischern, Fabrikarbeitern und Lebensmittelhändlern sowie von verschiedenen technischen Hilfsmitteln und der Verfügbarkeit von sauberem Wasser und Wärme ab, die uns beim Zubereiten und Kochen von Speisen und Getränken behilflich sind.

Es gibt deshalb keinen absoluten Zustand der «Unabhängigkeit» bei den LAs. Die Konzepte «Abhängigkeit» und «Unabhängigkeit» gewinnen eigentlich nur dann eine Bedeutung, wenn sie im Verhältnis zueinander betrachtet werden. Aus diesem Grund haben wir das Lebensmodell durch ein Abhängigkeits-/Unabhängigkeits-*Kontinuum* dargestellt. Veränderungen des Grades an Abhängigkeit/Unabhängigkeit bei einer LA könnten wiederum Veränderungen des Grades bei einer oder mehreren anderen Aktivitäten auslösen, da die LAs untereinander in enger Beziehung stehen.

Das Ausmaß der Abhängigkeit/Unabhängigkeit eines Menschen bei den verschiedenen LAs ist nicht nur abhängig von seiner Lebensspanne, sondern auch von den Faktoren, welche die LAs beeinflussen.

2.4 Faktoren, welche die LAs beeinflussen

Bisher haben wir drei Konzepte des Modells beschrieben: die Lebensaktivitäten (LAs), die Lebensspanne und das Abhängigkeits-/Unabhängigkeits-Kontinuum. Obwohl jeder Mensch LAs ausführt (zu jedem beliebigen Zeitpunkt seiner Lebensspanne und mit unterschiedlichen Graden an Unabhängigkeit), tut es jeder auf eine andere Weise. Größtenteils ergeben sich diese Unterschiede aus verschiedenen Faktoren, welche die Art und Weise, wie jemand seine LAs ausführt, beeinflussen. Diese «Faktoren» stellen das vierte Konzept des Modells dar.

Man könnte eine lange Liste der verschiedenen Faktoren aufstellen, zum Beispiel biologische, intellektuelle, emotionale, soziale, kulturelle, geistige, religiöse, ethische, philosophische, umgebungsabhängige, politische, wirtschaftliche und gesetzliche Faktoren. Eine der Absichten bei der Entwicklung eines Modells besteht jedoch darin, es nicht übermäßig kompliziert *erscheinen* zu lassen; deshalb werden die Faktoren, welche die LAs beeinflussen, in fünf Hauptgruppen unterteilt: biologische, psychologische, soziokulturelle, umgebungsabhängige und wirtschaftspolitische Faktoren (**Abb. 2-9**), wobei intellektuelle und emotionale Faktoren unter den psychologischen Faktoren eingruppiert sind. Geistige, religiöse, philosophische und ethische Aspekte werden zu den soziokulturellen Faktoren gezählt, da in diesem Lebensmodell Wertvorstellungen und Glauben häufig in bestimmten kulturellen Ansichten ihren Ausdruck finden. Gesetzliche Aspekte fallen unter die wirtschaftspolitischen Faktoren.

Faktoren, welche die Lebensaktivitäten beeinflussen

biologische

psychologische

soziokulturelle

umgebungsabhängige

wirtschaftspolitische

Abbildung 2-9: Faktoren, welche die Lebensaktivitäten beeinflussen

Die Faktoren werden bewusst nur auf die LAs bezogen. Es wäre auch möglich, sie in Zusammenhang mit dem einzelnen Menschen als Gesamtwesen zu bringen, um so die Auswirkungen der fünf Gruppen von Faktoren auf die Lebensweise im Allgemeinen zu behandeln, aber dies wäre zu spezifisch. Wir möchten vielmehr den Einfluss der Faktoren auf jede der 12 LAs betrachten, um die Individualität der Lebensweisen zu verdeutlichen.

Die Faktoren, die LAs, die Lebensspanne und das Abhängigkeits-/Unabhängigkeits-Kontinuum sind ebenso wie die fünf Faktoren selbst miteinander verknüpft. Zu jedem Faktor gehören umfangreiche Kenntnisse. Die Studenten werden jedoch spezifische Fachbücher besitzen und diese Themen in anderen Teilen des Curriculums erlernen. An dieser Stelle möchten wir jedoch zum Zweck der Erörterung einige Hauptpunkte zu jedem einzelnen Faktor gesondert beleuchten.

2.4.1 Biologische Faktoren

Im Lebensmodell bezieht sich der Begriff biologisch auf die anatomische und physiologische Leistungsfähigkeit des menschlichen Körpers. Dies wird zumindest teilweise vom genetischen Erbgut des Einzelnen bestimmt. Vor wenigen Jahren gab es spektakuläre Fortschritte in der Genetik. Das Human Genome Project dient als Forum der internationalen Zusammenarbeit zur Erforschung eines Entwurfs des Chromosomensatzes (Genom) des Menschen. Unter anderem soll damit beispielsweise:

- Wissenschaftlern der molekulare Aufbau des Menschen verständlich werden;
- eine Hilfe zum Verständnis gegeben werden, was nicht funktioniert, wenn durch Krankheiten die normalen Funktionen gestört sind;
- Pharmafirmen neue therapeutische Zielsetzungen vorgegeben werden.

Durch das Studium der Variationen des menschlichen Erbguts und der Anfälligkeit für bestimmte Krankheiten entsteht natürlich ein enormes Missbrauchspotenzial eines derart einflussreichen Wissens; hieraus ergeben sich unzählige ethische, rechtliche und soziale Konsequenzen. Obwohl sich der Einfluss des genetischen Erbguts meist am deutlichsten in den Gesichtszügen und im Körperbau zeigt, bedingt es die gesamte körperliche Leistungsfähigkeit. Die Körpergestalt des Einzelnen ist zwar bereits für sich allein betrachtet wichtig, gleichzeitig aber untrennbar mit anderen, nämlich psychologischen, soziokulturellen, umgebungsabhängigen und wirtschaftspolitischen Faktoren verbunden.

Nicht nur die biologischen Faktoren stehen in Verbindung zu den anderen Faktoren; als Gruppe stehen sie in einer Beziehung zu all den übrigen Komponenten des Modells. Selbst bei einem gesunden Menschen verändern sich beispielsweise die biologischen Fähigkeiten je nach Alter (d. h. der Modellkomponente Lebensspanne) und haben Auswirkungen auf den möglichen Grad der Unabhängigkeit (d. h. das Abhängigkeits-/Unabhängigkeits-Kontinuum). Demzufolge werden die Individualität im Leben jedes einzelnen Menschen sowie die Art und Weise, wie er seine LAs ausführt, zwangsläufig auch von den verschiedenen Faktoren beeinflusst. Obwohl der Fötus bereits im Mutterleib erstaunliche körperliche Entwicklungen durchläuft, verfügt das Neugeborene bei weitem noch nicht über die volle biologische Reife. Im Gegensatz zu den meisten Tieren benötigt der Mensch viele Jahre des Wachstums, bis er die physische Kompetenz und Unabhängigkeit eines jungen Erwachsenen erreicht hat. Am anderen Ende der Lebensspanne verschlechtert sich bei älteren Menschen die körperliche Funktionsfähigkeit und führt zum allmählichen Verlust der Unabhängigkeit. Daher ist die Annahme, dass der biologische Zustand eines Menschen im jeweiligen Abschnitt der Lebensspanne einen wichtigen Einfluss auf die LAs hat, folgerichtig. Dabei muss jedoch betont werden, dass die biologischen Faktoren nur zum Zweck der Erläuterung getrennt behandelt werden. Wichtig ist es, den Menschen in seiner Gesamtheit zu betrachten, und dabei sind noch viele andere Faktoren beteiligt.

2.4.2 Psychologische Faktoren

Auch die psychologischen Faktoren dürfen nicht isoliert betrachtet werden. Sie stehen in enger Beziehung zu den biologischen, aber auch zu den soziokulturellen, umgebungsabhängigen und wirtschaftspolitischen Faktoren. Zudem sind sie eng mit den anderen Modellkomponenten verknüpft. Im Verlauf der Lebensspanne steuern sie insbesondere die intellektuelle und emotionale Entwicklung und sind auch für den Grad der Unabhängigkeit von Bedeutung. Deshalb nehmen sie auch zwangsläufig Einfluss auf die Individualität im Leben des einzelnen Menschen sowie auf die Art und Weise, wie er seine LAs ausführt.

Intellektuelle Aspekte. Mit dem Begriff «kognitive Entwicklung» wird in der Regel der Erwerb von intellektuellen Fähigkeiten wie Denkvermögen, Urteilskraft und Problemlösungsfähigkeit bezeichnet. Diese Fähigkeiten sind für das Überleben notwendig und haben Einfluss auf sämtliche Lebensaktivitäten. Bereits im Säuglingsalter beginnt der Prozess, durch den Menschen Informationen über sich selbst und ihre Umgebung erfahren. Ein Säugling kann Reize wie Druck, Schmerz, Wärme, Kälte, Gerüche, Geräusche, wechselnde Lichtintensität und visuelle Bilder durch seine Sinnesorgane wahrnehmen. Anfänglich ist die Reaktion auf viele dieser Reize nur ein Reflex, da hoch differenzierte Reaktionen erst möglich sind, wenn die Großhirnrinde vollständig ausgebildet ist und sich konzeptuelle Prozesse zu entwickeln beginnen.

Man darf nicht vergessen, dass der Verlust einer Sinneswahrnehmung, wie zum Beispiel Blindheit oder Gehörlosigkeit, zu einer intellektuellen Unterentwicklung führen kann, die fast jede LA zu beeinflussen vermag. Ebenso kann in den ersten Lebensjahren das Fehlen jeglicher Stimulation vonseiten der Eltern oder der Schule die intellektuelle Entwicklung verzögern. Ein vernachlässigtes Kind, und sei es durch sein Erbgut noch so begabt, hat so gut wie nie Gelegenheit, sich intellektuell und emotional zu entfalten. Dadurch werden z. B. die LAs wie *Für eine sichere Umgebung sorgen, Kommunizieren* und *Arbeiten und Spielen* beeinflusst.

Die intellektuelle Entwicklung erfolgt während der Kindheit und in der Frühadoleszenz, und zwar durch die Schulbildung, die Beschäftigung mit persönlichen Interessen und die Freizeitgestaltung. In der Spätadoleszenz machen sich feinere individuelle Unterschiede bemerkbar, die sich in Berufswahl, Weiterbildungen oder Karriere manifestieren. Der berufliche Erfolg ist eine der wesentlichen Bestrebungen des Erwachsenen; dabei ist die LA *Arbeiten und Spielen* von höchster Bedeutung.

Während des Alterungsprozesses nehmen praktisch alle intellektuellen Fähigkeiten nach und nach wieder ab, was zu Problemen mit verschiedenen LAs führen kann. Beispielsweise können Kommunikationsschwierigkeiten auftreten, da die Leistung der Sinneswahrnehmungen nachlässt. Zu Hause für eine sichere Umgebung zu sorgen, kann schwieriger werden, da das Gedächtnis versagt. Möglichkeiten zur Realisierung der LA *Arbeiten und Spielen* gibt es immer weniger, woraus Langeweile oder Einsamkeit entstehen können. Eine Optimierung der unmittelbaren Umgebung ermöglicht jedoch, dass auch ältere Menschen ihren intellektuellen Status aufrechterhalten können. Dies lässt sie bei der Mehrzahl der LAs unabhängig bleiben, wodurch sie sich besser in die Gemeinschaft einfügen können und nicht zum Aufenthalt in einem Pflegeheim gezwungen sind.

Emotionale Aspekte. So wie die intellektuelle ist auch die emotionale Entwicklung eng mit der Lebensspanne und der Entstehung einer Unabhängigkeit in den hierfür relevanten LAs verbunden. Liebe und Geborgenheit sind entscheidende Bedürfnisse des Kleinkindes. Aus einer stabilen und engen Beziehung im Kleinkindalter wächst das Kind mit Selbstvertrauen und einem ausgeglichenen Selbstwertgefühl heran. Der Reifeprozess der Persönlichkeit ist eines der Ergebnisse der emotionalen Entwicklung. Frühe geschlechtsspezifische Verhaltensmuster scheinen intensiviert zu werden, und das Kind eifert oft dem gleichgeschlechtlichen Elternteil nach; häufig geschieht dies durch die LA *Spielen.* Die emotionale Entwicklung wird von den Eltern oder anderen Betreuern stark geprägt, und das Erlernen von Normen und moralischen Maßstäben ist Teil der Kommunikation im Lebensmodell.

Die emotionale Entwicklung in der Adoleszenz ist eng mit den biologischen Veränderungen während der Pubertät verknüpft. Die emotionale Beziehung zu den Eltern ändert sich, und die Heranwachsenden beginnen, sich um Individualität und Unabhängigkeit zu bemühen, in erster Linie im Bereich «Spielen» der LA *Arbeiten und Spielen*, aber gelegentlich auch im Bereich «Arbeiten». In vielen Fällen widersetzen sie sich der Autorität und den Ratschlägen der Erwachsenen.

Junge Erwachsene gehen normalerweise für sie wichtige emotionale Bindungen ein, die durch werbendes Verhalten, Einrichtung eines gemeinsamen Haushalts (meist mit einem Partner des anderen Geschlechts) und das Aufziehen von Kindern geprägt sein können und mit der LA *Seine Geschlechtlichkeit leben* in engem Zusammenhang stehen. Später im fortgeschrittenen Alter kann es zu größeren emotionalen Neuorientierungen kommen, nachdem die erwachsenen Kinder von zu Hause weggezogen sind. Oftmals führt dies zu dem Gefühl eines gewaltigen Verlustes, aber auch zu einer neuen Freiheit, um den Bereich «Spielen» in der LA *Arbeiten und Spielen* ausleben zu können.

Ältere Menschen müssen sich emotional an viele Veränderungen anpassen, die durch die körperlichen Auswirkungen des Alterns und manchmal auch das Nachlassen der geistigen Fähigkeiten bedingt sind und die LAs *Für eine sichere Umgebung sorgen, Kommunizieren* und *Seine Geschlechtlichkeit leben* beeinflussen können. Die Gelegenheiten, emotionale und soziale Beziehungen einzugehen, werden immer seltener, je mehr Bezugspersonen im Familien- und Freundeskreis sterben; dies fällt unter den Bereich «Verlust und Trauer» der LA *Sterben.*

Es bestehen natürlich erhebliche individuelle Unterschiede. Die intellektuelle Entwicklungsfähigkeit ist von Mensch zu Mensch ganz verschieden. Auch die Fähigkeit, mit den emotionalen Anforderungen von Schicksalsschlägen fertig zu werden, ist unterschiedlich ausgeprägt. Und selbstverständlich findet die intellektuelle und emotionale Entwicklung nicht nur innerhalb der Familie statt; auch die Gesellschaft und die Kultur, in der ein Mensch lebt, beeinflussen diesen Prozess.

2.4.3
Soziokulturelle Faktoren

In unserem Lebensmodell werden die geistigen, religiösen und ethischen Aspekte des Lebens unter den soziokulturellen Faktoren zusammengefasst. Soziokulturelle Faktoren stehen nicht nur in enger Beziehung zu den übrigen Komponenten des Modells, sondern auch zu den anderen vier Faktoren. Sie prägen das Leben während der gesamten Lebensspanne sowie den Unabhängigkeitsgrad jedes Einzelnen. Zwangsläufig werden auch die Individualität im Leben sowie die Art und Weise, wie jeder seine LAs ausführt, beeinflusst. Aus dem umfangreichen Wissen verschiedener Disziplinen der Sozialwissenschaften sind einige wenige Konzepte ausgewählt worden, um ihre Relevanz für das «Leben» und das Lebensmodell zu verdeutlichen.

Kultur. In jeder Gesellschaft organisieren sich die Menschen in Gruppen und führen Aktivitäten in entsprechenden Institutionen aus. Es gibt sowohl einfach geartete soziale Gruppen, wie die Nomadenstämme, als auch komplex strukturierte Netzwerke von Gruppen und spezialisierte Strukturen, wie man sie in den technologisch hoch entwickelten Ländern findet. In der Soziologie verwendet man den Begriff *Kultur* für die Lebensformen einer bestimmten Gesellschaft, und die kulturellen Unterschiede finden sich in den einfachsten Dingen des täglichen Lebens.

In den letzten Jahrzehnten haben vielerlei Umstände, wie etwa Emigration und Flüchtlingsbewegungen, die Vermischung der Kulturen beschleunigt, so dass sich innerhalb der anerkannten nationalen Grenzen multikulturelle Gesellschaften immer weiter ausbreiten. Auf diese Weise entsteht eine faszinierende Vielfalt, die jedoch auch einen Nährboden für gegensätzliche Interessen und potenzielle Unruhen birgt. Die kulturellen Besonderheiten im Zusammenhang mit den LAs eines Menschen sind eine wesentliche Dimension des RLT-Lebensmodells.

Spiritualität, Religion und Ethik. Ein weiterer Aspekt des Lebens, der ebenfalls die Kultur widerspiegelt, aber leicht übersehen wird, ist die *Spiritualität*. Spiritualität wird von Murray und Zenter (1988) folgendermaßen definiert: «Eine Geisteshaltung, die über eine religiöse Neigung hinausgeht und Inspiration, Verehrung, Ehrfurcht, sinntragendes und zielgerichtetes Handeln anstrebt, selbst bei Menschen, die nicht an Gott glauben.» Labun (1988) definiert Spiritualität allgemeiner: «Das, was im Menschen den Wunsch erweckt, den Bereich des Irdischen zu überschreiten.» In einer Diskussion dieser Definition behauptet Labun (1988) weiterhin, dass Spiritualität nicht nur eine Frage der Glaubenslehre sei, sondern auch die philosophische Ausrichtung des Glaubens und die Suche nach dem Sinn des Lebens mit einbeziehe. Die Eigenschaften des gläubigen Ichs reagierten gemeinsam mit denen des emotionalen und körperlichen Ichs als Einheit auf bestimmte Situationen. Die Glaubensrichtung und die Sinnfrage würden durch ethische Standards widergespiegelt. Man bleibe «sich selbst treu» und sei ehrlich im Umgang mit den Mitmenschen.

Organisierte Religionsgemeinschaften können als spezifische Äußerungen einer geistigen Gesinnung betrachtet werden, und sie stehen oft in einem engen Zusammenhang mit der jeweiligen Kultur. Wenn sich jemand einsam fühlt und über kein soziales Netzwerk verfügt, das seinem Leben einen Sinn gibt, können Religion sowie Kontakte zu einer Gemeinde, die sich im Namen dieser Religion organisiert hat, durchaus als Ersatz für die eigene Identität dienen.

Der Einfluss einer Religion auf das Verhalten von Gruppen und auch von Einzelpersonen kann sehr groß sein. In Gesellschaften mit einer einheitlichen Glaubenslehre sind Kultur und Religion fast untrennbar miteinander verwoben. Die Religion kann solche LAs wie *Essen und Trinken, Ausscheiden, Sich sauber halten und kleiden* und *Seine Geschlechtlichkeit leben* beeinflussen. Auch bei weltlichen Gruppierungen, wie z. B. den Humanisten, kann sich der Ausdruck der Spiritualität ihrer Mitglieder auf unterschiedliche Weise zeigen und die entsprechenden LAs genauso nachdrücklich beeinflussen wie anerkannte Religionen.

Gemeinschaft. Jeder Mensch gehört einer Gesellschaft an und teilt die jeweilige Kultur. Ebenso ist er Mitglied einer Gemeinschaft. Die Lebensqualität wird sehr stark von der Art der Gemeinschaft, in der ein Mensch lebt, geprägt, denn selbst die persönliche Sicherheit ist weitestgehend von der Aufrechterhaltung von Sicherheit in der Gemeinschaft abhängig, z. B. in Schulen und im Verkehrsnetz, am Arbeitsplatz und bei den Vorkehrungen, die für die Einhaltung von Gesetz und Ordnung getroffen werden.

Rolle. Das Konzept der Rolle hilft, die Funktion zu beschreiben, die der Einzelne innerhalb einer Gesellschaft ausfüllt. Es gibt sehr viele verschiedene soziale Rollen; jede ist an bestimmte Erwartungen geknüpft und stellt bestimmte Anforderungen. Von Geburt an übernimmt ein Junge die Rolle des Sohnes, des Bruders und des Enkels. Diese Rolle unterscheidet sich von derjenigen der Tochter, der Schwester und der Enkelin. Dies sind Beispiele für «zugewiesene» Rollen, die dem Individuum bei der Geburt durch sein Geschlecht und die bestehenden verwandtschaftlichen Beziehungen zugeteilt werden. Andere werden als Folge persönlicher Entscheidungen und Bemühungen «erworben», beispielsweise Rollen im Beruf.

Status. Selbst so grundlegende Rollen wie Mann und Frau oder Kind und Eltern müssen erlernt werden. Eine der wichtigsten Aufgaben der Familie besteht in der Sozialisation der Kinder, ein Prozess, bei dem Kinder die zu einer Rolle gehörenden Merkmale, Erwartungen und Pflichten erlernen. Der Status gewisser Rollen sowie die Bedeutung der zugewiesenen gegenüber den erworbenen Rollen sind im Allgemeinen unterschiedlich.

Beziehungen. In allen Gesellschaften fügt sich jeder Mensch in ein Beziehungsgeflecht ein. Es besteht anfangs aus dem verwandtschaftlichen Netzwerk, in das man hineingeboren wird, also Beziehungen zu den engsten Familienmitgliedern oder zur Stieffamilie und zu anderen Verwandten. Beim Erwachsenen kommen Beziehungen hinzu, die zum Beispiel durch Heirat, Kinder und Beruf entstehen. Das Beziehungsgeflecht ändert und erweitert sich ständig, bis im Alter die Anzahl und die Vielfalt der Beziehungen nach und nach wieder abnehmen. Das Konzept der Beziehungen ist nicht statisch. In den letzten Jahrzehnten haben sich die sozialen Sitten in den meisten Ländern verändert, und Beziehungen, die früher in gesellschaftlicher Hinsicht als höchst fragwürdig galten, werden heute eher toleriert und akzeptiert.

Soziale Gruppen. Der Mensch interagiert jedoch nicht nur mit einem einzelnen anderen Menschen. In einer komplexen Gesellschaft spielt die Kooperation eine wichtige Rolle, und deshalb gibt es so viele soziale Gruppierungen mit entsprechenden sozialen Interaktionen. Der Mensch beginnt das Leben als Mitglied der typischsten sozialen Gruppe, nämlich der Familie, wobei das Konzept Familie heute sehr weit interpretiert wird. Sein späteres Leben wird er sich immer wieder verschiedenen Gruppen anschließen und diese wieder verlassen. Innerhalb der Gesellschaft haben diese Gruppen ganz verschiedene Funktionen; sie dienen sozialen, beruflichen, freizeitlichen, erzieherischen, politischen, spirituellen und religiösen Zwecken. Meistens verhilft eine Gruppenzugehörigkeit zur Erfüllung des Bedürfnisses nach Liebe und Zugehörigkeit sowie zur Entwicklung und Verbesserung des Selbstwertgefühls. Menschen, die keiner sozialen Gruppe richtig angehören, können an sozialer Isolation leiden, sich einsam und depressiv fühlen und manchmal sogar an Selbstmord denken.

Soziale Schichtung (Stratifizierung) und soziale Klasse. In fast jeder Gesellschaft existiert zusätzlich zu verschiedenen sozialen Institutionen eine Art sozialer Schichtenbildung, welche Rolle und Stellung gewisser gesellschaftlicher Gruppierungen widerspiegelt. Diese Gliederung ist die Folge eines Schichtungsprozesses, der ganz spezifische Einheiten hervorgebracht hat, die man als soziale Klasse bezeichnet. Eine soziale Klasse ist eine Gruppe von Menschen, die bestimmte soziale, ökonomische und berufliche Eigenschaften gemeinsam haben, welche ihre relative soziale Stellung innerhalb der Gesellschaft bestimmen. Weltweit finden sich sehr unterschiedliche Klassensysteme. In den industrialisierten Ländern beruhen sie auf beruflichen Stellungen. In Großbritannien erfolgt die Kategorisierung nach der «Registrar General's Social Class Scale», mit der jahrelang die Klassen in Abhängigkeit von der Berufszugehörigkeit kategorisiert wurden. Nach dem Zweiten Weltkrieg wurden die sozialen Barrieren infolge sich verändernder Strukturen jedoch drastisch reduziert, und die Sozialforscher beginnen heute, mit neuen Möglichkeiten der Kategorisierung zu experimentieren. Trotzdem spricht man immer noch von «Ober-», «Mittel-» und «Arbeiterschicht», wobei man jeder Schicht stereotype Eigenschaften beimisst.

Das Konzept der sozialen Klasse ermöglicht ein besseres Verständnis der unterschiedlichen Lebensweisen der verschiedenen sozialen Gruppen. So ist zum Beispiel bekannt, dass in den verschiedenen sozialen Klassen ganz unterschiedliche Meinungen über Fragen der Erziehungsmethoden und Bildung herrschen. Macht und gesellschaftliche Stellung hängen oft von der jeweiligen sozialen Schicht ab. Angehörige «höherer» sozialer Klassen verfügen eher über politische Macht und sozialen Einfluss. Ein Kind gehört von Geburt an derselben Schicht wie sein Vater an, auch wenn es später die Möglichkeit hat, die Schichtzugehörigkeit zu wechseln. Auf diese und viele andere Weisen wird der gesellschaftliche Sozialisationsprozess des Einzelnen von der sozialen Institution «Familie» geprägt, selbst wenn heutzutage in den westlichen Ländern der Begriff «Familie» sehr weit interpretiert wird. Dadurch werden auch die meisten LAs, die ja miteinander in Wechselwirkung stehen, beeinflusst, was wiederum für die Individualität im Leben von Bedeutung ist.

Obwohl also die soziokulturellen Faktoren einen beträchtlichen Einfluss auf die LAs haben, werden die Menschen in der Gesellschaft auch durch ihre unmittelbare Umgebung geprägt.

2.4.4 Umgebungsabhängige Faktoren

Die umgebungsabhängigen Faktoren unterscheiden sich von den anderen vier Faktoren, die in diesem Modell vorgestellt werden, nämlich von den biologischen, psychologischen, soziokulturellen und wirtschaftspolitischen Faktoren, da sie nicht eindeutig auf die Wissensgrundlage anerkannter Disziplinen wie Biologie, Psychologie, Soziologie oder Politik zurückzuführen sind. Die «Umgebung» ist ein ziemlich verschwommener Begriff. Albert Einstein definierte ihn folgendermaßen: «Die Umgebung ist alles, was ich nicht selbst bin.» In diesem Text wird mit Umgebung all das bezeichnet, was sich räumlich betrachtet außerhalb des Menschen befindet. Somit ist die Reichweite des Begriffs nahezu unendlich und schließt eine Vielzahl von Umständen aus ganz verschiedenen Disziplinen ein, die alle den Menschen betreffen. Trotz der ungeheuren Reichweite des Themas gibt es einige offensichtliche Anwendungen für das alltägliche Leben, die als Beispiele für die Auswirkungen der umgebungsabhängigen Faktoren auf das Leben dienen können.

Die Atmosphäre: Licht und Schallwellen. Die Atmosphäre umgibt uns vollständig und weist zahlreiche Eigenschaften auf, die den Menschen beeinflussen und von denen einige nützlich und andere von Nachteil sind. Die Atmosphäre überträgt beispielsweise die *Lichtstrahlen*, die im Wesentlichen von der Sonne stammen. Natürlich können auch künstlich Lichtstrahlen produziert werden, etwa mithilfe von Generatoren oder Batterien, wodurch alle möglichen Aktivitäten zu Hause, in der Freizeit, im Handel und in der Industrie auch in den Stunden weitergeführt werden können, in denen kein Tageslicht zur Verfügung steht.

Die Lichtstrahlen stimulieren nicht nur die Sehkraft des gesunden Auges, sondern wirken begünstigend auf verschiedene LAs, so beim Kommunizieren, wodurch etwa Gehörlose die visuellen Informationen einer Unterhaltung maximieren können. Weiches Licht kann beim Essen und Trinken entspannend wirken. Zum Ausdruck der Spiritualität können in Kirchen und Kathedralen Kerzen zu unterschiedlichen spirituellen Zwecken eingesetzt werden.

Natürlich versorgen die Sonnenstrahlen die Erde mit Energie und Wärme. Ein Teil davon wird von der Erde absorbiert, ein anderer Teil zurück in den Weltraum gestrahlt. Gase (wie Kohlendioxid, Methan, Chlorfluorkohlenwasserstoffe) können in der Atmosphäre einen Teil dieser Energie absorbieren und eine Schutzschicht bilden, welche zusätzliche Wärme auf die Erde zurückstrahlt. Dies verbirgt sich hinter dem so genannten Treibhauseffekt, über den kontroverse Meinungen bestehen. Ein Teil der Sonnenstrahlung (die ultravioletten Strahlen) kann eine nachteilige Wirkung auf den Menschen ausüben und, wenn dieser sich zu lange in der Sonne aufhält, zu Hautverbrennungen oder sogar zu Hautkrebs führen. Deshalb müssen viele Menschen vorbeugende Schutzmaßnahmen ergreifen, indem sie beispielsweise Sonnencreme auftragen oder schützende Kleidung tragen, die die Haut bedeckt – eine Verbindung zur LA *Sich sauber halten und kleiden.*

Auch *Schallwellen* durchdringen die Atmosphäre und können die verschiedenen LAs auf unterschiedliche Weise beeinflussen. Für die meisten Menschen sind die durch Sprache erzeugten Schallwellen ein wesentlicher Bestandteil der Kommunikation. Geräusche können auch ein Mittel der Information oder der Unterhaltung sein, z. B. durch Kassetten, Radio oder Fernsehen, oder in Form von Popmusik, Chormusik oder Orchesterkonzerten als Quelle der Freude dienen. Geräusche können jedoch auch zu einer Gefahr werden, zum Beispiel bei starkem Auto- oder Flugverkehr, in der Nähe von Baustellen oder durch zu laute Musik. Dies alles sind Formen der Lärmbelästigung, die im modernen Leben häufig auftreten und in verschiedenem Ausmaß bis zur völligen Taubheit führen können.

Die Atmosphäre: organische und anorganische Partikel. In der Atmosphäre befinden sich unzählige Partikel aus organischer oder anorganischer Materie. Staub gibt es überall, und die Verminderung von Staub ist ein wichtiger Beitrag zur Vorbeugung gegen Infektionen zu Hause sowie in Krankenhäusern und Tageskliniken. Organische Materie kann in Form von pathogenen Mikroorganismen Wunden infizieren oder spezifische infektiöse Krankheiten verursachen. Bei Fieber wird die LA *Regulieren der Körpertemperatur* beeinflusst.

Andere pathogene Erreger verursachen Entzündungen, z. B. im Magen-Darm-Trakt bei einer Nahrungsmittelvergiftung. Sie können sich direkt aus der Atmosphäre auf die Speisen setzen oder durch Überträger wie Fliegen oder kontami nierte Hände auf die Speisen gelangen. Die drei LAs, die dies in erster Linie betrifft, sind *Essen und Trinken, Ausscheiden* und *Regulieren der Körpertemperatur.* Zu Hause, am Arbeitsplatz, in Freizeit- und Gesundheitseinrichtungen werden täglich umfangreiche prophylaktische Maßnahmen durchgeführt – von der Öffentlichkeit sowie von den Mitarbeitern der Gesundheitsberufe –, um Infektionen und ihre Ausbreitung zu verhindern. Als Beispiel für vorbeugende Maßnahmen von besonderer Bedeutung gilt das Händewaschen, um sowohl die ständige als auch die vorübergehende Flora vor dem Umgang mit Nahrungsmitteln, nach dem Toilettengang oder nach dem Umgang mit Exkrementen, wenn z. B. eine Mutter ihr Baby oder Kleinkind sauber gemacht hat, zu entfernen.

Obwohl die Lebensaktivität, die am offensichtlichsten von der atmosphärischen Komponente betroffen wird, die Atmung ist, können diese Komponente und ihre Merkmale mehrere LAs beeinflussen, wie in den folgenden Beispielen deutlich wird. Die dünnere Atmosphäre in sehr hoch gelegenen Regionen, insbesondere der reduzierte Sauerstoffgehalt, erschwert nicht nur die Atmung, sondern vermindert auch den Stoffwechsel, da weniger Energie für die LAs *Sich bewegen* sowie *Arbeiten und Spielen* zur Verfügung steht. Darüber hinaus können Umgebungstemperatur und Feuchtigkeit Einfluss auf die LAs R*egulieren der Körpertemperatur, Schlafen* sowie *Arbeiten und Spielen* nehmen. In einer noch viel dramatischeren Weise betreffen atmosphärische Turbulenzen wie Wirbelstürme, Gewitter oder Orkane mit höchster Wahrscheinlichkeit die LAs *Für eine sichere Umgebung sorgen* sowie *Arbeiten und Spielen.*

Die natürliche Umgebung. Jede Beschreibung der Umgebung beinhaltet natürlich auch die lokale Vegetation und das jeweilige Klima. Felder, Bäume und anderes Laubwerk können ein wichtiger ökonomischer Faktor oder von rein ästhetischer Natur sein; sie sollten jedoch unabhängig von ihrem Zweck einem gesunden Leben zuträglich sein. Sie sollten beispielsweise nicht durch den Einsatz von toxischen Herbiziden oder durch die Abgase und Partikel aus den Substanzen verseucht sein, die durch den Straßenverkehr entstehen, wenn Felder neben einer

Autobahn bewirtschaftet werden. Die Gifte, mit denen die Ernte und der Boden kontaminiert werden, können anschließend in die Flüsse und Meere gelangen und die Gesundheit der maritimen Flora und Fauna beeinträchtigen.

Abgesehen von der Schädigung des natürlichen Ökosystems kann jede größere Kontamination der Atmosphäre, der Erde und der Meere durch biologische, chemische und nukleare Giftstoffe negative Effekte für das alltägliche Leben des Menschen haben und eine Reihe von LAs tangieren, z. B. *Atmen, Essen und Trinken* und *Für eine sichere Umgebung sorgen*. Die zunehmenden Mengen an Schadstoffen in der Umgebung lösen weltweit Besorgnis aus, und es gibt mittlerweile viele Interessenverbände und Regierungseinrichtungen, die sich damit befassen, «die Umwelt zu schützen».

Im Zusammenhang mit dem Problem der Umweltverschmutzung steht die Tatsache, dass die am häufigsten verwendeten Energieressourcen – fossile Brennstoffe wie Kohle und Öl – immer mehr abnehmen, weshalb sich viele internationale Bemühungen darauf konzentrieren, die vorhandenen Bestände zu erhalten. Ein wachsendes Interesse richtet sich auf die Möglichkeiten der kommerziellen Nutzung von Solar-, Wind- und Wasserenergie. Theoretisch würde dadurch das Ausmaß der Umweltverschmutzung beträchtlich reduziert werden, welches derzeitig durch die verschiedenen Maschinen verursacht wird, die mit fossilen Brennstoffen betrieben und vor allem in den industrialisierten Ländern eingesetzt werden.

Gebäude. Gebäude sind ebenfalls ein zentraler Bestandteil unserer Umgebung und können mehrere LAs beeinflussen. Sie dürfen keine Gefahren bergen, damit ihre Bewohner in einer sicheren Umgebung leben können. Außerdem müssen sie angemessen gelüftet werden, damit die Körpertemperatur nicht durch die umgebende Raumtemperatur übermäßig steigt oder fällt – ein wichtiger Faktor zu Hause, in der Schule und am Arbeitsplatz.

Bei allen Bauaktivitäten nimmt die Schaffung von Wohnraum für den Menschen einen herausragenden Stellenwert ein, wodurch mehrere LAs ganz unmittelbar betroffen sind. Die Verfügbarkeit eines sicheren und effektiven Wasserversorgungs- und Abfallentsorgungssystems hat Einfluss auf die LAs *Sich sauber halten und kleiden, Ausscheiden* sowie *Essen und Trinken*. Angemessene Spielbereiche in den Wohnungen und im Freien sind natürlich für die optimale körperliche und geistige Entwicklung von Kindern von Vorteil. Hochhäuser mit unzuverlässigen Fahrstühlen können die Bewohner davon abhalten, sich nach draußen zu begeben, wenn sie älter oder behindert sind, und dadurch die LA *Sich bewegen* betreffen.

Haushaltsgegenstände sind ebenfalls Teil der Umgebung; dazu zählen Ess- und Kochutensilien, Kochherde, Kühlschränke, Waschmaschinen, Fernsehgeräte und Möbel. Um sicherzustellen, dass diese Gegenstände einem gesunden Leben nicht abträglich sind und der Vermeidung von Unfällen und immer häufiger auch der Vorbeugung gegen Umweltverschmutzung dienen, haben viele Länder heutzutage Verbraucherschutzverbände oder ähnliche Organisationen ins Leben gerufen, um gesetzliche Mindeststandards für Qualität und Sicherheit festzulegen. In vielen Ländern sind auch die industrielle Herstellung und der Verkauf gesetzlich reguliert.

Der Zustand von Gebäuden und der darin befindlichen Einrichtungen, die beispielsweise in Verbindung mit Bildung, Arbeitsplatz oder Freizeit stehen, ist ein weiterer wichtiger Aspekt. Alle Gebäude sollten funktional, effektiv, benutzerfreundlich und der Gesundheit des Benutzers zuträglich, aber auch ästhetisch sein.

Dies sind nur wenige Beispiele, die verdeutlichen sollen, wie wichtig die äußere Umgebung ist, wenn es um einen gesunden Lebensstil und die individuelle Fähigkeit geht, die verschiedenen LAs durchzuführen. Wie die drei bereits erläuterten Faktoren können auch die umgebungsabhängigen Faktoren nicht isoliert betrachtet werden; alle Faktoren sind auch von den wirtschaftspolitischen Faktoren abhängig.

2.4.5 Wirtschaftspolitische Faktoren

Im Rahmen dieses Lebensmodells bezieht sich der Begriff «wirtschaftspolitische Faktoren» auf all jene Lebensaspekte, die mit dem Gesetz in Verbindung stehen. Oft spiegelt sich politischer und/oder wirtschaftlicher Druck in der Gesetzgebung wider. An dieser Stelle sollen nur einige wenige Anmerkungen zu ihrem Einfluss auf einige ausgewählte LAs gemacht werden.

Staat, Gesetz und Wirtschaft. In der modernen Welt ist jeder Mensch ein Staatsbürger. Er ist gesetzlich verpflichtet, die Anordnungen des Staates zu befolgen, welche durch ihre Normen beträchtlichen Einfluss auf die LAs des Menschen ausüben. Diese Normen sind die Gesetze, und der Staat hat die Befugnis, seine Gesetze auf all diejenigen anzuwenden, die innerhalb seiner Grenzen leben.

Der Staat verkörpert die Spitze einer modernen sozialen Pyramide und hat den Vorrang vor allen anderen Formen gesellschaftlicher Gruppierungen; allgemeiner ausgedrückt, werden die Lebensaktivitäten des Menschen vom Staat geregelt. Beispielsweise hat der Staat Verkehrsregeln aufgestellt, die für die LA *Sich bewegen* von Bedeutung sind; im Zusammenhang mit der LA *Essen und Trinken* kontrolliert der Staat die Art und erlaubte Menge der Zusätze bei der Nahrungsmittelverarbeitung und überwacht die Einhaltung der Hygienevorschriften für die Räumlichkeiten, in denen Nahrungsmittel produziert werden, was auch mit der LA *Für eine sichere Umgebung sorgen* zu tun hat.

Der Staat ist jedoch vom Wirtschaftssystem abhängig, das ebenfalls der gesetzlichen Ordnung unterliegt. Bei einer unsicheren wirtschaftlichen Lage ist nur ein begrenzter gesellschaftlicher Fortschritt möglich.

Einfluss des Staates. Der Staat greift auf unterschiedliche Weise in viele Lebensbereiche ein, zum Beispiel im persönlichen Bereich durch die gesetzliche Pflicht, Geburten, Eheschließungen und Todesfälle registrieren zu lassen. Ein anderes Beispiel ist die Bereitstellung von öffentlichen Parkanlagen für Vergnügungen der Allgemeinheit in der Freizeit.

Der Staat verfügt über große Macht. Aber auch die Bevölkerung kann auf Missstände aufmerksam machen, wenn die Empörung groß genug ist. Beispiele hierfür sind die Frauenbewegung, die Friedensbewegung und die Atomkraftgegner. Manche behaupten, dass der Einzelne den Staat in Frage stellt, wenn er feststellt, dass seine angestammten Rechte bedroht sind. Diese Art von Aktivitäten hat zur Dezentralisierung eines Teils der Staatsmacht auf regionale Ebene geführt, wo Entscheidungen angeblich den Rechten und Wünschen der Bürger eher gerecht werden können.

Sicherlich gehen in einer modernen demokratischen Gesellschaft alle davon aus, dass sie gewisse Rechte im Hinblick auf ihre LAs haben: das Recht auf eine sichere Umgebung, das Recht auf Arbeit zur Bestreitung des Lebensunterhalts, das Recht auf Freizeit, auf Gesundheit, auf Bildung, auf Redefreiheit, auf Versammlungsfreiheit usw. Doch wenn Staatsangehörige Rechte und soziale Freiheiten einfordern, müssen sie auch gewissen sozialen Verpflichtungen nachkommen. Niemand hat die Erlaubnis, zu tun und zu lassen, was er will; die einzige Freiheit besteht im verantwortungsbewussten Handeln innerhalb der vom Gesetz festgelegten Grenzen. Dabei muss jedoch darauf geachtet werden, dass jeder andere das gleiche Recht hat, seine verschiedenen LAs ebenfalls auszuführen.

Einfluss des Einzelnen auf den Staat. Der Einzelne ist sich nicht immer seiner eigenen politischen Stärke dem Staat gegenüber bewusst, allerdings können die vereinten Anstrengungen einzelner Mitglieder einer Gruppe weit reichende Folgen haben. In den großen Industrienationen haben solche Zusammenschlüsse an Bedeutung gewonnen. Einige konzentrieren sich hauptsächlich auf die Verwirklichung ihrer Anliegen in der Gesetzgebung, so zum Beispiel Arbeitgeberverbände und Gewerkschaften. Viele kleine freiwillige Gruppierungen, welche die Bedürfnisse von Minderheiten vertreten, bringen Themen in die Öffentlichkeit, die häufig neuen Gesetzgebungsverfahren vorangehen. Natürlich stehen nicht alle Vereinigungen in direktem Zusammenhang mit dem Staat; in vielen Fällen werden sie für sportliche oder ästhetische Zwecke gegründet. Sie tragen in erheblichem Umfang zur Vielfalt und Qualität des täglichen Lebens bei.

Sozialstaat. Moderne Staaten sind unterschiedlich weit entwickelte Sozialstaaten. Ein Sozialstaat bietet seinen Bürgern einen Mindestschutz gegen soziale Risiken. Die Interpretation dieses «Minimums» ist politisch bedingt und hängt von der wirtschaftlichen Lage und vom Wohlstand eines Landes ab. Heute werden immer höhere Ansprüche an die öffentlichen Mittel gestellt, welche die gesamte Lebensspanne absichern sollen, etwa durch Mutterschaftsgelder, Schulgelder, Stipendien, Arbeitslosenunterstützung, Altersrenten und schließlich Zuschüsse bei Todesfällen. Sämtliche Gruppierungen in der Gesellschaft entwickeln eine immer größere Abhängigkeit vom Staat. Bei Wirtschaftskrisen zeigt sich jedoch recht schnell, dass ein Staatshaushalt kein Fass ohne Boden ist und dass gewisse Ansprüche Priorität vor anderen haben müssen, auch wenn diese durchaus gerechtfertigt sind.

Abgesehen von Wirtschaftskrisenzeiten finden viele Regierungen der westlichen Welt das Konzept des Sozialstaates wegen der immensen Kosten nicht mehr zufriedenstellend. Sie bewerten ausgewählte Gesundheits- und Sozialdienstleistungen neu, die entweder gratis waren oder einen festgesetzten Preis hatten, und versuchen heute, einen Teil der finanziellen Verantwortung auf den Einzelnen und/oder seine Familie zu verlagern.

Die gegenseitige Abhängigkeit von Staaten. In der modernen Welt beziehen sich die Aufgaben eines Staates nicht nur auf seine eigenen Bürger. Jede Nation ist nur eine unter vielen. Einige der wichtigsten Themen der Jetztzeit sind jene Probleme, von denen nicht nur ein Land betroffen ist. Inzwischen weiß man, dass Maßnahmen auf der Basis internationaler Gesetze notwendig sind. Infolge immer schnellerer wirtschaftlicher und politischer Veränderungen genügt die Entscheidungsgewalt eines einzelnen Staates über Angelegenheiten, die eigentlich von internationalem Interesse sind, nicht mehr.

In der heutigen Welt sind Staaten in vielen Bereichen voneinander abhängig, so etwa bei Grenzbestimmungen, Zolltarifen, Marketing, Geldmärkten, beim Arbeitsrecht, dem Schiffs- und Flugverkehr sowie in der Gesundheitspolitik. Alle Staaten und folglich alle LAs sind in unterschiedlichem Maß betroffen. Gewisse wirtschaftspolitische Fragen sollten auch von einem ethischen Standpunkt aus betrachtet werden, so etwa die ungleiche Verteilung der Nahrung, die ein Grundbedürfnis des Lebens ist. Viele reiche Länder sehen sich dem Problem des Überflusses gegenüber, während in anderen die missliche Wirtschaftslage Hunger und Unterernährung zur Folge hat.

Die gegenseitige Abhängigkeit scheint die Vereinten Nationen (UN) auf ein kontroverses Gebiet zu führen: das Recht auf humanitäre Interventionen. Dies ist im internationalen Bereich ein revolutionäres Konzept. Es wird in der Charta der UN nicht erwähnt. Jeder denkbare «direkte oder indirekte, individuelle oder kollektive» Eingriff in die jeweilige Rechtsprechung eines anderen Staates wird explizit ausgeschlossen. Trotzdem schien die Welt zu applaudieren, als im Namen der UN nach dem Golfkrieg eine «friedenssichernde» Armee den Irak besetzte, um die Kurden zu beschützen; als 1993 ein Einmarsch in Somalia stattfand oder als eine Friedenstruppe in das ehemalige Jugoslawien entsandt wurde – alles Versuche, den betroffenen Menschen eine sichere Umgebung zu gewährleisten oder einen Übergriff der Gewalt in die Nachbarländer zu verhindern.

In der Zeit nach dem Kalten Krieg werden heute immer mehr Hilfsappelle an die UN gerichtet, sei es infolge von Zusammenbrüchen nationaler Staaten, ethnischer Konflikte, großer humanitärer Katastrophen oder einer Kombination von alledem. Eine Reaktion auf eine Situation mit zwei widerstreitenden Parteien kann die Entsendung einer Friedenstruppe sein, eine andere besteht in Zivilkriegsituationen in der Entsendung solcher Truppen ohne das Einverständnis der kämpfenden Fraktionen, wobei jedoch nur eine recht geringe Aussicht besteht, Druck auf die gegenseitigen Parteien ausüben zu können.

Der UN fehlen die finanziellen Mittel und kompetentes Personal, um humanitäre Operationen überall dort in der Welt durchzuführen, wo sie erforderlich wären. Dieses Thema führt zu internationalen Kontroversen und manchmal sogar zu erbitterten Auseinandersetzungen.

Diese wenigen Beispiele zeigen, dass diese weit fortgeschrittene gegenseitige Abhängigkeit und die zunehmende Globalisierung heutzutage eine Weltgemeinschaft in politischen, wirtschaftlichen und manchmal auch juristischen Bereichen haben entstehen lassen, die gemeinsam mit den nationalen und lokalen Strukturen einen unübersehbaren Einfluss auf die LAs nehmen.

In diesem Abschnitt wurden die fünf Faktoren (biologische, psychologische, soziokulturelle, umgebungsabhängige und wirtschaftspolitische Faktoren) beleuchtet, welche die Lebensaktivitäten beeinflussen können. Wie in Abbildung 2-1 dargestellt, tragen alle vier bisher besprochenen Konzepte im Lebensmodell zum fünften Konzept bei, nämlich zur Individualität im Leben.

2.5 Individualität im Leben

Unser Lebensmodell strebt eine einfache Konzeptualisierung des komplexen Prozesses «Leben» an. Es handelt vom Leben, wie es von jedem einzelnen Menschen erfahren wird. Diese fünfte und letzte Konzeptkomponente, nämlich die Individualität im Leben, soll diesen Aspekt verdeutlichen.

Die Lebensaktivitäten wurden als Hauptkonzepte des Modells ausgewählt. Obwohl jeder Mensch alle LAs zu irgendeiner Zeit ausführt, tut es jeder auf seine Weise. Dem Modell entsprechend kann man diese Individualität als Ergebnis der Einflüsse aller anderen Modellkonzepte auf die LAs und der vielfältigen

Wechselwirkungen untereinander betrachten. Die Individualität eines jeden Menschen bei der Ausführung seiner LAs wird zum Teil durch die erreichte Stufe in seiner Lebensspanne und durch den Grad der Abhängigkeit/Unabhängigkeit geformt und ist zudem vom Einfluss verschiedener *biologischer, psychologischer, soziokultureller, umgebungsabhängiger* und *wirtschaftspolitischer Faktoren* abhängig.

Die Individualität eines Menschen kann sich auf verschiedene Weise äußern, zum Beispiel dadurch:

- *wie* der Mensch eine bestimmte LA ausführt;
- *wie oft* der Mensch die LA ausführt;
- *wo* der Mensch die LA ausführt;
- *wann* der Mensch die LA ausführt;
- *warum* der Mensch die LA auf eine bestimmte Weise ausführt;
- *was* der Mensch über die LA *weiß*;
- *was* der Mensch in Bezug auf die LA *glaubt*;
- welche *Haltung* der Mensch gegenüber der LA hat.

Die Vorstellung, dass dieses Konzept des Modells – die Individualität im Leben – ein Ergebnis des Einflusses der anderen Konzepte ist, wird im Diagramm des Lebensmodells dargestellt (Abb. 2-1). Die vier übrigen Konzepte fügen sich zu einer einzigartigen Verbindung zusammen, welche die Individualität kennzeichnet.

Wir möchten nochmals wiederholen, dass die Diagrammdarstellung des Modells nur als Gedächtnisstütze dient und ohne Erklärung wenig aussagt. Obwohl alle fünf Konzepte getrennt behandelt worden sind, wurde die Tatsache, dass sie eng miteinander verknüpft sind, hervorgehoben; die Beziehungen untereinander werden im Diagramm durch Position und Pfeile dargestellt. Mit anderen Worten: das ganze Modell ist mehr als nur die Summe seiner Einzelteile.

Gemäß der Tatsache, dass wir als zentralen Aspekt unseres Lebensmodells besonderen Wert auf den einzelnen Menschen legen, muss auch die Familie – und heute weist dieser Begriff eine erweiterte Interpretation auf – als eine Ansammlung von Individuen betrachtet werden, deren Individualität ebenso berücksichtigt werden muss. Damit auch die Betrachtung einer größeren Gruppe von Menschen, etwa einer «Gemeinde», möglich ist, und dieser ein Milieu gewährleistet wird, das ein gesundes Leben fördert, stellt das von uns entwickelte Modell der Konzeptualisierung des Lebens eine relevante Grundlage dar, weil die Konzepte, wie wir sie beschrieben haben, allgemein sind und überall angewendet werden können. Das RLT-Modell basiert auf diesem Modell des Lebens. Beide entstanden aus einem Forschungsprojekt, das bereits erwähnt wurde.

Literatur

Fawcett, J. 1995: Conceptual models of nursing. Davis, Philadelphia

Kübler-Ross, E. 1969: On death and dying. Macmillan, New York

Labun, E. 1988: Spiritual care: an element in nursing care planning. Journal of Advanced Nursing 13(3): 314–320

Murray, R., Zenter, J. 1988: Nursing concepts for health promotion. Prentice-Hall, Hemel Hempstead, UK

Wiggens, J., Wiggens, B., Sanden, J. 1994: Social psychology. 5th edn. McGraw Hill, New York

3 Das Pflegemodell

Unserer Meinung nach erfasst unsere Konzeptualisierung von Pflege, die auf einem Lebensmodell beruht, den «Kern» der professionellen Pflege (S. 23). Es ist eine unbestreitbare Tatsache, dass Menschen, die unabhängig vom Grund und von ihrem Aufenthaltsort auf den pflegerischen Teil von Gesundheitsdienstleistungen angewiesen sind, auch weiter «leben» müssen; deshalb wird unser Modell der Pflege von einem Lebensmodell untermauert. Der Grund dafür liegt darin, dass die ähnliche Denkweise, die beiden Modellen zugrunde liegt, dafür sorgt, dass die Lebensstrukturen nur minimal gestört werden, wenn ein Mensch professioneller Pflege bedarf, es sei denn, er benötigte Hilfe, um mit einem veränderten Lebensstil zurechtzukommen. **Abbildung 3-1** stellt die Hauptkonzepte beider Modelle vor. Sie unterscheiden sich nur im fünften Konzept. Das Ziel der Konzeptualisierung von Leben gemäß den ersten vier Konzepten in unserem Lebensmodell besteht darin, die Individualität jedes Menschen im Leben zu erkennen; hieraus ergibt sich gleichzeitig die Grundlage für unsere Konzeptualisierung von Pflege. Der Zweck der Konzeptualisierung von Pflege nach den ersten vier Kon-

Lebensmodell	Pflegemodell
■ 12 Lebensaktivitäten (LAs)	■ 12 Lebensaktivitäten (LAs)
■ Lebensspanne	■ Lebensspanne
■ Abhängigkeits-/Unabhängigkeits-Kontinuum	■ Abhängigkeits-/Unabhängigkeits-Kontinuum
■ Faktoren, welche die LAs beeinflussen	■ Faktoren, welche die LAs beeinflussen
■ Individualität im Leben	■ Individualisierung der Pflege

Abbildung 3-1: Vergleich der Hauptkonzepte des Lebensmodells und des Pflegemodells

zepten des Lebensmodells liegt in der Bestimmung der individuellen Lebensmuster des einzelnen Menschen (und der aktuellen oder potenziellen Probleme bei einer beliebigen LA), damit der Pflegende die Pflege eines Menschen individualisieren kann, indem er dessen Lebensstil – und bei Bedarf den der Familie und/oder wichtiger Bezugspersonen – berücksichtigt. Die Individualisierung der Pflege erfolgt durch die Umsetzung des Pflegeprozesses in die Praxis, der aus vier Schritten besteht, die in **Abbildung 3-2** dargestellt werden.

Dieses Pflegemodell ist nach unserer Überzeugung ausreichend weit gefasst und flexibel genug, um als Bezugsrahmen für den Pflegeprozess in jedem beliebigen Praxisbereich eingesetzt werden zu können, sei es in der Gemeinde oder in einem Krankenhaus; es dient gleichzeitig als Mittel, sich der zugrunde liegenden Gemeinsamkeit der verschiedenen Berufszweige der Profession Pflege bewusst zu werden. Ein weitaus wichtigerer Aspekt ist jedoch die Tatsache, dass der Mensch, der in Kontakt mit der Dienstleistung Pflege kommt, zentraler Fokus des Modells ist und dass die jeweils erforderliche Pflege den individuellen Umständen entsprechend maßgeschneidert angepasst werden kann und nicht durch die Pflegenden aufgezwungen wird.

Unser Modell *erscheint* sicher einfach – ebenso einfach wie das Lebensmodell, das ihm zugrunde liegt. Das soll aber nicht heißen, dass «Leben» oder «Pflege» einfache Prozesse sind, denn das sind sie natürlich nicht. Wir sind jedoch der Ansicht, dass ein nützliches Modell einfach zu verstehen und im Fall der Pflege direkt für die Praxis relevant und anwendbar sein muss. Ein Modell muss nicht jeden einzelnen Aspekt eines Fachgebietes bis ins kleinste Detail erschöpfend behandeln. Wenn nämlich eine Darstellung durch Details übermäßig kompliziert wird, kann deren praktische Anwendung nicht veranschaulicht werden, so interessant und wissenschaftlich korrekt ein solches Modell auch sein mag. Unser Modell *erscheint* absichtlich einfach, wobei es, wie John Ruskin sagte, «weitaus schwieriger ist, einfach zu sein als kompliziert». Unser Modell bietet einen übergreifenden Bezugsrahmen, der Lernenden eine allgemein gehaltene Vorstellung von der Pflege geben kann, die sie in der Praxis als ein Mittel der Entwicklung einer individualisierten Pflege benutzen können.

Im Folgenden sollen die Annahmen erläutert werden, die unserem Modell zugrunde liegen.

3.1 Annahmen, die dem Modell zugrunde liegen

Die ausgewählten Konzepte und deren Beziehungen untereinander in einem Pflegemodell sind, wie Fawcett (1995) meinte, ein Mittel, «jene Überzeugungen und Wertvorstellungen eines Autors auszudrücken», die die «philosophische Grund-

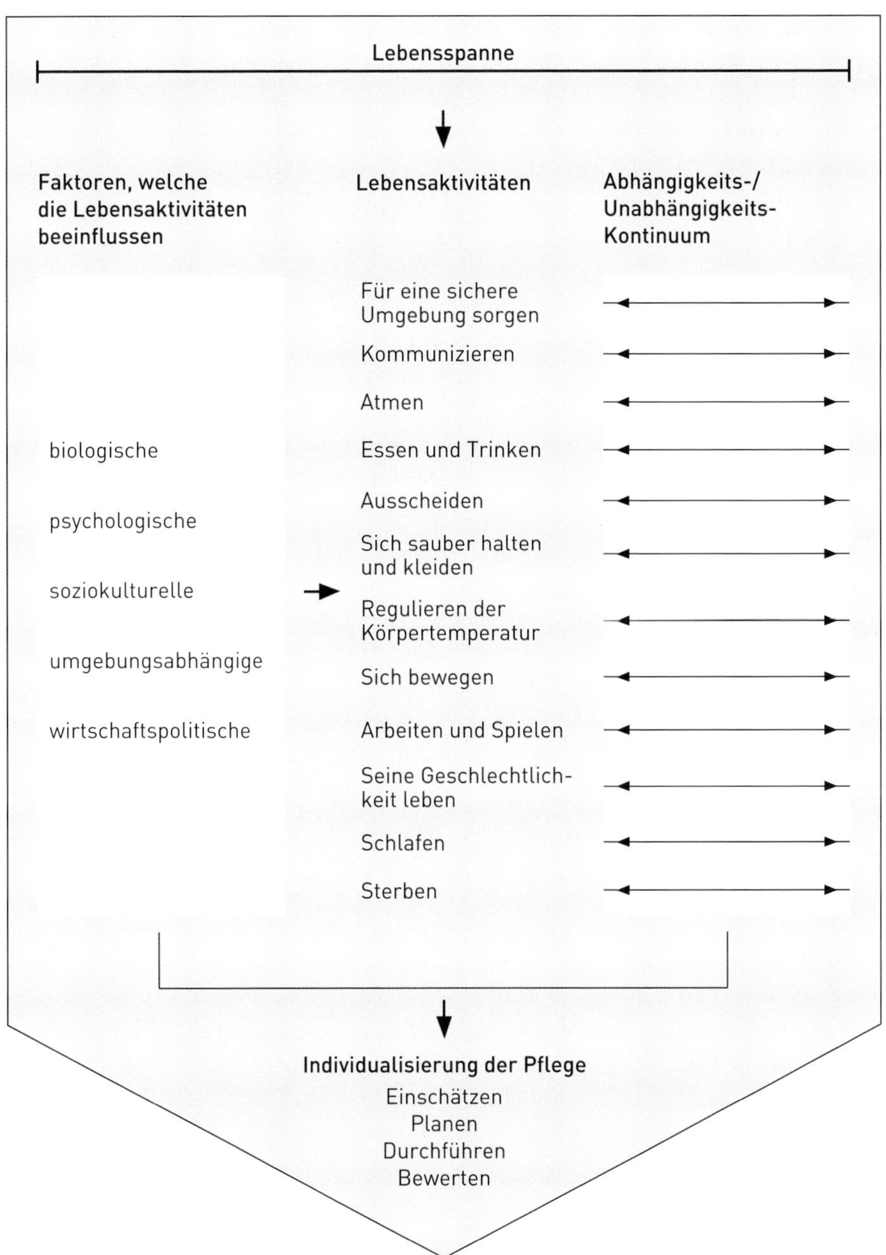

Abbildung 3-2: Das Pflegemodell

lage eines Modells» bilden. Wir verstehen sie auch als eine Möglichkeit, die Disziplin Pflege zu interpretieren. Daher überrascht es nicht weiter, dass die Schöpferinnen des Modells den Annahmen, auf denen ihr Ansatz für die Disziplin beruht, große Aufmerksamkeit geschenkt haben. Die Autorinnen des RLT-Modells gehen von folgenden Annahmen aus:

- Leben kann als eine Verbindung von Lebensaktivitäten (LAs) beschrieben werden.
- Die verschiedenen Ausführungsmöglichkeiten der LAs tragen zur Individualität im Leben bei.
- Der einzelne Mensch wird in jeder Phase der Lebensspanne geachtet.
- Während der gesamten Lebensspanne bis zum Erwachsenenalter werden die meisten Menschen bei der Ausführung von LAs immer unabhängiger.
- Während auf eine Unabhängigkeit bei den LAs Wert gelegt wird, darf die Würde des Einzelnen nicht durch eine Abhängigkeit verletzt werden.
- Kenntnisse, Einstellungen und Verhaltensweisen des Einzelnen bezüglich der LAs werden durch unterschiedliche Faktoren beeinflusst, welche im weitesten Sinne als biologische, psychologische, soziokulturelle, umgebungsabhängige und wirtschaftspolitische Faktoren kategorisiert werden können.
- Die Ausführungsweise der LAs kann in Abhängigkeit von den Möglichkeiten des einzelnen Menschen variieren.
- Ist ein Mensch «krank», kann es zu (aktuellen oder potenziellen) Problemen mit den LAs kommen.
- Während ihrer Lebensspanne erleben die meisten Menschen signifikante Ereignisse, welche die Art und Weise, wie sie die LAs ausführen, prägen und zu aktuellen oder potenziellen Problemen führen können.
- Das Konzept der potenziellen Probleme bezieht sich auf Gesundheitsförderung und -erhaltung sowie auf Krankheitsverhütung; zudem bestimmt es die Rolle des professionell Pflegenden als Gesundheitserzieher, selbst in Krankheitsfällen.
- Im Kontext der Gesundheitspflege gehen Pflegende mit den Patienten/Klienten eine professionelle Beziehung ein, wobei der Patient/Klient nach Möglichkeit eine autonome, urteilsfähige Person bleibt.
- Pflegende sind Teil des multiprofessionellen Gesundheitsteams, das partnerschaftlich zum Wohle des Klienten/Patienten und zugunsten der Gesundheit aller arbeitet.

- Die spezifische Funktion der Pflege besteht darin, dem einzelnen Menschen dabei zu helfen, (aktuelle oder potenzielle) Probleme mit den LAs zu vermeiden, zu lindern, zu lösen oder aber positiv damit umzugehen.

An dieser Stelle wird deutlich, dass mehrere Annahmen dem Lebensmodell entsprechen. Dies ist nicht weiter überraschend, da der Input, der durch die Pflegenden initiiert wird, sich teilweise damit befasst, den Patienten/Klienten dabei behilflich zu sein, sich weiterhin persönlich um die für sie relevanten LAs zu kümmern. Pflegende unterstützen die Patienten/Klienten bei der Ausführung der LAs, wenn sie unter einem oder mehreren Problemen leiden, oder sie übernehmen die professionelle Verantwortung für die Ausführung bestimmter LAs, wenn ein Patient beispielsweise bewusstlos ist. Dieser flexible Ansatz für das Leben und die professionelle Pflege hilft den Studierenden der Pflege zu verstehen, dass die Konzeptualisierung von Pflege durch Roper, Logan und Tierney die Hürden überwindet, die vielleicht durch medizinische Diagnosen oder durch klinische Bezeichnungen wie primäre Pflegeeinrichtung, Krankenhausstation oder Spezialabteilung entstanden sind. Dabei versteht es sich von selbst, dass Pflegende sich nicht nur um die LAs der Klienten kümmern, sondern dass es ebenso wichtig für sie ist, auch ihr eigenes «Leben» – ihre eigenen relevanten LAs – nicht zu vernachlässigen, während sie professionelle Pflege leisten.

3.2 Die Lebensaktivitäten (LAs)

Wie im Lebensmodell werden die LAs, die in Abb. 3-3 aufgeführt werden, als die Hauptkomponenten des Pflegemodells betrachtet.

Die Lebensaktivitäten (die auf den Seiten 29–72 erläutert wurden) sind Fokus des Modells, weil sie den Kern unseres Verständnisses von professioneller Pflege darstellen und «den Menschen» charakterisieren, der zentraler Aspekt des Modells ist. Pflege wird verstanden als die Unterstützung eines Menschen, um:

- zu verhindern, dass erkannte potenzielle Probleme im Zusammenhang mit den LAs zu aktuellen Problemen werden;
- erkannte aktuelle Probleme zu lösen;
- nach Möglichkeit jene Probleme zu lindern, die nicht gelöst werden können;
- positiv mit solchen Problemen umzugehen, die nicht gelöst oder gelindert werden können;
- das Wiederauftreten eines gelösten Problems zu verhindern;

Lebensaktivitäten

Für eine sichere Umgebung sorgen
Kommunizieren
Atmen
Essen und Trinken
Ausscheiden
Sich sauber halten und kleiden
Regulieren der Körpertemperatur
Sich bewegen
Arbeiten und Spielen
Seine Geschlechtlichkeit leben
Schlafen
Sterben

Abbildung 3-3: Die Lebensaktivitäten

- sich so wohl wie möglich zu fühlen, möglichst schmerzfrei zu leben und die Lebensqualität auch dann noch zu maximieren, wenn der Tod unvermeidlich ist.

Die Anerkennung der Tatsache, dass Probleme im Zusammenhang mit den LAs aktuell oder potenziell sein können, bedeutet, dass sich die Pflege nicht nur mit bestehenden Problemen, sondern nach Möglichkeit auch mit ihrer Vermeidung befasst.

Die 12 LAs, die im Lebensmodell (S. 27–29) erläutert wurden, sind Kern beider Modelle, so dass die Beschreibungen hier nicht wiederholt werden müssen. Im Kontext des Pflegemodells sollten jedoch einige allgemeine Bemerkungen über die LAs gemacht werden.

3.2.1 Die Anwendung des Konzepts der LAs

Benennung des allgemeinen Konzepts. In unserer früheren Arbeit (in den späten 1970er-Jahren) haben wir nach umfassenden und allgemein anerkannten Beschreibungen für «Pflege» gesucht. Eine der bekanntesten Pionierinnen in diesem Zusammenhang war Virginia Henderson (1969), die 14 «Komponenten» beschrieben und als «grundlegende pflegerische Versorgung» bezeichnet hat – dies sind die Pflegeaktivitäten. Roper (1976) verwendete in ihrer Forschungsmonografie den Begriff «Aktivitäten des täglichen Lebens» (ATLs), der zum damaligen Zeitpunkt angemessen erschien, aber auch im Vokabular der Beschäftigungstherapeuten zu finden war. Nach langer Diskussion haben wir 12 «Aktivitäten» ausgewählt und benannt, um anschließend festzustellen, dass die Bezeichnung «täglich» nicht für alle zutreffend war. Deshalb bevorzugen wir den Ausdruck «Lebensaktivitäten» (LAs), unter dem keine Pflegeaktivitäten, sondern Aktivitäten der Klienten zu verstehen sind.

Wir können jedoch gar nicht genug betonen, dass keines unserer Konzepte der LAs für sich alleine steht; sie interagieren vielmehr mit allen anderen Komponenten unseres Modells, und eben diese Interaktion führt zur Individualität.

Wir ziehen das Konzept «Lebensaktivitäten» dem Ausdruck «menschliche Grundbedürfnisse» vor, der in der Pflege weit verbreitet ist und auf Maslows Analyse der menschlichen Motivation beruht. Er bestimmte mehrere Stufen menschlicher Bedürfnisse; die Befriedigung grundlegender physiologischer Bedürfnisse bietet die Motivation für das Streben nach Sicherheit und Geborgenheit, nach Liebe und Zugehörigkeit und schließlich nach Selbstachtung und Selbstverwirklichung. Diese Denkweise ist bis zu einem gewissen Grad auch für das Konzept der Lebensaktivitäten relevant. Aber anders als Bedürfnisse haben die LAs für ein Pflegemodell den Vorteil, dass man viele Aspekte der LAs beobachten, klar beschreiben und in einigen Fällen sogar objektiv bewerten kann. Für den Pflegenden ist es oft schwierig, Bedürfnisse als solche einzuschätzen. Es ist leichter (allerdings nicht ganz einfach), das Verhalten eines Patienten/Klienten in Verbindung mit den verschiedenen LAs zu beschreiben.

Benennung der LAs. Unsere Bezeichnungen für die LAs bedürfen ebenfalls einiger Anmerkungen. Obwohl wir uns bemüht haben, einen Fachjargon zu vermeiden, war es bei einigen Aktivitäten schwierig, passende Namen zu finden. Die Benennungen der 12 LAs sollen der aktiven Natur (deshalb *Ausscheiden* statt *Ausscheidung*) sowie der Komplexität gerecht werden (wir entschieden uns für *Sich sauber halten und kleiden*, weil es all die verschiedenen Aktivitäten innerhalb dieser LA einschließt, obwohl *Sich waschen und anziehen* gebräuchlicher ist). Vielleicht mögen manche Bezeichnungen zunächst etwas seltsam erscheinen, aber wir glauben, dass die zunehmende Vertrautheit mit den 12 LAs dazu führen wird, dass unsere bewusst und sorgfältig ausgewählten Bezeichnungen akzeptiert werden.

Es gibt nichts Vergleichbares zu unserer Anordnung von 12 LAs in einem Modell. Viele der Aktivitäten sind in anderen Aufstellungen enthalten, aber unsere Liste enthält einige Aktivitäten (wie *Seine Geschlechtlichkeit leben*), die nicht immer neben den selbstverständlicheren Aktivitäten (wie *Essen und Trinken*) berücksichtigt worden sind, obwohl sie Bestandteil des Lebensprozesses und demzufolge auch für den Pflegekontext relevant sind. In der ersten Auflage (1980) ist die Aufnahme der LA *Seine Geschlechtlichkeit leben* von einigen mit beträchtlicher Überraschung aufgenommen worden. In Großbritannien war selbst die

Diskussion der LA *Sterben* in der ersten Auflage noch unüblich. Wie sich die Zeiten geändert haben!

3.2.2 Die Komplexität der LAs

Auf die Tatsache, dass jede LA äußerst komplex ist, da sie die verschiedensten Aktivitäten einbezieht, wurde bereits in der Diskussion über die Modellkomponente Lebensaktivitäten (S. 30) hingewiesen. Es lohnt sich jedoch, diese Frage nochmals aufzugreifen, da sie veranschaulicht, warum im Kontext der Pflege jede der 12 LAs mit einer solchen Vielfalt an Patientenproblemen und entsprechenden Pflegetätigkeiten einhergeht. Dies wird in der weiteren Diskussion der Pflege und der LAs deutlich.

3.2.3 Die Beziehung zwischen den LAs

Die enge Verflechtung der LAs, eine wichtige Überlegung im Rahmen der Pflege, wurde bereits behandelt (S. 30). Bei der Sammlung von Informationen über eine LA (durch Einschätzung) erfährt der Pflegende höchstwahrscheinlich auch vieles über andere, eng damit verbundene LAs. So führt beispielsweise die Diskussion über Ess- und Trinkgewohnheiten naturgemäß zur Beschreibung der Ausscheidungsgewohnheiten. Ein Problem mit einer LA kann auch zu Problemen mit einer oder mehreren anderen LAs führen; Einschränkungen in der Bewegung verursachen wahrscheinlich auch Probleme mit anderen LAs, wie *Sich sauber halten und kleiden* oder *Arbeiten und Spielen*.

Andererseits wäre es auch möglich, bei der praktischen Anwendung des Modells Probleme mit Schmerzen unter verschiedenen LAs auf dem Pflegeplan zu vermerken. Wenn der Schmerz etwa bei der Ausübung der LAs *Essen und Trinken, Ausscheiden* oder *Sich bewegen* auftritt, wird dies unter der entsprechenden LA im Pflegeplan aufgeführt. Klagt der Patient über ein allgemeines Schmerzbefinden, wird dies unter der LA *Kommunizieren* festgehalten, weil Schmerz ein subjektives Phänomen ist, das über das Nervensystem wahrgenommen wird, was in unserem Modell als biologischer Faktor der LA *Kommunizieren* zugewiesen ist.

Um es noch einmal zu wiederholen, *ein Modell sollte flexibel sein* und keine enge Zwangsjacke. Es soll ein Instrument sein, das dem Pflegenden in der Praxis dienlich sein kann.

3.2.4 Prioritäten zwischen den LAs

Die Auflistung der LAs (Abb. 3-3) ist kein Versuch, Prioritäten zu setzen. Obwohl jede LA für den Prozess des Lebens notwendig ist, sind einige dennoch lebenswichtiger als andere. Der LA *Atmen* muss höchste Bedeutung beigemessen werden, weil sie für alle anderen LAs unabdingbar ist, genauer gesagt für das Leben überhaupt. Die Idee der Prioritäten zwischen den LAs wurde in der Diskussion des Lebensmodells (S. 72) kurz angeschnitten und stellt im Kontext der Pflege eine äußerst wichtige Überlegung dar.

Mit Ausnahme der LA *Atmen* gibt es keine feste Rangfolge unter den LAs, denn je nach den gegebenen Umständen und nach persönlichen Kriterien ändern sich die Prioritäten der LAs. Prinzipiell nehmen jedoch alle Aktivitäten, die zum Überleben und für die Sicherheit notwendig sind, bei akuten körperlichen oder geistigen Erkrankungen sowie in lebensbedrohlichen Situationen einen Vorrang gegenüber anderen ein.

3.2.5 Die Relevanz der LAs

Mit der Priorität zwischen den LAs ist die Frage der Relevanz eng verbunden. Obwohl alle 12 LAs für die Pflege relevant sind, müssen sie deshalb nicht unbedingt für alle Patienten oder zu jedem Zeitpunkt von Wichtigkeit sein. Die LA *Arbeiten und Spielen* ist beispielsweise während einer schweren Krankheit von untergeordneter Bedeutung, obwohl sie im normalen Leben einen Großteil der Zeit einnimmt. Für einen Patienten wird die LA *Seine Geschlechtlichkeit leben* direkt nach einem Herzinfarkt nur geringe Priorität haben, obwohl er normalerweise Wert auf seine allgemeine Erscheinung legt; vielleicht will er jedoch vor der Entlassung aus dem Krankenhaus darüber beraten werden, wann er ohne Bedenken seine geschlechtlichen Beziehungen wieder aufnehmen kann. Nach einer Brustamputation werden jedoch für die betroffene Frau viele Aspekte derselben LA vor und nach der Operation sowie längerfristig große Bedeutung haben.

Wichtig ist es für die Pflegenden, sich bewusst zu machen, dass verschiedene Umstände unterschiedliche Prioritäten schaffen und deshalb bei der Entscheidung über die Relevanz der Dokumentation von Informationen, und zwar zu jeder LA und bei jedem einzelnen Patienten, der gesunde Menschenverstand und professionelles Urteilsvermögen (als Resultat aus Wissen und Erfahrung) eingesetzt werden müssen. Eine oder mehrere LAs müssen vielleicht während einer bestimmten Phase, in der ein Klient pflegerischer Maßnahmen bedarf (z. B. während eines nur kurzen Krankenhausaufenthaltes oder bei einer ambulanten Operation), gar nicht im Pflegeplan aufgeführt oder nur bestimmte Punkte der LAs vermerkt werden.

3.2.6 LAs und der einzelne Mensch

Nach dieser eher allgemeinen Diskussion der LAs – die alle kurz im Lebensmodell beschrieben worden sind (S. 27–72) – soll sich nun der Fokus auf die anderen Komponenten und Konzepte des Modells sowie darauf richten, wie sie die einzelnen LAs beeinflussen; dazu zählen:

- die Phase der Lebensspanne;
- der Grad der Abhängigkeit oder Unabhängigkeit und die Methoden der positiven Bewältigung von Abhängigkeit;
- Faktoren, die den individuellen Lebensstil beeinflusst haben oder beeinflussen; sie können folgendermaßen kategorisiert werden:
  - biologische Faktoren
  - psychologische Faktoren
  - soziokulturelle Faktoren
  - umgebungsabhängige Faktoren
  - wirtschaftspolitische Faktoren.

Nochmals soll darauf hingewiesen werden, dass diese Komponenten nicht alleine stehen, obwohl die Faktoren einzeln diskutiert werden; erst ihre Interaktion bestimmt nämlich die Individualität.

3.3 Die Lebensspanne

Der Grund für die Berücksichtigung der Lebensspanne als eine Komponente des Lebensmodells wurde bereits erläutert (S. 72): jeder Mensch hat eine Lebensspanne von der Geburt bis zum Tod, wobei die Länge variieren kann.

Im Kontext der Pflege dient die Lebensspanne (Abb. 3-4) als Erinnerung daran, dass Pflege mit Menschen aller Altersstufen zu tun hat; denn ein Mensch kann Pflege zu jedem beliebigen Zeitpunkt der Lebensspanne benötigen, von der Geburt an bis zu seinem Tod. Das Konzept der Lebensspanne ist so wichtig, dass es in der Pflege Berufszweige sowie berufliche Qualifikationen gibt, die sich ausschließlich auf bestimmte Abschnitte der Lebensspanne konzentrieren: beispiels-

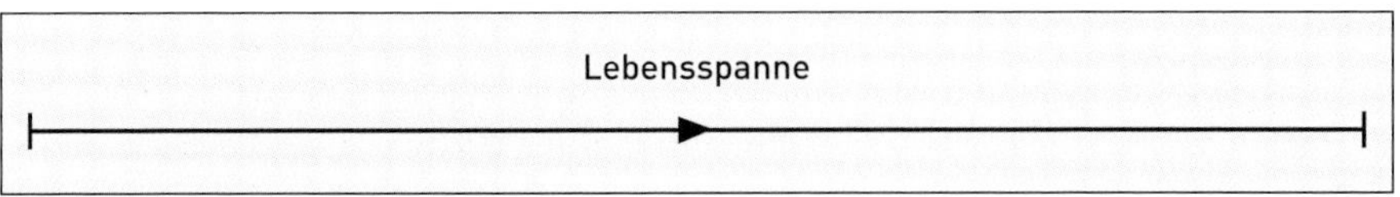

Abbildung 3-4: Die Lebensspanne

weise Hebammen, deren Arbeitsbereich das pränatale Leben, die Geburt und die Zeit direkt nach der Geburt umfasst, oder Pflegende in der Kinderkrankenpflege und Mütterberatung, die Säuglinge und Kinder betreuen. «Betreuung älterer Menschen» ist die offizielle Bezeichnung für die «Pflege» älterer Menschen.

In der Pflege ist es schon immer als wichtig erachtet worden, das Alter des Patienten – welches das entsprechende Stadium der Lebensspanne wiedergibt – in Betracht zu ziehen. Die Lebensspanne beeinflusst alle Phasen des Pflegeprozesses (Einschätzen, Planen, Durchführen und Bewerten) und stellt einen wichtigen Anhaltspunkt für die Individualisierung der Pflege dar.

Die folgenden kurzen Beschreibungen der wesentlichsten Abschnitte der Lebensspanne sollen helfen, die Bedeutung dieses Konzeptes im Pflegemodell zu verdeutlichen.

3.3.1 Das Säuglingsalter

Die ersten Augenblicke nach der Geburt haben entscheidende Bedeutung, und dabei spielt die Hebamme oder der Geburtshelfer eine lebenswichtige Rolle. Sie stellen zum Beispiel sicher, dass die LA *Atmen* zufrieden stellend einsetzt, dass die Gelegenheit zur sofortigen Kommunikation zwischen Mutter und Baby gegeben ist und dass das Neugeborene getrocknet und warm gehalten wird, um Problemen mit der LA *Regulieren der Körpertemperatur* vorzubeugen. Die LA *Essen und Trinken* ist so lebenswichtig, dass die Hebamme die Mutter ermutigen sollte, dem Baby sehr bald nach der Geburt die Brust zu geben, wobei einige Babys aus vielen verschiedenen Gründen einen Muttermilchersatz benötigen. Die Hauptbemühung der nachgeburtlichen Phase besteht darin, der Mutter zu helfen, ihr Kind zu stillen und zu versorgen, denn schließlich ist das Baby bei fast allen Lebensaktivitäten völlig von der Mutter abhängig.

Bald experimentiert das Baby mit gurrenden und plappernden Geräuschen und stellt vielleicht fest, dass Worte eine Bedeutung haben. Mit dem Säugling zu sprechen, ihn zu streicheln und zu berühren, was zur LA *Kommunizieren* gehört, sind Formen der Stimulation, die für die psychische und soziale Entwicklung von wesentlicher Bedeutung sind. Kinder, die diese Aufmerksamkeit längere Zeit nicht erhalten, können bei späteren zwischenmenschlichen Beziehungen Probleme haben. Das Kind zu streicheln, zu wiegen und zu berühren, ist darüber hinaus auch angenehm und stellt eine frühe Form dar, wie Sexualität geäußert werden kann, obwohl es in dieser Phase nicht explizit als Sexualität betrachtet wird. In den ersten Wochen dominiert der Schlaf, und es wird behauptet, was nicht weiter überrascht, dass Säuglinge mehr Phasen 3 und 4 während des Schlafs durchlaufen, wenn Hormone ausgeschieden werden.

Im ersten Lebensjahr bleibt jedoch selbst das gesündeste Baby für Gefahren durch Infektionen oder Verletzungen empfänglich und für eine Reihe von Problemen mit verschiedenen LAs anfällig, zum Beispiel für Hypothermie, Unterernährung und Dehydratation. In allen Ländern mit einem entwickelten Gesundheitspflegesystem hat die Gesundheitsüberwachung von Kindern einen hohen Stellenwert, und die Pflege leistet einen bedeutenden Beitrag zu den Bemühungen, die Erkrankungs- (Morbidität) und Sterblichkeitsrate (Mortalität) von Säuglingen zu senken.

Viele Säuglinge und Kleinkinder müssen aus den verschiedensten Gründen in einer Neugeborenenabteilung oder Kinderklinik betreut werden. Ihre Pflege obliegt speziell ausgebildeten Kinderkrankenschwestern/-pflegern, die zusätzlich zum Wissen über die Auswirkungen von Krankheiten auf die LAs über vertiefte Kenntnisse der normalen Entwicklungsprozesse in den ersten Jahren der Lebensspanne verfügen müssen. Die Pflege muss auf die sehr unterschiedlichen Bedürfnisse und Fähigkeiten von Kindern verschiedener Altersstufen zugeschnitten sein, um zu verhindern, dass die Erfahrung des Krankenhausaufenthaltes das Kind negativ beeinflusst. Heutzutage ist die Notwendigkeit, den negativen Effekt der Trennung zu vermeiden, weitgehend anerkannt, und deshalb werden Eltern ermutigt, jederzeit ihr Kind zu besuchen und sich aktiv an der Pflege ihres Säuglings oder Kleinkindes zu beteiligen.

Manche Kinder leiden an einer chronischen oder lebensbedrohlichen Krankheit oder an Beschwerden, die zu langfristigen körperlichen und/oder geistigen Behinderungen führen. Regelmäßige Wiederaufnahmen ins Krankenhaus, in manchen Fällen auch lange Krankenhausaufenthalte oder die Unterstützung durch die Gemeindepflege können in solchen Fällen notwendig werden. Besonders in den frühen Jahren der Lebensspanne eines Kindes spielen Pflegende hier eine bedeutende Rolle.

Manchmal sterben Babys oder kleine Kinder. Dies kann zu jedem Zeitpunkt aus unterschiedlichen Gründen eintreten. Die Verzweiflung der Eltern bedarf einer kompetenten pflegerischen Betreuung, und meist ist es für sie von Vorteil, ihr Kind vor dem Tod zu sehen und zu versorgen. Man sollte daran erinnern, dass in vielen Entwicklungsländern die Ziffer der Säuglingssterblichkeit alarmierend hoch ist, häufig infolge von Infektions- oder Durchfallerkrankungen.

3.3.2 Die Kindheit

In den westlichen Ländern befinden sich die meisten Kinder in einem relativ guten Gesundheitszustand, und normalerweise treten selten Todesfälle auf. Der häufigste Grund für Todesfälle sind in dieser Altersgruppe Unfälle; bei Kleinkindern ereignen sich diese Unfälle zu Hause, wie Verbrennungen, Stürze und Vergiftungen; bei Schulkindern sind es Unfälle beim Fahrradfahren oder beim Sport. Deshalb ist die Gewährleistung einer sicheren Umgebung zu Hause und bei schulischen Aktivitäten von erheblicher Bedeutung.

Spielen hat bei Kindern eine hohe Priorität und kann nur bei extremen Mangelsituationen nicht gewährleistet werden. Das Spielen erfolgt häufig spontan, wobei auch zielgerichtetes Spielen wichtig ist. Spielen kann erforschend, imitierend, konstruktiv oder fantasiefördernd sein und auch Spiele mit Regeln beinhalten. Spiele sollten sowohl lustig sein als auch eine Herausforderung darstellen. Spielsachen sind die Hilfsmittel des Spiels.

Schwere Erkrankungen sind ebenfalls selten. Abgesehen von kurzen Erkrankungen wie Infektionen der Atemwege und infektiösen Kinderkrankheiten benötigen die meisten Kinder kaum medizinische Behandlung oder Pflege. Ausnahmen bilden Kinder mit chronischen Krankheiten oder körperlichen oder geistigen Behinderungen. Eines der wichtigsten Anliegen der betreuenden Pflegenden im Krankenhaus wie auch in der Gemeinde ist es, die Pflege so durchzuführen, dass die normale Entwicklung in dieser Lebensspanne möglichst wenig gestört wird; dies bezieht sich auf Fortschritte in der Schule, Familienleben, Freundschaften sowie eine wachsende Unabhängigkeit bei allen LAs.

Auch «gesunde» Kinder kommen bei den Gesundheitsuntersuchungen in der Schule mit Pflegenden in Kontakt. Wie die Pflegenden, die im Bereich der Mütterberatung bei der jüngsten Altersgruppe tätig sind, beschäftigen sich die Pflegenden in der Schule hauptsächlich mit der Beobachtung des Wachstums und der Entwicklung sowie mit der Früherkennung von Problemen, zum Beispiel von Hör- und Sehschäden oder Sprachproblemen. Die überwachende Funktion der Schulpflegenden [Anm. d. Bearb.: in GB übliche Einrichtung an Schulen – in Deutschland am ehesten vergleichbar mit Pflegenden der Gesundheitsämter, die Schulen besuchen] kann darüber hinaus die täglichen Aktivitäten von Kindern mit chronischen Darmerkrankungen, mit einem Stoma oder Asthma beinhalten. Die wichtigste Aufgabe besteht jedoch in der Gesundheitserziehung. Kinder werden auf positive Weise in die Mund- und Zahnhygiene eingeführt und über eine ausgewogene Kost mit einer bestimmten Menge an Zucker, Salz, gesättigten Fetten und Ballaststoffen, aber auch über die Vermeidung einer Verseuchung, über Sexualität im Zusammenhang mit Beziehungen und über sichere Sexualpraktiken informiert. In einigen Fällen bieten die Schulpflegenden auch Behandlungen an, ebenso wichtig ist aber auch die Überweisung von Kindern und Eltern zu kompetenten Hilfsquellen.

Zur Gesundheitserziehung gehört aber noch mehr als nur Informieren; durch Gespräche, Diskussionen und Experimente sollen Kinder bereits in jungen Jahren ermutigt werden, Maßnahmen für ihre Gesundheit zu bewerten, sich mit dem Konzept der Vorbeugung gegenüber Problemen vertraut zu machen und eine positive Einstellung zur Gesundheit zu entwickeln. Dies gilt insbesondere im Zusammenhang mit einer Drogen- oder Medikamentenabhängigkeit, aber auch für das Rauchen. Leider werden selbst jüngere Kinder mit dem Gruppenzwang ihrer Schulkameraden konfrontiert, der sie zum «Experimentieren» auffordert und die Bemühungen der Gesundheitserziehung nicht immer erfolgreich sein lässt.

Ein Problem, das in dieser Altersgruppe zu immer größeren Sorgen Anlass gibt, ist der Kindesmissbrauch. Kinder sind aufgrund ihrer Verletzlichkeit besondere Zielscheiben für Familienangehörige und Freunde, aber auch für Pädophile, die manchmal sogar Mitglieder eines komplexen Netzes sind und Pornographie vertreiben. Informationen über entsprechende Kontakte sind über Internet leicht erhältlich.

3.3.3 Die Adoleszenz

In diesem Abschnitt der Lebensspanne dominiert die Pubertät. Die frühzeitige Sexualerziehung in Schule und Familie während der Kindheit hilft dem Heranwachsenden, die damit einhergehenden körperlichen und emotionalen Veränderungen vorherzusehen und leichter zu bewältigen. Bei Kindern, die missbraucht worden sind und dies «als Geheimnis für sich behalten» (wie es oft von den Tätern verlangt wird), können das zunehmende Wissen und die Erfahrungen während der Adoleszenz schwere Schuldgefühle und ein mangelndes Selbstwertgefühl auslösen, und oft sind sie für ihr Leben gezeichnet.

Viele der Probleme, die in der Adoleszenz auftreten können, stehen im Zusammenhang mit den physischen und psychischen Aspekten der geschlechtlichen Entwicklung. Einige Jugendliche haben ernsthafte emotionale oder psychische Probleme wie Depressionen oder Angstzustände, die eine psychiatrische Behandlung erfordern. Manche brauchen eine Betreuung wegen Drogenabhängigkeit, anderen wird durch eine psychologische Sexualberatung geholfen, wieder andere müssen sich wegen Krankheiten behandeln lassen, die durch sexuellen Kontakt übertragen wurden, z. B. AIDS/HIV. Viele Heranwachsende suchen Beratungsstellen für Familienplanung auf, um sich zum Thema Verhütung oder die richtige Wahl von Verhütungsmittel beraten zu lassen, und schwangere Mädchen lassen sich hier über Abtreibung oder Schwangerschaftsbetreuung informieren. Eine ungewollte Schwangerschaft ist nicht nur ein soziales Problem; die meisten Teenager sind schlecht auf Schwangerschaft, Entbindung und Elternschaft vorbereitet. Daraus ist zu ersehen, dass sehr viele verschiedene Pflegepersonen in Kontakt mit Jugendlichen kommen – in der Psychiatrie, bei den Beratungsstellen, im schulischen Dienst, in urologischen Kliniken sowie im Rahmen der Familienplanung, der Gynäkologie und der Geburtshilfe.

Alle diese Pflegenden müssen mit den Besonderheiten der Adoleszenz vertraut sein. Sie können sich kaum wirksam und mitfühlend mit irgendwelchen Schwierigkeiten der Jugendlichen auseinandersetzen, ohne Verständnis für die emotionale Instabilität und für andere Probleme dieses Abschnitts der Lebensspanne zu haben, etwa die sich verändernde Beziehung zu den Eltern, der Wunsch, neue Dinge auszuprobieren, der Druck durch die Schule oder die Sorge um eine künftige Arbeitsstelle.

Diese Schwierigkeiten richtig einzuschätzen und sich immer wieder ins Gedächtnis zu rufen, dass die Adoleszenz eine Zeit des Umbruchs ist, in welcher das Streben nach Unabhängigkeit des Erwachsenen und der Rückschritt zu kindlicher Abhängigkeit einander abwechseln, ist sicherlich wichtig für Pflegende, die mit Jugendlichen zu tun haben, welche kurz- oder langfristige Pflege im Krankenhaus oder zu Hause benötigen. Die Adoleszenz ist ebenso wie die Kindheit ein Abschnitt der Lebensspanne, in dem schwere Krankheiten eher ungewöhnlich sind. Diese Tatsache macht es für den Betroffenen noch schwerer, Krankheiten oder Behinderungen zu akzeptieren, etwa wenn ein Jugendlicher nach einem Unfall körperlich behindert bleibt oder die Diagnose Diabetes mellitus gestellt wird.

Auch die kurzfristige Krankenhauspflege eines Jugendlichen kann eine große Herausforderung für die Pflegenden sein. Einerseits möchte dieser wie ein Erwachsener angesprochen und behandelt werden, andererseits können die Umstände leicht einen Rückfall in kindliches Verhalten bewirken. Dies kann sich in Anzeichen von Angst und Unruhe offenbaren oder durch das Verlangen nach der Nähe der Eltern oder aber durch heftiges Widerstreben äußern, Verantwortung für sich selbst zu übernehmen und selbstständig Entscheidungen zu treffen.

Diese Stimmungsschwankungen, die in der Jugend häufig auftreten, machen die Pflegende-Patienten-Beziehung nicht immer leicht, und die zwiespältigen Gefühle Autoritätspersonen gegenüber können auf Pflegende und Ärzte übertragen werden. Die Wahrnehmung der eigenen körperlichen Entwicklung und die Beziehungen zu Mitgliedern des anderen (oder eigenen) Geschlechts können bei Jugendlichen beträchtliche Schamgefühle hervorrufen, besonders bei intimen Pflegeverrichtungen, z. B. im Zusammenhang mit den LAs *Sich sauber halten und kleiden* oder *Ausscheiden*.

Der Tod eines Jugendlichen ist ein sehr unübliches Ereignis und steht meist in Verbindung mit einem Sport- oder Straßenunfall, wobei in den westlichen Ländern die steigende Anzahl der Selbsttötungen in dieser Altersgruppe heutzutage zunehmende Besorgnis auslöst.

In jedem Fall erfordert die Pflege Heranwachsender Einfühlungsvermögen und Kenntnisse über die «normale» Entwicklung dieses Stadiums der Lebensspanne. Während viele Gesundheitsbehörden spezielle Dienstleistungen für Kinder und ältere Menschen anbieten, bestehen nur sehr wenige Einrichtungen für Jugendliche.

3.3.4 Das Erwachsenenalter

In Diskussionen über die Entwicklung im Verlauf der Lebensspanne wird das Erwachsenenalter oft in drei Phasen unterteilt – das frühe Erwachsenenalter, die mittleren Jahre und das späte Erwachsenenalter. An dieser Stelle werden alle drei Phasen zusammen behandelt.

Es leuchtet ein, dass die Pflege an die speziellen Bedürfnisse und Fähigkeiten von Kindern der verschiedenen Altersstufen angepasst werden muss. Erwachsene verschiedenen Alters haben ebenfalls bestimmte Ansprüche, aber aufgrund ihrer Unabhängigkeit bei den Lebensaktivitäten und ihrer Fähigkeit, Bedürfnisse und Wünsche mitzuteilen, besteht nicht dieselbe Notwendigkeit, die Pflege so sehr auf das jeweilige Alter abzustimmen wie bei Kindern. Außerdem sind die Maßstäbe für das Kriterium «normal» bei Erwachsenen viel weiter gesteckt, woraus eine größere Vielfalt an Lebensweisen, Fähigkeiten und Verhaltensweisen entsteht als bei Kindern. Die Anerkennung dieser Vielfältigkeit ist hilfreich, denn dadurch wird vermieden, Vermutungen zu äußern, ohne zuerst entsprechende Informationen über einen erwachsenen Patienten als individuelle Person zu sammeln.

Für die meisten Erwachsenen sind zwei Bereiche von besonderer Bedeutung, nämlich Beruf und Familienleben (oder langfristige Beziehungen). Beide sind direkt von Krankheit und Krankenhausaufenthalt betroffen. Deshalb muss eine individualisierte Pflege die beruflichen und familiären Umstände des Patienten mitberücksichtigen. In einigen Fällen steht der Bedarf eines Menschen an Pflege in unmittelbarem Zusammenhang mit den jeweiligen Umständen, etwa nach einem Arbeitsunfall, bei der Bitte um Beratung bezüglich der Familienplanung oder wenn Hilfe bei emotionalen Problemen benötigt wird.

Deshalb können Arbeit und Familienleben den Erwachsenen nicht nur in direkten Kontakt mit der professionellen Pflege bringen, sondern durch Krankheit und Krankenhausaufenthalt auch direkt betroffen sein oder sogar unterbrochen werden.

Das frühe Erwachsenenalter wird als ein Stadium relativer Stabilität betrachtet, in dem sowohl die körperliche Gesundheit als auch die geistigen Fähigkeiten ihren Höhepunkt erreicht haben. Eine Freizeitaktivität (Teil der LA *Arbeiten und Spielen*) kann, ob es sich um eine sportliche Betätigung oder ein Hobby zu Hause handelt, ein wichtiger Aspekt im Leben junger Erwachsener sein, Freude bringen, Langeweile vorbeugen und dadurch zur geistigen und körperlichen Gesundheit beitragen. Abgesehen von jungen Erwachsenen, die mit einer lebenslangen körperlichen oder geistigen Behinderung fertig werden müssen, sind in diesem Alter ernsthafte Erkrankungen eher ungewöhnlich, und die Sterblichkeitsrate ist gering, obwohl vor allem diese Gruppe von der gegenwärtigen AIDS-Epidemie betroffen ist. Neben AIDS zählen Bronchitis, Magengeschwüre, Gallenbeschwerden, Alkoholismus, Rückenleiden und psychische Krankheiten, besonders Depressionen, zu den häufigsten Störungen. Mit zunehmendem Alter, also in den mittleren Jahren, werden Krankheiten immer häufiger. Im späten Erwachsenenalter steigt die Sterblichkeitsrate stark an, vorwiegend durch Herzkrankheiten, Krebs und Schlaganfälle.

Wenn man die Krankheits- und Todesursachen in den verschiedenen Stadien des Erwachsenenlebens kennt, versteht man auch, warum Erwachsene mit dem Gesundheitswesen und mit Pflegenden in Berührung kommen. Dieses Wissen können die Pflegenden sowie andere Mitglieder der Gesundheitspflegeteams nutzen, um Erwachsene zu einer gesunden Lebensweise anzuhalten, etwa regelmäßig Sport zu treiben, eine ausgewogene Kost zu sich zu nehmen, Fettleibigkeit vorzubeugen, nur mäßig Alkohol zu trinken, Autofahren nach Alkoholkonsum zu vermeiden, nicht zu rauchen, sich des Drogen- und Medikamentenmissbrauchs zu enthalten. Die Gesundheitserziehung ist eine Möglichkeit, Erwachsene zu einem gesünderen Lebensstil zu ermutigen, und es gibt viele Wege, wie Pflegende sowohl in ihrer professionellen Rolle als auch in ihrer Freizeit dazu beitragen können.

Ein wichtiger Meilenstein im späten Erwachsenenalter ist die Berentung nach dem Berufsleben. Viele Menschen freuen sich auf diesen Moment, da sie an die zusätzliche Zeit denken, die ihnen dann zur Verfügung steht, um zum Beispiel zu reisen, sich auf ihre Hobbys zu konzentrieren und neue Interessen zu entdecken. Für manche ist dies jedoch ein negatives Ereignis. Es stellt für sie den Verlust eines sinnvollen Lebensstils mit entsprechender Rolle und Status dar. Die tägliche Kommunikation mit ihren Arbeitskollegen findet nicht mehr statt, und auch das Einkommen kann beträchtlich reduziert sein. Manche Firmen bieten heute vor der Rente ihren Mitarbeitern Kurse an, um Traumata zu reduzieren und ihnen zu helfen, die Lücke auszufüllen, indem sie in eine Vielzahl potenzieller Aktivitäten eingeführt werden, die einen sinnvollen Ersatz für jene Zeit bieten, die sie bisher am Arbeitsplatz verbracht haben; auf diese Weise können auch die späten Jahre der Lebensspanne eine erfreuliche und erfüllte Zeit werden.

3.3.5 Das Alter

Heutzutage leben immer mehr Menschen immer länger. Die Weltgesundheitsorganisation (WHO) verweist auf die steigende Anzahl von älteren Menschen in Europa und den zunehmenden Anteil an Menschen über 65 Jahren, der bis 2025 schätzungsweise von 14 % auf 20 % steigen wird. In Großbritannien liegen Schätzungen vor, nach denen gegenwärtig vier erwerbstätige Menschen (im Alter zwischen 20 und 64 Jahren) auf eine Person über 65 Jahre kommen; die Prognosen besagen, dass sich dieses Verhältnis in 40 Jahren auf 2:1 reduzieren wird. Diese demographischen Veränderungen sind im Zusammenhang mit den Gesundheits- und Sozialleistungssystemen Besorgnis erregend. Bei älteren Menschen treten bekanntermaßen häufiger Krankheiten auf als bei jüngeren, deshalb werden die Anforderungen an offizielle Gesundheitsdienstleistungen und das erforderliche Pflegepersonal höher sein. Im Gegenzug wird es proportional weniger Menschen im Alter zwischen 20 und 64 Jahren geben, um diese zunehmende Anzahl von älteren Menschen zu versorgen.

Trotz dieser berechtigten Sorge sollte man sich vor Augen halten, dass die Mehrzahl der Menschen in der letzten Phase der Lebensspanne in ihren eigenen Wohnungen bleiben können und in manchen Fällen vollkommen unabhängig leben (manchmal spricht man von den *gesunden älteren Menschen*). Gesundheitsberater können viel dazu beitragen, die Gesundheit in dieser Gruppe von Bürgern zu fördern und zu erhalten, obwohl in manchen Fällen unvermeidlich Hilfestellungen bei einigen LAs erforderlich sein werden. Wenn ein älterer Mensch beispielsweise alleine lebt, verliert er vielleicht die Motivation dazu, sich täglich seine Mahlzeiten zuzubereiten, es kann zu Unterernährung kommen, oder er hat wenig Interesse an seiner Körperpflege, und es kann durch eine reduzierte Mobilität länger dauern, sich an- und auszukleiden. So kann auch das Interesse am Lesen und an den Hobbys schwinden, wenn das Seh- und Hörvermögen nachlässt. Die Thermoregulation kann empfindlicher werden, wodurch die Gefahr einer Hypothermie entsteht. Darüber hinaus können sich die Schlafgewohnheiten verändern und Grund zur Besorgnis sein.

Die Tatsache, dass Krankheiten in dieser Phase der Lebensspanne häufiger vorkommen als in jeder anderen, wird durch die Anzahl älterer Patienten auf den Stationen von Allgemeinkrankenhäusern bestätigt. Dies mag einige Pflegende erstaunen, da es der Ansicht widerspricht, dass ältere Menschen auf die spezialisierten geriatrischen Pflegestationen gehören. Alle Pflegenden (mit einigen offensichtlichen Ausnahmen wie Kinderkrankenschwestern) müssen heutzutage umfassende Kenntnisse über den Alterungsprozess, ein einfühlsames Verständnis für die Bedürfnisse älterer Menschen und eine positive Einstellung zu deren Pflege und Rehabilitation besitzen. Eine individualisierte Pflege ist für ältere Menschen genauso wichtig wie für Kinder und junge Erwachsene – sogar wichtiger, als manchmal behauptet wird, denn die Individualität im Leben älterer Menschen hat sich über einen viel längeren Zeitraum hinweg entwickelt.

Wenn ein älterer Mensch wegen einer körperlichen oder geistigen Behinderung nicht mehr länger zu Hause leben kann, auch nicht unter der Betreuung des Gemeindepflegedienstes, ist die Aufnahme in eine «Langzeitpflegestation» in vielen Fällen die einzige Lösung. Oberstes Ziel dieser Einrichtungen ist es, den Menschen zu helfen, ihre Unabhängigkeit bei der Ausführung der LAs so weit wie möglich zu erhalten, aber auch eine Atmosphäre und entsprechende Umgebung zu schaffen, in der sich ältere Menschen möglichst wie «zu Hause» fühlen können. Die Langzeitpflegestationen genießen allerdings keinen besonders guten Ruf, nicht nur weil in vielen Fällen schlechte Bedingungen vorherrschen. Auch das Verhalten des Pflegepersonals kann zu dem überwiegend automatisierten Anstaltscharakter beitragen. Das Problem des *Ageism*, die Diskriminierung alleine aufgrund des Kriteriums, dass ein Mensch «alt ist», ist bei Pflegenden und anderen, die in diesem Bereich arbeiten, untersucht worden. Die heutige Tendenz zur individualisierten Pflege mithilfe des Pflegeprozesses (eine Pflegemethode, die in unserem Modell integriert ist) bietet Langzeitpatienten dagegen einen Weg, ihre Individualität im Leben – d. h. ihre Individualität in Relation zu den relevanten LAs – beizubehalten.

Alte Menschen beschäftigen sich unweigerlich mit dem Tod; dies sollten Pflegende, die ältere Menschen betreuen, immer wieder berücksichtigen. Man sollte bedenken, dass viele der Bekannten älterer Menschen bereits gestorben sind und sie deshalb verlassen und einsam und in Trauer um ihre Freunde und Bekannten leben. In der westlichen Welt sterben die meisten Menschen erst im hohen Alter. Eine kompetente und einfühlsame Pflege kann einem Menschen helfen, in größtmöglicher Geborgenheit und Würde an das Ende seiner Lebensspanne, das Ereignis des Todes, zu gelangen.

In diesem Überblick über die Beziehungen zwischen den einzelnen Phasen der Lebensspanne und der professionellen Pflege wurden verschiedene Lebensaktivitäten erwähnt. Dies verdeutlicht, dass die Komponente Lebensspanne in unserem Pflegemodell in engem Bezug zur Komponente Lebenaktivitäten steht, ebenso wie zum Abhängigkeits-/Unabhängigkeits-Kontinuum, das nun besprochen werden soll.

3.4 Das Abhängigkeits-/Unabhängigkeits-Kontinuum

Die Begründung für die Eingliederung des Abhängigkeits-/Unabhängigkeits-Kontinuums in das Lebensmodell wurde auf S. 74 dargelegt. Das Konzept der Abhängigkeit/Unabhängigkeit wird in der Pflege allgemein benutzt und in unserem Pflegemodell als Konzept direkt mit jeder der 12 LAs verknüpft **(Abb. 3-5)**. Eine enge Beziehung besteht offensichtlich ebenfalls zwischen dieser Modellkomponente und der Lebensspanne.

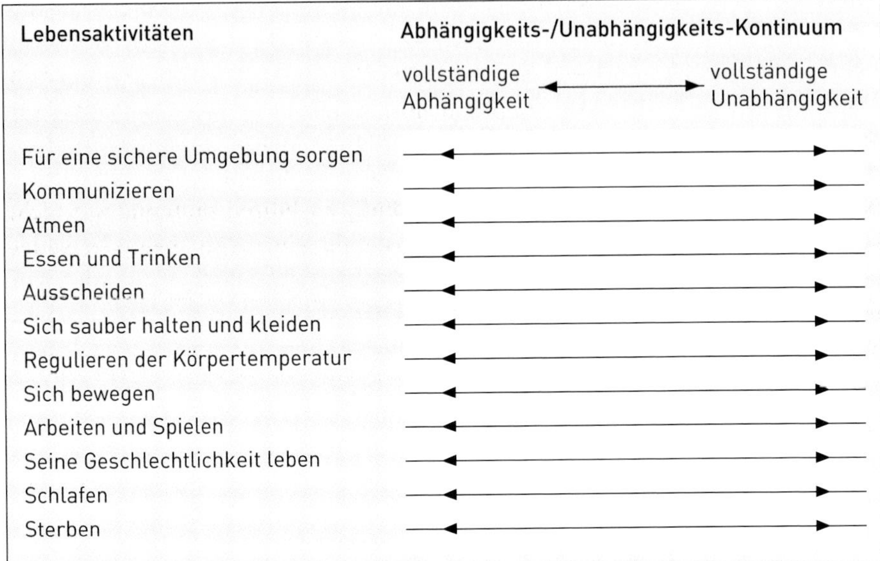

Abbildung 3-5: Das Abhängigkeits-/Unabhängigkeits-Kontinuum verbunden mit den Lebensaktivitäten

3.4.1 Die Kindheit

Bei der Pflege von Neugeborenen wird deren vollständige Abhängigkeit bei fast jeder Lebensaktivität berücksichtigt, während man in der Kinderkrankenpflege in Betracht ziehen muss, dass die ersten Jahre der Lebensspanne von zunehmender Unabhängigkeit bei den LAs gekennzeichnet sind. Manche Kinder können als Folge körperlicher oder geistiger Behinderungen diese Unabhängigkeit nicht in gleichem Maße bzw. keine Unabhängigkeit «normalen» Grades erreichen. Wo immer Pflegende mit der Pflege solcher Kinder zu tun haben, sei es zu Hause oder in einer institutionellen Einrichtung, muss das Ziel immer darin bestehen, ein individualisiertes Programm zu erstellen, durch das eine größtmögliche Unabhängigkeit bei jeder einzelnen LA erreicht werden kann.

Bei jedem Kind kann eine Krankheit oder eine Verletzung infolge eines Unfalls nicht nur den bereits erreichten Unabhängigkeitsgrad beeinträchtigen, sondern möglicherweise auch einen Krankenhausaufenthalt erforderlich machen. Kleine Kinder werden durch eine Veränderung ihrer Umgebung oder ihres Tagesablaufs sehr leicht durcheinandergebracht. Ein Kind, das zum Beispiel seit kurzem Unabhängigkeit in gewissen Aktivitäten der Körperpflege erreicht hat oder sich ohne Hilfe anziehen kann, wird wahrscheinlich sehr verwirrt sein, wenn eine Pflegeperson es wäscht oder ankleidet. Andererseits kann es für ein Kind sehr bedrückend sein, wenn eine Pflegeperson einen gewissen Grad an Unabhängigkeit bei einer LA von ihm erwartet, den es noch nicht erreicht hat; wenn es beispielsweise das WC benutzen soll, obwohl es noch das Töpfchen braucht, oder wenn es ein Spiel oder ein Buch erhält, das sein Fassungsvermögen übersteigt.

Die Pflegeperson muss natürlich genaue Informationen darüber haben, was ein Kind in Bezug auf die einzelnen LAs selbstständig ausführen kann und was nicht, damit er einen auf das Kind und auf die Umstände seiner Krankheit oder Verletzung zugeschnittenen Pflegeplan erstellen kann. So weit wie möglich werden Kinder mit Unterstützung von Gemeindepflegenden eher zu Hause gepflegt, anstatt sie in ein Krankenhaus einzuweisen. In manchen Fällen werden sie auch nach Hause entlassen, und die Pflegenden aus dem Krankenhaus kommen und pflegen sie zu Hause weiter, damit die Kontinuität einer spezialisierten Pflege mit minimaler Unterbrechung für das Kind und die Familie gewährleistet ist; dabei wird jede Anstrengung unternommen, die Unabhängigkeit des Kindes und seiner Familie zu verbessern.

3.4.2
Das Erwachsenenalter

Für die meisten Menschen ist Unabhängigkeit ein wesentliches Merkmal des Erwachsenendaseins. Viele, die aus irgendeinem Grund unfreiwillig von anderen Menschen abhängig werden, zum Beispiel als Folge einer Krankheit oder eines Unfalls, können sich nur schwer damit abfinden. Ist die Dauer der Abhängigkeit bei einzelnen oder allen LAs nur vorübergehend, etwa nach einer Operation, wird sie meist leichter ertragen. Wenn jedoch die Umstände eine längerfristige Abhängigkeit bei einigen LAs zur Folge haben, braucht der Patient Zeit und Unterstützung, um sich an den veränderten Zustand der Abhängigkeit/Unabhängigkeit zu gewöhnen und damit fertig zu werden. Dies ist besonders wichtig, wenn aus irgendeinem Grund eine dauerhafte Lähmung eingetreten ist oder die Mobilität und der Tastsinn einer Person in bestimmten Körperregionen beeinträchtigt oder sogar zerstört worden sind. Ebenso relevant ist dieser Aspekt, wenn ein gestörtes Seh- und Hörvermögen oder Sprachbehinderungen die Kommunikationsfähigkeit eines Menschen einschränken. Die Reduzierung der Unabhängigkeit kann, insbesondere wenn sie plötzlich auftritt, die Wahrnehmung der Männlichkeit/Weiblichkeit eines Menschen auf drastische Weise belasten und zu Frustration, dem Verlust des Selbstwertgefühls und zu einem Gefühl der Hoffnungslosigkeit führen.

Heutzutage leiden aufgrund der pharmakologischen Fortschritte Menschen mit psychischen Gesundheitsproblemen vielleicht nur gelegentlich unter Episoden von Unwohlsein, und nur während solcher Phasen werden sie bei einigen LAs weniger unabhängig. Auf der anderen Seite benötigen manche psychisch beeinträchtigte Menschen eine ständige Überwachung durch Betreuungspersonen, beispielsweise um ihre Medikamentenverordnung einzuhalten – sei es durch Familienangehörige oder durch Fachkräfte für psychiatrische Pflege in der Gemeinde – und zwar jeweils in dem Ausmaß ihrer Abhängigkeit.

Geistig behinderte Menschen sind in unterschiedlichem Ausmaß bei den LAs abhängig. Die Unterstützung durch Familienangehörige, Gesundheitsfachkräfte oder ehrenamtliche Organisationen kann helfen, ihnen einen Standard «bestmöglicher Lebensqualität» zu ermöglichen.

Wenn Familienangehörige die maßgeblichen Betreuungspersonen sind, benötigen auch sie unterstützende Hilfeleistungen von außen.

Behinderte Erwachsene können natürlich mit denselben Beschwerden wie Nichtbehinderte ins Krankenhaus oder in Kontakt mit der Gemeindepflege kommen. Pflegende benötigen also genaue Informationen über den Status ihrer Abhängigkeit/Unabhängigkeit für jede einzelne LA, wenn sie Patienten pflegen müssen, die körperlich behindert sind (oder die Sehfähigkeit, das Gehör oder die Sprache ganz oder teilweise verloren haben). Man sollte aber nicht von vornherein davon ausgehen, dass ein Patient mit einer körperlichen Behinderung notgedrungen von einer Pflegeperson abhängig ist. Er möchte vielleicht weiterhin seine Bewältigungsmechanismen, Hilfsmittel oder Geräte verwenden – dies nennt man «unterstützte» Unabhängigkeit –, die es ihm seither ermöglicht haben, im Alltagsleben selbstständig seine LAs auszuführen. Der Pflegende sollte dies ermöglichen und entsprechende Informationen in den Pflegeplan des Patienten eintragen.

3.4.3 Das Alter

Selbst die geschicktesten Menschen brauchen im Allgemeinen viel Zeit, Unabhängigkeit bei den LAs zu erlangen. Der Verlust dieser Unabhängigkeit im Alter kann sich genauso allmählich vollziehen, tritt jedoch selten bei allen LAs gleichzeitig auf. Die LA *Sich bewegen* ist meistens zuerst betroffen; und weil die Bewegungsfähigkeit zur Ausübung vieler anderer Aktivitäten benötigt wird, kann dies zum Verlust der Unabhängigkeit bei anderen LAs führen. Wenn ein älterer Mensch nur ungern badet, kann vorsichtiges Fragen vielleicht aufdecken, dass er dies aus Angst vor dem Ausrutschen lieber vermeidet. Probleme bei der persönlichen Pflege und dem An- und Auskleiden können in vielen Fällen auf Schwierigkeiten mit der Bewegungsfähigkeit zurückzuführen sein. Inzwischen gibt es viele Geräte, die älteren Menschen mit solchen Problemen Hilfe bieten können. Ihnen diese zur Verfügung zu stellen, ermöglicht es ihnen, unabhängig zu bleiben, und sei es nur eine «unterstützte» Unabhängigkeit. Auf eine im Zusammenhang mit dem Lebensmodell gemachte Aussage, dass nämlich das Alter nicht unbedingt den Verlust der Unabhängigkeit und eine Abhängigkeit bei allen LAs bedeuten muss, soll an dieser Stelle nochmals ausdrücklich hingewiesen werden.

Wie bereits erwähnt, verändert sich insbesondere in den westlichen Gesellschaften die Altersstruktur permanent. Wegen der signifikanten relativen Zunahme der 80- und 90-Jährigen müssen in der Gemeinde immer mehr Dienstleistungen zur Unterstützung der älteren Menschen angeboten werden, um ihnen dabei zu helfen, gesund und aktiv und möglichst unabhängig zu bleiben. Es gibt heute Vereine, die sportliche, spielerische und handwerkliche Tätigkeiten fördern und neben der Anregung zu körperlicher und geistiger Aktivität auch einen Anlass für soziale Treffen bieten, wodurch der Einsamkeit entgegengewirkt wird, die häufig mit dem Alleinleben einhergeht. Besonders in den westlichen Kulturen, in denen heutzutage die Kleinfamilienstruktur überwiegt, leben immer mehr ältere Menschen in so genannten «betreuten Wohngruppen», die häufig zweckgerichtet sind und in denen ältere Menschen, ob alleinstehend oder Ehepaare, weiter dort leben können, auch wenn die körperliche Einschränkung zunehmend stärker wird. Dort ist jeder über ein Kommunikationssystem mit der Wohnung der Betreuer verbunden, von denen immer jemand auf Abruf bereit ist. Dies ist eine Form der «technisch unterstützten Unabhängigkeit».

3.4.4 Erkennen des Abhängigkeitsgrades

Eine wichtige Kompetenz besteht bei Pflegenden darin, ein professionelles Urteilsvermögen über die Fähigkeiten eines Patienten zu entwickeln. Man sollte ihm, gleich welchen Alters, nie die noch vorhandene Unabhängigkeit bei der Ausführung bestimmter LAs entziehen. Es gibt natürlich eine feine Trennlinie zwischen diesem Fall und einem Fehlurteil, bei dem man ihn auffordert, etwas zu tun, wozu er nicht in der Lage ist.

Es gehört ebenfalls zu den Fähigkeiten eines Pflegenden, zu erkennen, wann ein Patient sich in einem Zustand der Abhängigkeit befindet und wann man ihm helfen sollte, zu akzeptieren, dass er Hilfe benötigt. Obwohl der Schwerpunkt der Pflege im Allgemeinen in der Ermutigung des Patienten liegen sollte, eine größtmögliche Unabhängigkeit bei den LAs zu erlangen oder wiederzugewinnen, treten manchmal Umstände ein (z. B. Bewusstlosigkeit oder schwere körperliche oder geistige Erkrankungen), die einen Patienten vollkommen von Pflegenden abhängig machen. Unter anderen Umständen ist diese Abhängigkeit im besten Interesse des Patienten, auch wenn er eigentlich unabhängig sein will, zum Beispiel direkt nach einer Operation, bei bestimmten Erkrankungen (z. B. schwere Atembeschwerden) oder aus anderen Gründen (z. B. Unbeweglichkeit durch einen Streckverband). In diesen Fällen ist es wichtig, dass der Patient sich so wenig wie möglich bewegt und seine Energie aufspart. Auf solche Patienten muss der Pflegende eingehen, damit sie akzeptieren können, dass ihre Abhängigkeit notwendig ist und zur Linderung der Beschwerden beiträgt, wenn der Pflegende anstelle des Patienten bereitwillig für ihn Aktivitäten ausführt, wobei er Würde und Selbstachtung des Patienten nicht verletzen darf.

So gesehen verhilft der Pflegende dem Patienten entweder zu Unabhängigkeit bei der Ausführung von LAs, oder aber er ermutigt ihn, seine Abhängigkeit zu akzeptieren. Das Abhängigkeits-/Unabhängigkeits-Kontinuum ist im Pflegemodell genauso wie im Lebensmodell mit Pfeilen versehen, um zu zeigen, dass eine Bewegung in beide Richtungen stattfinden kann – eine wichtige Dimension des Konzepts Abhängigkeit und Unabhängigkeit im Kontext der Pflege. Ein bedeutender Aspekt der Pflege sind die richtige Einschätzung des Grades an Unabhängigkeit bei jeder Lebensaktivität sowie die Beurteilung der Richtung und des Umfangs an Unterstützung, die ein Patient benötigt, um sich dem Kontinuum entlang bewegen zu können. Darüber hinaus muss eingeschätzt werden, welche pflegerische Unterstützung erforderlich ist, um die gesteckten Ziele zu erreichen, aber auch um die Fortschritte im Vergleich zu den Zielsetzungen zu bewerten.

Über den *Zeitpunkt* des Todes besteht nur wenig unabhängige Kontrolle, außer im Fall eines Selbstmords. Pflegende und Betreuungspersonen können den Sterbenden jedoch ermutigen, entweder zu Hause oder im Krankenhaus so unabhängig wie möglich zu bleiben. Hierbei ist es wichtig, mit in Betracht zu ziehen, dass auch die Familienangehörigen oder andere wichtige Bezugspersonen vorübergehend von pflegerischen Kompetenzen abhängig sein können, wenn sie sich vor und nach dem Tod durch den Trauerprozess arbeiten.

3.5 Faktoren, welche die LAs beeinflussen

Im Lebensmodell (S. 76) dient diese Komponente der Erklärung, warum so viele individuelle Unterschiede bei der Ausführung der LAs vorhanden sind. Die verschiedenen «Faktoren», welche die LAs beeinflussen, werden wie erwähnt in fünf Hauptgruppen unterteilt und gelten gleichermaßen für das Pflegemodell (**Abb. 3-6** auf S. 119).

An dieser Stelle möchten wir nochmals wiederholen, dass diese fünf Faktoren aus unzähligen Einzelaspekten bestehen; außerdem möchten wir betonen, dass die Faktoren für diese Monografie aufgrund ihrer Relevanz für die Pflege ausgewählt wurden oder weil sie einen Kontext für die Diskussion der Pflege gewährleisten.

Faktoren, welche die Lebensaktivitäten beeinflussen

biologische

psychologische

soziokulturelle

umgebungsabhängige

wirtschaftspolitische

Abbildung 3-6: Faktoren, welche die Lebensaktivitäten beeinflussen

Die fünf Faktoren beeinflussen, wie schon erwähnt, jede einzelne LA und stehen auch mit den anderen Modellkomponenten – der Lebensspanne und dem Abhängigkeits-/Unabhängigkeits-Kontinuum – in Verbindung. Die fünf Faktoren sind eng miteinander verflochten; dies macht es schwierig, bei der Einschätzung eines Patienten den Einfluss der biologischen vom Einfluss der psychologischen Faktoren zu trennen bzw. den Einfluss der soziokulturellen von dem der wirtschaftspolitischen Faktoren. Trotz vieler Überschneidungen werden die fünf Faktoren an dieser Stelle getrennt behandelt. Dabei werden einige allgemeine Aspekte hervorgehoben, die mit Gesundheit und Krankheit in einem pflegerischen Kontext verbunden sind.

3.5.1 Biologische Faktoren

Pflegende müssen Kenntnisse über die biologischen Faktoren und deren Einfluss auf die LAs haben. Wir haben bestimmte anatomische und physiologische Begriffe in das Pflegemodell integriert, um zu verdeutlichen, in welcher Weise sie dem Pflegenden Aufschluss darüber geben, wie dieses Wissen beim Verstehen sowie beim Einschätzen, Planen und Durchführen von relevanten Pflegemaßnahmen sowie beim Bewerten ihrer Auswirkungen hilfreich ist.

In dieser Monografie soll nicht die Wissenschaft Biologie behandelt werden. Um jedoch eine Diskussionsgrundlage für die biologischen Faktoren zu bieten, sollen einige Bemerkungen über die Nomenklatur der verschiedenen Körpersysteme gemacht werden, um zu zeigen, wie sie in unser Modell integriert werden.

Wie bei allen anderen Lebewesen besteht auch der menschliche Körper aus Zellen, etwa 10^{16} an der Zahl. Obwohl die Zellen des Menschen eine ähnliche Struktur aufweisen, sind bestimmte Zellzusammenschlüsse auf bestimmte Aktivitäten spezialisiert, z. B. die Zellen für den Austausch von Sauerstoff und Kohlendioxid in der Lunge oder zur Sekretion von Magensäure, um die Verdauung zu unterstützen. Die Kenntnisse über die Zusammenschlüsse von Zellen oder Geweben haben sich im 20. Jahrhundert enorm entwickelt, in erster Linie aufgrund der zunehmenden technischen und technologischen Fortschritte bei der Beobachtung und Messung der zellulären Aktivität.

In einer Phase der Entwicklung dieses Wissens haben die Anatomen und Physiologen die Körpergewebe, die strukturell oder funktional zu interagieren schienen, in Körpersysteme kategorisiert und sie einzeln bezeichnet, beispielsweise in Knochen-, Muskel-, Atem- und Blutkreislaufsysteme. Mit zunehmendem Wissen wurde die wechselseitige Beziehung dieser Systeme immer offensichtlicher, deshalb wurden präzisere Begriffe eingeführt, etwa skelettmuskuläre, urogenitale oder kardiopulmonale Systeme. In der Folge wurden bestimmte Gewebe mit hoch spezialisierten Funktionen identifiziert, die zuvor noch nicht als Systeme verstanden worden waren, z. B. das Immunsystem, das Temperaturkontrollsystem, das retikuloendotheliale System und das System des Biorhythmus in Verbindung mit der Schlafkontrolle.

Offensichtlich ist der menschliche Körper eine höchst komplexe Organisation von Zellen und Geweben mit vielen untereinander in Verbindung stehenden Systemen, und nur zum Zweck des Erlernens und der Diskussion sollen diese Systeme separat erörtert werden.

Betrachtet man die Komplexität und die wechselseitigen Beziehungen der Körpersysteme, ist es schwierig, nur ein System mit nur einer einzigen LA zu verbinden; obwohl beispielsweise die Hauptfunktion des skelettmuskulären Systems in Verbindung mit der LA *Sich bewegen* steht, ist es außerdem Voraussetzung für viele weitere LAs.

Eines der Ziele bei der Darstellung unseres Pflegemodells besteht in dem Bemühen, Studierenden der Pflege dabei behilflich zu sein, die Wissenschaft Biologie in den Bezugsrahmen der LAs zu integrieren, insbesondere wenn die jeweils verwendete Pflegedokumentation unser Modell widerspiegelt. Deshalb verbinden wir, um den Studierenden der Pflege eine Hilfestellung für das Erkennen der Beziehung zwischen den biologischen Faktoren und den LAs zu bieten, ein bestimmtes Körpersystem mit einer LA, wenn dieses relevant ist; beispielsweise das kardiopulmonale System mit der LA *Atmen*, den Ernährungs- und Ausscheidungstrakt mit der LA *Ausscheiden*, das skelettmuskuläre System mit der LA *Sich bewegen*. Es ist nicht immer möglich, so spezifisch vorzugehen, und drei der LAs sind so allgemein, dass sie nicht mit einem speziellen Körpersystem in Verbindung gebracht werden können: *Für eine sichere Umgebung sorgen, Arbeiten und Spielen* und *Sterben*.

Der Begriff «biologische Faktoren» kann in einem pflegerischen Kontext allerdings Schwierigkeiten bereiten. Manche vertreten nach wie vor den Standpunkt, dass dieser Begriff sich nur auf die Pathologie bezieht. Zweifellos kommt die professionelle Pflege immer wieder mit körperlichen Dysfunktionen und Krankheiten in Kontakt, insbesondere in Notfallsituationen. Doch die Pflege befasst sich darüber hinaus mit der Förderung und Erhaltung der Gesundheit und mit der Vorbeugung gegen Krankheiten. Um die normale Struktur und Funktion des *gesunden* Körpers zu verstehen, benötigt man ein fundiertes Wissen über die Naturwissenschaften.

Förderung und Erhaltung der Gesundheit. Für Pflegende bieten sich in jeder Umgebung – zu Hause, in der Tagesklinik, im Krankenhaus – Gelegenheiten, Aspekte der Gesundheitserziehung zu vermitteln, die der Erhaltung eines biologisch gesunden Körpers dienen. Heutzutage werden vor allem in den Industrieländern beachtliche finanzielle Mittel von den Regierungen aufgebracht, um durch die Massenmedien die Idee körperlicher Gesundheit und Fitness als vorbildliche Lebensform zu verbreiten; einem Pflegenden sollte es als Experten in der Gesundheitspflege natürlich nicht schwerfallen, diese Idee zu unterstützen. Man sollte jedoch bedenken, dass jede Diskussion über die Förderung und Erhaltung der Gesundheit auch Kontroversen provozieren kann. Tatsächlich fragen manche: «Welches Recht haben Menschen, die die Gesundheit anderer fördern wollen, in deren Leben einzugreifen?» Der Pflegende muss die Angemessenheit der Einführung solcher Themen abwägen – und erkennen, wann er davon absehen sollte!

Der biologische Zustand eines Menschen ist natürlich nicht statisch, er verändert sich ununterbrochen. Selbst im Schlaf sind Zellen ständig aktiv, und hormonelle und chemische Substanzen regulieren die internen Vorgänge im Körper, damit die Homöostase aufrechterhalten wird. Selbstverständlich gibt es für verschiedene biologische Funktionen einen Normbereich mit individuellen Abweichungen, die messbar sind. Dieser Bereich kann je nach Alter variieren; so hat zum Beispiel ein Baby in Ruhe einen Puls von ca. 140 Schlägen pro Minute, während für einen jungen Erwachsenen 70 Schläge pro Minute normal sind. Nur im Normbereich sind optimale Körperfunktionen möglich.

Schwangerschaft ist eine Zeit, in der die meisten Frauen (und manche Männer) bereit sind, über die Erhaltung der Gesundheit zu diskutieren – für sich selbst und das erwartete Kind. Beispielsweise ist im Zusammenhang mit der Ernährung der Mutter eine ausgewogene Kost für die Gesundheit der Mutter und das Wachstum des Fötus von wesentlicher Bedeutung. Eiweiß, Kalzium und Vitamine sind wichtige Bestandteile; über die Folsäure weiß man heute, dass sie Defekte des Neuralrohrs verhindert. Vom Genuss von Alkohol wird während der Schwangerschaft abgeraten, denn exzessiver Alkoholkonsum kann in dieser Zeit zu Geburtsdefekten führen, die als «Alkoholembryopathie» bekannt sind. Schwangeren Frauen wird außerdem geraten, nicht zu rauchen, denn Rauchen verringert das Geburtsgewicht und kann zu einer gestörten körperlichen und geistigen Entwicklung bei Kleinkindern führen. Nach der Entbindung konnten die nachteiligen Wirkungen des passiven Rauchens auf kleine Kinder nachgewiesen werden.

Nach einer Schwangerschaft bilden sich die Fortpflanzungsorgane allmählich in ihren Zustand vor der Schwangerschaft zurück, und die Menstruation tritt innerhalb von etwa 3 Monaten nach der Entbindung wieder ein. Da die Zeit des ersten Eisprungs jedoch nicht vorausgesehen werden kann, wird eine Empfängnisverhütung empfohlen, sobald die sexuellen Beziehungen wieder aufgenommen werden und eine frühe weitere Schwangerschaft nicht erwünscht ist. Die Verfügbarkeit von Empfängnisverhütungstechniken (vorwiegend als körperliche oder chemische Kontrolle der Fruchtbarkeit) wird sowohl von Männern als auch von Frauen als ein wichtiger Fortschritt der modernen Zeit betrachtet. Die Empfängnisverhütung erlaubt es den Frauen, eine Kontrolle über ihr Leben auszuüben, und man kann sogar behaupten, dass sie die Gesundheit fördert, weil sie beträchtlich zum emotionalen und körperlichen Wohlbefinden der Frau beiträgt. In einigen Ländern, die unter dem Problem der Überbevölkerung leiden, fördern die Regierungen aktiv die Familienplanung (einschließlich der Anwendung von Verhütungsmitteln) und die Schulung der Menschen bezüglich der Bedeutung der Geburtenkontrolle.

Die Förderung und Erhaltung der Gesundheit während der Menopause ist ebenfalls ein wichtiger Aspekt. Bei vielen Frauen verursacht die Einstellung der monatlichen Periode keine übermäßige Aufregung. Bei anderen kann die Reduzierung des Geschlechtshormonspiegels Symptome wie Hitzewallungen, Kopfschmerzen, Depressionen und Müdigkeit und manchmal auch den Verlust der Libido verursachen. Gesundheitsbezogene Ratschläge und die Behandlung derartiger Symptome sind wichtig und ermöglichen den Frauen die Fortführung ihrer alltäglichen, persönlich als normal erachteten Lebensaktivitäten. Obwohl dieses Thema noch immer heiß umstritten ist, wird der therapeutische Einsatz einer Hormonersatztherapie zur Erhaltung der Gesundheit während und nach der Menopause zunehmend positiv bewertet. Abgesehen von der Gewährleistung einer Symptomlinderung hat sich die Hormonersatztherapie bei älteren Frauen sowohl hinsichtlich der Reduzierung des Risikos für Osteoporose als auch für arterielle Gefäßerkrankungen als positiv erwiesen.

Vorbeugung gegen Krankheiten. Natürlich beteiligen sich die Pflegenden auch an der Verhinderung körperlicher Erkrankungen, etwa wenn sie eine Impfung vornehmen oder darüber aufklären. Die Studierenden der Pflege müssen daher die physiologischen Veränderungen verstehen lernen, die bei einer Immunisierung im Körper stattfinden, durch die körperliche Krankheiten vermieden werden sollen, die möglicherweise zu Störungen bei einer oder auch mehreren LAs führen können.

Die Verhinderung von Problemen und Erkrankungen ist auch wichtig im Zusammenhang mit den LAs *Sich bewegen* und *Arbeiten und Spielen*. Kenntnisse aus der Wissenschaft «Ergonomie» können helfen, Muskelverspannungen und -schmerzen bei Bewegungen und beim Umgang mit Lasten, sei es zu Hause, am Arbeitsplatz oder beim Spiel, zu verhindern. Abgesehen von den persönlichen Problemen kosten Rückenschmerzen die Industrie jährlich Millionenbeträge wegen der Fehltage der Arbeitskräfte durch Krankmeldungen.

Für einen anderen wichtigen Aspekt der Erziehung zur Krankheitsvorbeugung wird in vielen Ländern allgemein geworben. Raucher werden eindringlich auf die bekannten verheerenden Auswirkungen des Inhalierens von Tabakrauch hingewiesen – insbesondere für die respiratorischen und kardiovaskulären Systeme. Tabakrauch kann auch, wie bereits erwähnt, ein ungeborenes Kind schädigen und Gesundheitsprobleme beim Fötus verursachen. Die Beteiligung des kardiovaskulären Systems bedeutet nicht, dass nur die Atmung betroffen ist; viele LAs können darunter leiden. Deshalb richten sich viele Anstrengungen bei der Erziehung von Kindern darauf, sie davon abzuhalten, zu gewohnheitsmäßigen Rauchern zu werden.

Drogen- und Medikamentenmissbrauch ist ein weiteres Problem, das der modernen Gesellschaft von heute starke Sorgen bereitet. Die Folgen einer längerfristigen Drogenabhängigkeit können bei vielen LAs erkannt werden. Der Druck Gleichaltriger ist stark, und der Anreiz, ein Risiko einzugehen, hat eine starke Anziehungskraft, besonders für junge Menschen. Um der Verführung zu den «Freuden», die solche Substanzen angeblich bringen sollen, entgegenwirken zu können, muss die Präventionsbotschaft einfühlsam vermittelt werden.

Körperliche Erkrankungen. Das erwünschte Ziel besteht in der Verhinderung von Krankheiten, und trotzdem leiden manche Menschen unter körperlichen Erkrankungen oder Verletzungen. Dies kann eine Pflege zu Hause oder im Krankenhaus während einer kurzen Episode oder einer langfristigen Dysfunktion, aber auch während eines Sterbeprozesses erforderlich machen. Manche Ursachen körperlicher Störungen sind genetisch bedingt, andere scheinen auf eine oft nur schwer erkennbare Weise zu beginnen, nämlich im körpereigenen System, beispielsweise bei Autoimmunerkrankungen oder bei idiopathischen Krankheiten. Wenn in einem Gewebe eine körperliche Dysfunktion vorliegt, etwa aufgrund einer Verletzung, Infektion, Krankheit oder als Reaktion auf bestimmte Reizstoffe, kann man davon ausgehen, dass der Körper nicht passiv bleibt, sondern physiologisch anhand von verschiedenen Strategien ein Gleichgewicht zu erhalten versucht. Solche Reaktionen werden allgemein als Verteidigungsmechanismen bezeichnet. Zu diesen Mechanismen zählen die Aktivierung des Immunsystems, die Schutzreaktion der Entzündung nach Verletzungen oder Infektionen und der

Prozess der Gewebeheilung; auch die ersten Phasen des Phänomens Schock sind Schutzreaktionen, obwohl sie sich, wenn sie nicht schnell behandelt werden, rasch ins Gegenteil umkehren können, weil eine extreme physiologische Reaktion sogar zum Tode führen kann.

Pflegende arbeiten bei bestimmten Erkrankungen und medizinischen Diagnosen oft eng mit den Ärzten zusammen, wobei bestimmte pflegerische Tätigkeiten immer noch vom Arzt angeordnet werden, z. B. die Verabreichung der meisten Arzneimittel.

Viele Krankheiten sind identifiziert und sorgfältig erforscht worden, und es gibt eine international anerkannte Klassifikation der Krankheiten, die national und international für die Sammlung von epidemiologischen Daten über das Auftreten von Krankheiten und Todesursachen als Maßstab gilt.

In all diesen Fällen – zur Gesundheitserhaltung, Krankheitsvorbeugung, Pflege im Krankheitsfall und während des Sterbeprozesses – ist es für die Pflegenden unerlässlich, über Grundkenntnisse in der Humanbiologie und ähnlichen Wissenschaften zu verfügen, um gesunde Strukturen und Funktionen sowie pathologische Veränderungen und Ursachen einer Dysfunktion (soweit erkennbar) verstehen zu können, aber auch um einschätzen zu können, inwieweit die Lebensaktivitäten des Einzelnen von derartigen Störungen betroffen sind.

Wie schon erwähnt, implizieren die Lebensaktivitäten jedoch wesentlich mehr als nur biologische Körperstrukturen und -funktionen. Ein Überleben ohne intellektuelle und emotionale Fähigkeiten – also ohne die psychologischen Faktoren – ist nicht möglich.

3.5.2 Psychologische Faktoren

Pflegende müssen auch über die psychologischen Faktoren und deren Einfluss auf die LAs Bescheid wissen. Die psychologischen Faktoren wurden in das Pflegemodell aufgenommen, um den Pflegenden Aufschluss darüber zu geben, in welcher Weise dieses Wissen beim Verstehen sowie beim Einschätzen, Planen und Durchführen der Pflegemaßnahmen sowie beim Bewerten ihrer Auswirkungen und Ergebnisse hilfreich ist. In dieser Monografie wollen wir jedoch keinen Abriss über die Psychologie geben. An dieser Stelle werden lediglich einige allgemeine Anhaltspunkte vorgestellt, die zeigen sollen, wie dieses Wissen helfen kann, den Menschen bei der Ausführung der verschiedenen Lebensaktivitäten zu verstehen.

Intellektuelle Entwicklung. Das Ausmaß der intellektuellen Entwicklung beeinflusst natürlich die Lernfähigkeit. Die Kommunikation (sei sie verbal oder nonverbal) ist Grundlage für alle Aktivitäten in Verbindung mit dem Lernen und

Unterrichten. Einige Beispiele sollen dies verdeutlichen: Die LA *Kommunizieren* ist von entscheidender Bedeutung für die kindliche Entwicklung und die organisierte Ausbildung, sie wird häufig die Berufsmöglichkeiten eines Menschen bestimmen, sie ist ein machtvolles Instrument der Massenmedien und schließlich ein wesentlicher Aspekt sämtlicher Maßnahmen der Gesundheitsdienste mit Klienten oder Familien.

Um ein anderes Beispiel zu nennen: Ein Mindestmaß an Intelligenz ist erforderlich, um die manuellen Fertigkeiten für die LA *Essen und Trinken* zu erlernen. Dies ist auch erforderlich, um eine gesunde Kost auszuwählen und zuzubereiten. Die Zubereitung erfordert Kenntnisse über die grundlegenden Hygienemaßnahmen beim Umgang und bei der Aufbewahrung von Nahrungsmitteln, über die Verhinderung einer Kontamination von Speisen und Getränken durch Fliegen oder Würmer und schließlich auch über die korrekte Entsorgung von Abfällen.

Pflegende kommen oftmals mit Kindern oder Erwachsenen mit einer beeinträchtigten intellektuellen Entwicklung in Berührung, die aufgrund einer genetischen Störung, etwa eines Down-Syndroms, geistig behindert sind. Daher muss der Pflegende Kenntnisse über die Genetik besitzen, um ein Beratungsgespräch führen zu können oder um die Bedeutung der Diagnose einer Amniozentese, einer Ultraschalluntersuchung oder einer Blutentnahme bei der Mutter zu verstehen.

Gewisse Kenntnisse sind auch erforderlich, um einen geistig behinderten Menschen als einen grundsätzlich gesunden Menschen zu behandeln, auch wenn die Entwicklung seiner intellektuellen und anderen vom Denkvermögen abhängigen Fähigkeiten pathologisch langsam abläuft. Wenn man für eine angemessen stimulierende Umgebung sorgt und dabei berücksichtigt, was diese Patienten tun *können*, anstatt sich darauf zu konzentrieren, was sie nicht tun können, sind in den meisten Fällen die Voraussetzungen für eine optimale intellektuelle und emotionale Entwicklung dieser Menschen geschaffen. Wird einem geistig behinderten Menschen jegliche Stimulation vorenthalten, werden die Auswirkungen auf die LAs sofort sichtbar: beispielsweise ein mangelhaftes Kommunikationsvermögen; Schwierigkeiten, auf sozial akzeptable Weise zu essen und zu trinken; Probleme bei der Ausscheidung; Arbeitsunfähigkeit und das Unvermögen, bestimmte Freizeitaktivitäten auszuführen.

Eine sorgfältige und langsame Erziehung und Stimulierung des Intellekts nach einem individualisierten Plan ist bei einem geistig Behinderten von größter Bedeutung, damit seine persönlichen Fähigkeiten vollständig genutzt werden, unabhängig davon, wie eingeschränkt sie sind. Abgesehen von intellektuellem Scharfsinn können nämlich viele Fertigkeiten zu einem glücklichen und erfüllenden Leben führen. Bei der Diskussion über die Erwartungen der Eltern solcher Kinder darf jedoch zum Zeitpunkt der Diagnose die Realität nicht ignoriert werden.

Emotionale Entwicklung. Eine beeinträchtigte emotionale Entwicklung ist manchmal sehr viel schwieriger zu erkennen. Wie wesentlich die Mutter-Kind-Beziehung ist, wurde bereits erwähnt. Sie nährt die Entwicklung des Selbstwertgefühls eines Menschen und beeinflusst die Art und Weise, wie er mit Emotionen wie Freude, Wut, Angst, Sorgen und Stress umgeht, welche wiederum die LA *Kommunizieren* zu beeinflussen vermögen. Jeder Mensch erwirbt gewisse Bewältigungsmechanismen. Für manche bedeutet Stress jedoch auch eine große Herausforderung; sie werden dadurch angespornt und stimuliert, statt zu Verdrängungstaktiken getrieben.

Auf der anderen Seite können emotionale Reaktionen infolge ganz unterschiedlicher Auslöser extrem sein, und eine Person, die zu unkontrollierten Wutausbrüchen neigt, wird eher Verletzungen verursachen, die nicht per Zufall aufgetreten sind. Dies kann die Form eines Missbrauchs von Kindern, Frauen oder älteren Menschen annehmen oder Vergewaltigung und sexuelle Nötigung oder auch zur groben Gewalt gegen unschuldige Opfer führen. Die Auslöser können exzessiver Alkoholkonsum oder Drogen-/Medikamentenabusus sein, obwohl dies manchmal auch infolge einer psychiatrischen Erkrankung wie Schizophrenie auftritt, insbesondere wenn jemand seine verordneten Medikamente einzunehmen versäumt hat. In solchen Situationen sind mehrere LAs betroffen, besonders die LA *Für eine sichere Umgebung sorgen.*

Man verbindet psychologische Stressoren oft mit wichtigen Lebenserfahrungen, und bei manchen Menschen lösen sie extreme Angstzustände aus. Solche folgenschweren Lebensereignisse treten in verschiedenen Stadien der Lebensspanne auf; sie sind entweder entwicklungsbedingt wie das Abstillen, die Sauberkeitserziehung und die Pubertät oder hängen mit Ereignissen wie Schulwechsel, Arbeitsplatzwechsel oder Umzug, Heirat oder Scheidung, Geburt, Tod eines Familienmitglieds oder eines Freundes zusammen. Die daraus resultierenden Angstgefühle können die Ausführung verschiedener LAs beeinflussen. In solchen Situationen kann der Pflegende um Hilfe gebeten werden und vielleicht schon durch ein Beratungsgespräch helfen, eine Verschärfung des Problems zu verhindern. Er kann den Betreffenden auch dabei unterstützen, sich Bewältigungsmechanismen anzueignen oder anzuwenden, bis die Ursache der Ängste beseitigt oder zumindest unwesentlicher geworden ist und er seinen LAs wieder so nachkommen kann, wie es für ihn akzeptabel ist.

Gelegentlich wird behauptet, dass psychologische Stressoren auch «Kampf- oder Fluchtmechanismen» auslösen können. Um zu überleben, ist der Mensch zu extremen Reaktionen auf wahrgenommene Gefahren fähig – als eine erkennbare Ursache für Angst. Aktiviert durch das autonome Nervensystem und durch die Ausschüttung bestimmter Hormone kommt es zu einer Steigerung der Herzfrequenz und der Blutversorgung in den Muskeln sowie zu einem Blutdruckanstieg und zu einer tieferen und schnelleren Atmung; der Körper ist physiologisch bereit für Kampf oder Flucht.

Viele Lebenserfahrungen sind jedoch bei weitem nicht so dramatisch, und die physiologische Reaktion darauf ist weniger intensiv, und dennoch können sich Angstgefühle einstellen, die keine erkennbare Ursache haben. Da solche Gefühle unangenehm sind, wird ein Mensch sie bewusst oder auch unbewusst zu vermeiden versuchen. Viele Bewältigungsmechanismen, welche die Angst auf ein tolerierbares Niveau zu senken vermögen, spiegeln sich im Verhalten wider. Sie stellen wichtige Aspekte des Lebens dar. In der psychologischen und psychiatrischen Literatur sind sie unter den Bezeichnungen Verweigerung, Einbildungskraft, Projektion, Rationalisierung, Regression und Rückzug bekannt, um nur einige zu nennen.

Sind jedoch Stressbelastungen von großer Intensität und langer Dauer, kann es besonders bei dafür empfänglichen Menschen, die keine wirksamen Bewältigungsmechanismen entwickelt haben, zu allgemeinen systemischen Veränderungen kommen und so genannte psychosomatische Störungen, etwa koronare Herzkrankheit, Asthma oder Colitis ulcerosa, hervorrufen. Entsprechende Untersuchungen haben gezeigt, dass, falls ein Mensch eine solche belastende Situation nicht abzustellen vermag, dies abgesehen von den negativen körperlichen Folgen zu Gefühlen der Hoffnungslosigkeit und schließlich zu einer pathologischen Depression führen kann, die als psychiatrische Störung einzustufen ist.

Die Auswirkungen auf die LAs können weitreichend sein. Ein pathologisch depressiver Mensch kann die Kommunikation verweigern, es sei denn, er wird dazu gezwungen; er kann das Interesse am Essen und Trinken verlieren; Schwierigkeiten mit dem Ausscheiden haben, z. B. Verstopfung; Abneigungen gegen Arbeit und Freizeitaktivitäten hegen; unter Schlafrhythmusstörungen leiden usw., je nach Schwere der Depression. In manchen Fällen kann es sogar zu einer versuchten (oder erfolgreichen) Selbsttötung kommen.

Deshalb ist es von großer Bedeutung, dass der Pflegende die psychologischen Faktoren kennt, welche die verschiedenen LAs beeinflussen. Bei einer Kontaktaufnahme mit gesunden Menschen, die sich über Gesundheitsfragen beraten oder zur Krankheitsvorbeugung impfen lassen, sind Kenntnisse der psychologischen Faktoren wichtig, weil auch diese Situationen Ängste auslösen können. Wie viel beängstigender kann erst eine Einweisung ins Krankenhaus sein. Der Patient ist nicht nur über den Grund seiner Aufnahme beunruhigt, ihn kann auch die psychische Anpassung an die ihm fremde Umgebung und die Umstellung seiner Ess-, Trink-, Ausscheidungs- und Schlafgewohnheiten belasten.

Der Pflegende muss auf die individuellen Unterschiede bei der Dauer, wie lange ein Patient braucht, um sich an eine beängstigende Situation zu gewöhnen, sensibel reagieren. Die Gewöhnungszeit ist wahrscheinlich an den äußeren Enden der Lebensspanne länger, und ein Patient ist auf besondere Rücksicht angewiesen, wenn er in unserer Gesellschaft mit ihren vielen ethnischen Gruppierungen einer soziokulturellen Gruppe angehört, mit welcher der Pflegende weniger vertraut ist.

3.5.3 Soziokulturelle Faktoren

Der Pflegende muss die soziokulturellen Faktoren und deren Einfluss auf die LAs kennen. Soziale, kulturelle, spirituelle, religiöse und ethische Faktoren wurden in das Pflegemodell aufgenommen, um dem Pflegenden Aufschluss darüber zu geben, in welcher Weise dieses Wissen beim Verstehen, Einschätzen, Planen und Durchführen der Pflegemaßnahmen sowie beim Bewerten ihrer Auswirkungen und Ergebnisse hilfreich ist. Wie bereits erwähnt, soll mit dieser Monografie nicht versucht werden, die verschiedenen Disziplinen der Sozialwissenschaften zu behandeln. Dieser Wissensbereich ist sehr umfassend, und in den vergangenen Jahren gab es zwischen den verschiedenen kulturellen Gruppen erhebliche Vermischungen oder Anpassungen sozialer Bräuche und Überzeugungen, insbesondere aufgrund der vielen Reisen, der zunehmenden Emigration und Immigration und der Flüchtlingsbewegungen über nationale Grenzen hinweg. Deshalb werden nur allgemeine Anhaltspunkte angeführt, die zeigen sollen, wie dieses Wissen (nebst anderen Themen im Curriculum) helfen kann, den Menschen bei der Ausführung der verschiedenen LAs zu verstehen.

Gesundheitsstatus: Wirkung auf das Rollenverhalten. Die weltweit unterschiedlichen Gesundheitssysteme beweisen, dass die Kultur Einfluss darauf nimmt, wie Gesellschaften mit den Themen Gesundheit und Krankheit umgehen. Das Verhalten eines erkrankten Menschen wird von tief verwurzelten kulturellen Denkweisen und Traditionen geprägt, so etwa die Art, mit Schmerzen umzugehen, die in Abhängigkeit von seiner ethnischen Herkunft unterschiedlich sein kann. Kulturelle Faktoren beeinflussen auch den Umgang mit Kranken, so dass in einigen Ländern Behinderungen oder bestimmte Krankheiten mit einem bestimmten Stigma behaftet sind. Daher sind die soziokulturellen Faktoren wichtig, um die individuellen Verhaltensweisen in Bezug auf die Gesundheit und die unterschiedlichen Reaktionen auf Krankheit und Krankenhausaufenthalt besser verstehen zu können.

Für alle im Gesundheitswesen Tätigen ist die Veränderung von *Rolle und Status* bei Krankheit von besonderem Interesse. Talcott Parson, von Beruf Soziologe, beschrieb dieses Phänomen bereits 1966 als «*Krankenrolle*». Er erkannte, dass in den meisten Gesellschaften ein Kranker von seinen gewöhnlichen Aufgaben und Verantwortungen enthoben wird, solange er der Verpflichtung nachkommt, sich medizinisch behandeln zu lassen und beim Genesungsprozess mitzuwirken. In vielen Teilen der Welt ist gesetzlich festgeschrieben, dass Kranke bestimmte Ansprüche erheben können; zum Beispiel erhalten Erwerbstätige bei Krankheit Krankengeld, das sie vor finanziellen Verlusten schützen soll, welche durch den Lohnausfall entstehen würden.

Kürzlich haben mehrere Veröffentlichungen darauf aufmerksam gemacht, dass viele soziale Auswirkungen in Parsons Analyse nicht berücksichtigt wurden; so zum Beispiel die Subjektivität bei der Definition von «Gesundheit» oder «Krankheit» oder die Tatsache, dass manche Menschen nie wieder «gesund» werden und andere bei ihrer Behandlung möglicherweise nicht kooperieren wollen.

Muss man die Rolle des «Patienten» übernehmen, können sich unter Umständen viele Rollenwechsel abspielen. Die junge Mutter zum Beispiel soll sich versorgen lassen, statt wie bisher andere zu versorgen; der Geschäftsführer, der normalerweise für viele Angestellte verantwortlich ist, unterliegt auf einmal der Verantwortung anderer; Rechtsanwälte und Bergarbeiter werden gleich behandelt, obwohl sie in Wirklichkeit ziemlich unterschiedlichen Gesellschaftsschichten angehören.

Gesundheitsstatus: Wirkung auf die Beziehungen. Es sind nicht nur die Rollen, die sich während einer Krankheit oder eines Krankenhausaufenthaltes verändern, sondern auch die *Beziehungen.* Die hohe soziale Stellung der Ärzte zeigt sich beispielsweise immer noch in der Unterwürfigkeit mancher Patienten, die sich ihrer Autorität fügen und ihre Entscheidungen ohne zu hinterfragen akzeptieren. Dieses Verhalten vertieft die traditionell asymmetrische Arzt-Patienten-Beziehung. Im gesamten System des Gesundheitswesens herrschen komplizierte Erwartungen und Regeln über die Art der Interaktion, die zwischen den verschiedenen Berufsgruppen und zwischen Beruftstätigen und Patienten als angemessen betrachtet wird, obwohl sich dies heute zunehmend ändert.

In den westlichen Ländern möchten viele Patienten heutzutage besser informiert werden; sie wollen sich an den Entscheidungen über die Behandlungsmöglichkeiten beteiligen. Richards (1998) schrieb dazu:

«... mit einem Patienten konfrontiert zu werden, der eine Literaturrecherche durchgeführt, im Internet gesurft und eine provisorische Diagnose gestellt hat und der weiß, was er oder sie von den Gesundheitsdiensten möchte, ist kein hypothetisches Szenario mehr. Die Menschen sind heute immer besser über Gesundheit informiert, und die Regierung unterstützt und fördert in zunehmendem Maße Kampagnen, die von den Lobbys der Konsumenten, den Patientenorganisationen und anderen mit dem Ziel geführt werden, ausführlicher über Gesundheit informiert und stärker an Entscheidungen beteiligt zu werden.»

In diesem Zusammenhang gibt es jedoch selbstverständlich auch Patienten/Klienten, die keinen Zugang zu entsprechenden Informationen haben oder nicht wünschen, informiert zu werden. Deshalb wird es für die Pflegenden immer wichtiger, den Wissensstand des Einzelnen über die Behandlungsmöglichkeiten und seine Einstellung gegenüber einer persönlichen Beteiligung einzuschätzen.

Demgegenüber ist es in einigen Entwicklungsländern immer noch üblich, dass die Großfamilie die Verantwortung und die Ausführung der Pflege für ihre Angehörigen übernimmt, wenn sie geistig oder körperlich krank und/oder behindert sind. Dies geschieht oft mit geringen physischen oder finanziellen Ressourcen, obwohl von der Familie eine beträchtliche emotionale, soziale und spirituelle Unterstützung gewährleistet werden kann und manchmal auch ein lokaler «weiser Mann/weiser Doktor» zur Verfügung steht, der vielleicht effektive, wenn auch wissenschaftlich nicht erprobte Arzneien verabreicht.

Gesundheitsstatus und soziale Klassen. Offensichtlich bedingen sich gesellschaftliche Schichtzugehörigkeit und Gesundheitszustand gegenseitig. Im Allgemeinen bestehen Unterschiede in der Art der Erkrankungen zwischen Angehörigen höherer und niedrigerer sozialer Klassen. Die Statistik belegt, dass zum Beispiel Herzkrankheiten unter Akademikern weiter verbreitet sind, während Atembeschwerden eher in den wirtschaftlich schwächeren Schichten vorkommen. Die Unterschiede liegen nicht nur im Verhältnis der kranken zu den gesunden Menschen (Morbidität), sondern auch in der Sterblichkeitsrate (Mortalität). Ein Baby, das in eine wenig begünstigte Umgebung hineingeboren wird, wird eher ein niedriges Geburtsgewicht haben und eher in den ersten Lebenswochen sterben. Und es bestehen enge Zusammenhänge zwischen sozialen Entbehrungen und verfrühten Todesfällen von Erwachsenen.

Außerdem bedingt die soziale Klasse auch die Reaktion auf Krankheit. Sozial höher gestellte Menschen wenden sich eher an Gesundheitseinrichtungen als andere, die kaum Gebrauch von einer Gesundheitsfürsorge für Kinder oder von Beratungsstellen für Familienplanung machen. Die Soziologen haben einen beachtlichen Beitrag zur Analyse der Unterschiede bei Gesundheitsfragen geleistet und auf diese Weise den Mitarbeitern in der Gesundheitspflege dazu verholfen, bestimmte Aspekte von Krankheitsursachen und Gesundheitsbedingungen besser zu verstehen.

Gesundheitsstatus und Religion. Der Einfluss der Religionszugehörigkeit auf das individuelle Verhalten in den Bereichen Gesundheit und Krankheit ist ein besonders faszinierender Aspekt der soziokulturellen Faktoren. Religiöse Doktrinen diktieren in vielen Fällen einen sehr eingeschränkten Lebensstil. Man erwartet jedoch von den Pflegenden nicht, die Konventionen jeder Religion bis ins Detail zu kennen; sie müssen sich jedoch dessen bewusst sein, dass es unterschiedliche Praktiken gibt, und Verständnis für die religiösen und spirituellen Bedürfnisse jedes einzelnen Menschen aufbringen.

Viele Glaubensrichtungen verfügen über Vorschriften bezüglich der Ess- und Trinkgewohnheiten, welche wiederum die Pflege beeinflussen. Orthodoxe Juden zum Beispiel betrachten jede Mahlzeit als religiösen Ritus, wobei nur eine speziell zubereitete «koschere» Nahrung verzehrt werden darf. Den Moslems gilt das Schwein als unreines Tier, und im Monat Ramadan wird tagsüber gefastet. Für die Hindus ist die Sauberkeit von großer Bedeutung, da ein Bad nicht nur körperlich, sondern auch geistig reinigt. Traditionellerweise wird die Reinigung nur durch die rechte Hand ausgeführt, und der Mund wird nach jeder Mahlzeit gespült und der Analbereich nach jedem Stuhlgang gewaschen.

Die Geschlechtlichkeit ist eine weitere Lebensaktivität, die von den religiösen Überzeugungen und Gebräuchen erheblich beeinflusst werden kann; so sind die Katholiken und die Juden bei der Familienplanung eingeschränkt, während der Islam den freien gesellschaftlichen Umgang mit dem anderen Geschlecht verbietet.

Der religiöse Glaube eines Menschen kann auch seine Einstellung zu Gesundheit und Pflege prägen und bedeutet manchmal ein Hindernis für eine Behandlung. Bekanntlich dürfen Zeugen Jehovas keine Bluttransfusion annehmen, und die Anhänger der Christian Science glauben, dass die Heilung einer Krankheit nur auf spiritueller Basis geschehen kann. In Großbritannien können religiöse und kulturelle Unterschiede heutzutage sogar dafür sorgen, dass Menschen einer ethnischen Minderheit auf die Inanspruchnahme der Gesundheitsdienste verzichten, insbesondere wenn dazu noch eine Sprachbarriere zu überwinden ist.

Für viele Menschen ist während einer Krankheit der Glaube eine Quelle des Trostes und der Hoffnung. Oft empfangen Kranke oder Sterbende Sakramente, beispielsweise durch die römisch-katholische Kirche. Viele glauben, dass die Taufe den Menschen erlöst, und lassen ihre in Lebensgefahr schwebenden oder tot geborenen Kinder (bzw. Föten) taufen. Das Sakrament der Krankensalbung (früher «Letzte Ölung» oder «Sterbesakrament» genannt) wird oft Katholiken während einer Krankheit gespendet, um die Heilung zu beschleunigen oder um den Kranken moralisch zu unterstützen, oder als Vorbereitung auf den Tod. Im Allgemeinen nimmt die Religion für einen Sterbenden, aber auch für die Hinterbliebenen eine sehr wichtige Rolle ein.

In fast jeder Gesellschaft nimmt die Religion, egal ob sie vom Einzelnen aktiv praktiziert wird oder nicht, als soziale Institution eine Schlüsselrolle bei der Bestimmung von Einstellungen und Gebräuchen bezüglich Leben und Tod ein. In einer Gesellschaft, in der viele Rassen zusammenleben, sind gewisse Kenntnisse über einige der wichtigsten religiösen Glaubensrichtungen eine Voraussetzung für die Akzeptanz und Toleranz verschiedenartiger Einstellungen und Verhaltensweisen.

Unabhängig von den Umständen versorgt ein Pflegender Menschen jeder beliebigen Glaubensgemeinschaft, Rasse oder Hautfarbe. Die Funktion des Pflegenden besteht, allgemein gesprochen, in der Gestaltung einer Umgebung, in der jeder

Mensch sein Leben entsprechend der Prinzipien, die sein Verhalten lenken, weiterführen kann.

Gesundheitsstatus und Spiritualität. Ein Konzept, das mehr einschließt als die Lehre einer organisierten Glaubensgemeinschaft, ist die Spiritualität (siehe Lebensmodell, S. 81). Spiritualität wird oft als die «Suche nach dem Sinn des Lebens» aufgefasst und schließt theistische und atheistische Betrachtungsweisen ein, welche demnach für Agnostiker und Atheisten genauso wie für Anhänger der anerkannten Glaubensrichtungen gültig sein können. Menschen, die sich zu den Agnostikern oder Atheisten zählen, können trotzdem eine Pflege benötigen, die durchaus als spirituell bezeichnet werden kann. Während einer Krankheit möchte ein Mensch ohne definierte religiöse Überzeugung vielleicht seine Gefühle, Wertvorstellungen und das Zusammenleben mit anderen Menschen erforschen, möglicherweise gemeinsam mit dem Pflegenden, da er meistens in der Nähe ist und die Gedanken und Gefühle des Patienten am besten kennt.

Pflegende müssen sorgfältig ihre eigenen Werturteile abwägen und akzeptieren, dass ihr persönliches Glaubenssystem vielleicht nicht mit dem Glaubens- und Wertesystem eines Klienten übereinstimmt. Dabei muss anerkannt werden, dass für jene, die nicht an ein Leben nach dem Tode glauben, der Tod einen Schlusspunkt darstellt, und Menschen, die sich zum Atheismus oder Agnostizismus bekennen, können weltliche Formen einer Beerdigung wünschen.

Interessanterweise hat die Wirkung, die Religion und Spiritualität auf die psychische Gesundheit haben, die American Psychiatric Association (APA) dazu veranlasst, religiöse und spirituelle Probleme im *Diagnostic and Statistical Manual of Mental Disorders* (DSM-IV) unter der Überschrift «Andere Bedingungen, die die Aufmerksamkeit auf sich ziehen können» zu kategorisieren. Gemäß des Manuals kann dies verwendet werden,

«... wenn der Fokus der klinischen Aufmerksamkeit ein religiöses oder spirituelles Problem ist. Als Beispiele werden besonders belastende Erfahrungen angeführt, zu denen der Verlust oder die Infragestellung des Glaubens, Probleme in Verbindung mit dem Übertritt zu einem anderen Glauben oder Fragen über andere spirituelle Werte gehören, die nicht notwendigerweise im Zusammenhang mit einer organisierten Kirche oder religiösen Institution stehen ...»

Der Vorsitzende der APA präzisierte, dass die Kategorie der Bedingungen systematischer aufgebaut sein müsste und um solche Bedingungen erweitert werden sollte, die nicht als psychische Störungen betrachtet werden, aber die ein Grund dafür sein können, dass jemand einen Psychologen um Rat fragt (Charatan, 1994).

Gesundheitsstatus: ethische Aspekte. Weil die Gesundheitspflege mit Menschen zu tun hat, muss sie zwangsläufig auch ethische Aspekte berücksichtigen. Seit dem Eid des Hippokrates 420 v. Chr. suchen Ärzte nach gemeinsamen ethischen Prinzipien in der Gesundheitspflege, aber auch Pflegende und andere Berufsgruppen im Gesundheitswesen versuchen allgemein gültige Richtlinien für die Praxis zu erarbeiten, wie etwa das International Council for Nurses im «Code for Nurses». Im Wesentlichen haben solche Verfügungen die Verpflichtung zum Inhalt, Gutes zu tun und Schädliches zu unterlassen, das Leben und die Menschenwürde zu respektieren, Gerechtigkeit gegenüber Einzelnen walten zu lassen sowie Diskriminierungen aufgrund der Rasse, des Geschlechts, der Religion, der politischen Gesinnung, der sozialen Stellung oder körperlicher oder geistiger Behinderungen zu unterlassen sowie den gleichberechtigten Zugang zu Präventiv- und Behandlungsmaßnahmen zu gewährleisten; außerdem besteht die Pflicht, den Schwächeren zu schützen.

Die Akzeptanz solcher Prinzipien und ihre Umsetzung in die Praxis werden von der Kultur und den Erfahrungen des jeweiligen Pflegenden abhängen sowie von den Kriterien, die bei ihrer Interpretation, Anwendung und Rechtfertigung zum Einsatz kommen. Ein markantes Beispiel für ein Dilemma dieser Art ist die Kontroverse über eine Wiederbelebung in Notfällen. Sollen Wiederbelebungsversuche durchgeführt werden, wenn die Atmung und die Herzschläge schon ausgesetzt haben? Soll man, wenn ein Minimum an Lebensqualität nicht länger gewährleistet werden kann, einen Menschen in Würde sterben lassen oder versuchen, sein Leben zu verlängern? Bestimmte Fragen im Zusammenhang mit diesem besonderen ethischen Dilemma, etwa die «Patientenverfügung» (fortgeschrittene Direktiven) oder die Euthanasie, sorgen weiterhin für erhebliche Kontroversen. Sie sind im Lebensmodell erwähnt (S. 68).

In diesem Abschnitt wurden einige Konzepte vorgestellt, die mit den soziokulturellen Aspekten der Pflege im Zusammenhang stehen, um ein Rahmenwerk für das Verständnis bestimmter unterschiedlicher Verhaltensweisen zu bieten, die bei all jenen Menschen anzutreffen sind, welche pflegerischer Maßnahmen bedürfen.

3.5.4 Umgebungsabhängige Faktoren

Ebenso wie im Lebensmodell dürfen auch die umgebungsabhängigen Faktoren im Rahmen des Pflegemodells nicht isoliert betrachtet werden. Sie sind mit den anderen Komponenten des Modells eng verknüpft. Der jeweilige Abschnitt der Lebensspanne beeinflusst beispielsweise die Art der Information über die Umgebung, die für Einschätzung, Planung, Durchführung und Individualisierung eines Pflegeplans relevant ist. Dasselbe gilt für den individuellen Grad der Abhängigkeit/Unabhängigkeit. Kenntnisse in anderen Curriculumfächern sollten in den Pflegekontext eingebracht werden, damit die Umgebung so gestaltet werden kann, dass ein größtmögliches Maß an Unabhängigkeit bei der Ausführung der LAs gewährleistet wird.

Die Atmosphäre: Licht und Schallwellen. Im Lebensmodell wurde auf die Präsenz der *Lichtstrahlen* in der Atmosphäre bereits hingewiesen. Normalerweise wird Licht als etwas Angenehmes empfunden. Trotzdem sollten die Pflegenden bedenken, dass das, was als «normale Lichtverhältnisse» verstanden wird, für manche zu hell ist und beängstigend wirken kann. Für Kranke kann dies ermüdend sein und ein Ausruhen und Entspannen verhindern oder auch den Schlaf beeinträchtigen; besonders belastend kann Licht für Menschen mit einer Photophobie oder für Sterbende sein.

Licht hat demgegenüber auch viele positive Verwendungszwecke für die Gesundheit, zum Beispiel bei Untersuchungen von Körperhohlräumen. Die Lichtquelle des Otoskops ermöglicht eine Untersuchung des äußeren Gehörgangs. Dadurch werden Hörstörungen und demzufolge Kommunikationsschwierigkeiten erkennbar. Ähnlich können mithilfe des Ophthalmoskops die Augen untersucht und Sehstörungen erkannt werden, die ebenfalls für die Kommunikation von großer Bedeutung sind. Ein weiteres Beispiel ist das Bronchoskop zur direkten Untersuchung der Bronchien bei Menschen, die unter Atembeschwerden leiden.

Neuerdings können mithilfe des Lichtes, das durch flexible Glasfasern (Faseroptik) weitergeleitet wird, operative Maßnahmen mit «minimalem Eingriff» oder «minimal invasiv» durchgeführt werden (die so genannte Schlüsselloch-Chirurgie); dadurch wird das Spektrum der diagnostischen Techniken stark erweitert. Die «Schlüsselloch»-Eingriffe sind erheblich weniger invasiv und können oft auch als ambulante Behandlungen durchgeführt werden, bei denen nur ein Lokalanästhetikum verabreicht wird, wodurch für den Patienten keine großen Belastungen entstehen und sein alltägliches Leben nicht sehr beeinträchtigt wird.

Schallwellen als eine Komponente der Atmosphäre bedürfen in einem pflegerischen Kontext besonderer Beachtung. Es sind keine Forschungen erforderlich, um zu beweisen, dass Lärm auf Krankenhausstationen den Schlaf und somit auch die Erholung und Entspannung stört. Lärm kann sehr belastend sein und die Kommunikation stören, zum Beispiel bei einem wichtigen Gespräch einer Pflegeperson mit dem Patienten. Bei Lärm lässt die Konzentration nach (eine Dimension der Kommunikation), die beispielsweise erforderlich ist, wenn ein behinderter Mensch gewisse Bewegungen wiedererlernen muss.

Lärm kann natürlich für verschiedene Menschen etwas ganz Unterschiedliches bedeuten. Auch Stille kann belastend sein, z. B. für ein Kind auf einer Isolierstation – dieses Beispiel ist eine nützliche Erinnerung an die Bedeutung der Individualisierung je nach den gegebenen Umständen.

Die Atmosphäre: organische und anorganische Partikel. Im Zusammenhang mit den organischen und anorganischen Partikeln in der Atmosphäre können die gesamte Philosophie und alle relevanten Aktivitäten, die mit der Vorbeugung und Behandlung von Infektionen zu tun haben, auf das Pflegemodell übertragen werden. Dies wurde bereits im Lebensmodell (S. 86) erwähnt, und die prophylaktischen Maßnahmen, die zu Hause, am Arbeitsplatz und in Freizeiteinrichtungen ergriffen werden, können noch unterstützt werden, wenn eine Pflegeperson Hausbesuche macht oder eine Gesundheitserziehung in der Tagesklinik oder im Krankenhaus durchführt.

In Krankenhäusern kommt es fast unwillkürlich zu einer hohen Konzentration an pathogenen Keimen; ihre Weiterverbreitung muss insbesondere unter solchen Umständen vermieden werden, wo die geschwächte Immunabwehr einen kranken Patienten besonders infektionsanfällig macht. Ein besonderes Problem stellen die im Krankenhaus erworbenen Infektionen (Nosokomialinfektionen) dar, oder wenn die verantwortlichen pathogenen Erreger bekanntermaßen gegen Arzneimittel resistent sind.

Die Konzentration bestimmter Partikel in der Atmosphäre sollte auch am Arbeitsplatz überwacht werden. Wenn man am Arbeitsplatz Partikeln von Industrieabfällen ausgesetzt ist, zum Beispiel durch das Einatmen von Asbestpartikeln oder Kohlenstaub oder beim Umgang mit chemischen oder nuklearen Substanzen, sind spezielle Vorsichtsmaßnahmen erforderlich. In Großbritannien beispielsweise gibt es heute detaillierte Bestimmungen für den Schutz der Arbeitskräfte vor solchen Gefahren, und das Gesundheitspersonal in der Industrie, einschließlich der Pflegenden, ist für die Durchführung dieser Schutzmaßnahmen, teilweise durch Gesundheitserziehung der Mitarbeiter, verantwortlich. Auf internationaler Ebene hat die Internationale Arbeiterorganisation (ILO) Maßnahmen ergriffen, um die Regierungen zu ermutigen, für geeignete Schutzmaßnahmen für Arbeitnehmer zu sorgen, zum Beispiel durch die Bereitstellung spezieller Schutzkleidung.

Die natürliche Umgebung. Im Lebensmodell sind Vegetation und Klima als Beispiele für natürliche Ressourcen in der Umgebung bezeichnet worden, welche die Lebensweise des Menschen beeinflussen. In Verbindung mit dem Pflegemodell haben Getreide und lokal wachsendes Gemüse als Nahrungsressourcen in unterschiedlichem Maße Relevanz für die menschliche Existenz (je nach dem ökonomischen Status einer Familie und/oder dem Status der nationalen Ökonomie) und haben ganz unmittelbaren Einfluss auf die LA *Essen und Trinken*. Tatsächlich hängen fast zwei Drittel der Weltbevölkerung von lokalen Erzeugnissen ab, wobei geographische Lage, Bodenbeschaffenheit, Klima und Regen einen immensen Einfluss auf die Produktivität haben. In einer labilen Wirtschaft kann eine schlechte Ernte, etwa als Folge von Überschwemmungen oder Dürre, Unterernährung oder sogar Hunger bedeuten. In solchen Fällen geht nicht nur die Nahrungsquelle verloren, sondern während einer Dürre können insbesondere auch die Trinkwasservorräte schwinden; durch eine Überschwemmung können die wichtigen Abwasserentsorgungssysteme zerstört werden, so dass Durchfallepidemien eine potenzielle Folge für die jeweils betroffenen Gegenden sind. Besonders in den Entwicklungsländern übernehmen Pflegende bei der Bewältigung der Gesundheitsprobleme einer solchen Katastrophe eine wesentliche Rolle, indem sie vorbeugende Maßnahmen gegen die Verbreitung von Infektionen veranlassen, sich um jene kümmern, die stark von solchen Notlagen betroffen sind, und bei der Nahrungsmittel- und Wasserzuteilung in Notfallsituationen helfen.

In Abhängigkeit von den Umgebungstemperaturen kann, trotz der bemerkenswerten Fähigkeit des menschlichen Körpers, sich an atmosphärische Veränderungen anzupassen, die Regulierung der Körpertemperatur zu einem Problem werden. Bei sehr hohen Umgebungstemperaturen sind Kinder besonders empfindlich für eine Hyperthermie, in kalten Regionen kann das Problem an beiden Enden der Altersskala eine Hypothermie sein.

Gebäude. Gebäude, die im Kontext der Pflege relevant sein können, sind das Zuhause des Patienten, aber auch Tageskliniken, Gesundheitszentren und Krankenhäuser. Die Wohnungen der Patienten sind in zweierlei Hinsicht von Bedeutung: Sollte ein Familienmitglied zu Hause aus Krankheitsgründen pflegebedürftig werden, muss erstens die Beschaffenheit der Räume hinsichtlich ihrer Eignung für problematisch gewordene LAs ins Auge gefasst werden, ebenso die Verfügbarkeit von Laienhelfern, die meist zur Familie gehören. Für Personen mit starken Atembeschwerden und Schwerkranke sollte das Bett, wenn die Wohnung sich auf mehrere Stockwerke verteilt, in ein Zimmer gestellt werden, das in derselben Etage liegt wie Toilette/Bad. Durch ein Gespräch mit den Angehörigen können entsprechende Entscheidungen über LAs wie *Sich sauber halten und kleiden* und *Ausscheiden* getroffen werden.

Zweitens sollten vor der Entlassung eines Patienten aus dem Krankenhaus die äußerlichen Gegebenheiten seiner Wohnung besprochen werden, die für die betroffenen LAs relevant sind, so z. B. die räumliche Nähe einer Toilette, falls dem Patienten Diuretika verschrieben worden sind.

Die in Tageskliniken und Gesundheitszentren vorhandenen Einrichtungen üben natürlich ebenfalls Einfluss auf einige LAs aus. Für Klienten mit gesteigertem Harndrang sollten die Toiletten leicht zugänglich und gut leserlich beschriftet sein. Schwer zugängliche Einrichtungen werden viele Menschen mit Gehschwierigkeiten vielleicht abschrecken, um Hilfe zu bitten, was zu Problemen mit verschiedenen LAs führen kann. Falls keine Kinderwagen, Fahrräder und Autos zur Verfügung stehen, können viele Menschen aufgrund von schlechten Transportmöglichkeiten oder einem beschwerlichen Zugang abgehalten werden, Hilfe in Anspruch zu nehmen, z. B. Eltern mit kleinen Kindern oder behinderte Autofahrer.

Die Einrichtungen in Krankenhäusern und Pflegeheimen sind ein weiterer wichtiger Faktor. Möbel, Einrichtungs- und Gebrauchsgegenstände müssen funktional und sicher zu benutzen, aber auch ästhetisch ansprechend sein. Auch die Bettwäsche ist von Bedeutung, denn sie kann offensichtlich die Regulierung der Körpertemperatur beeinflussen, steht aber auch in Verbindung mit der LA *Für eine sichere Umgebung sorgen.* Pathogene Keime, die sich auf den Schuppen der äußeren Hautschicht befinden, werden andauernd auf die Betttücher abgeworfen. Wenn sie sich durch die Luft weiterverbreiten, können sie Nosokomialinfektionen auslösen.

Ein weiteres Umgebungsmerkmal in einem Krankenhaus oder Pflegeheim ist das Vorhandensein von Pflanzen und Blumen. Wenn sie von Besuchern mitgebracht werden, teilen sie dem Patienten Gefühle wie Liebe, Zuneigung, Verbundenheit, Wertschätzung als Mensch usw. mit. Sie sind auch ästhetisch ansprechend, und bei einigen lösen sie eine Reaktion aus, die an Spiritualität grenzt.

Krankenhäuser spiegeln, ebenso wie andere Gebäude, die Epoche wider, in der sie entstanden sind. Als die älteren Krankenhäuser gebaut wurden, blieben die Patienten die meiste Zeit im Bett, folglich sind Bad- und Toiletteneinrichtungen für die Bedürfnisse des heutigen mobilen Patienten schlecht angepasst. Dasselbe gilt für Kleiderschränke. Für Patienten, die mittel- oder langfristig im Krankenhaus bleiben müssen, ist es wichtig, mehrere Garnituren ihrer Tageskleidung aufbewahren zu können, damit sie eine Entscheidung bezüglich ihrer allgemeinen Erscheinung treffen können, ein Aspekt der LA *Seine Geschlechtlichkeit leben.* Wenn Patienten ihre Kleidung der jeweiligen Stimmung entsprechend auswählen können, entsteht keine Langeweile, und die Station verliert ihren Anstaltscharakter. Auch in älteren Krankenhäusern sollte eine angemessene und angenehme Umgebung für die Freizeitaktivitäten und die Mahlzeiten der Patienten angestrebt werden. All diese umgebungsabhängigen Faktoren können z. B. die LAs *Kommunizieren, Essen und Trinken, Arbeiten und Spielen* beeinflussen.

Die finanziellen Erfordernisse zur Modernisierung älterer Krankenhäuser oder zum Bau neuer Gebäude und Einrichtungen, die für die Ausübung der LAs eine angemessene Umgebung bieten, sind ein Beispiel für die Gemeinsamkeiten der umgebungsabhängigen und der wirtschaftspolitischen Faktoren, die im nächsten Abschnitt behandelt werden.

Bei der Erläuterung der umgebungsabhängigen Aspekte der LAs konnten zahlreiche Beispiele angeführt werden, die zeigen sollen, inwieweit die verschiedenen LAs von ihnen beeinflusst werden, etwa die LAs *Atmen, Essen und Trinken, Ausscheiden, Regulieren der Körpertemperatur* und *Sich bewegen.* Die Benutzer des RLT-Modells werden sicherlich noch viele andere Anwendungen kennen, die den jeweiligen Umständen entsprechen.

3.5.5 Wirtschaftspolitische Faktoren

Pflegende müssen über wirtschaftspolitische (einschließlich rechtliche) Faktoren und deren Einfluss auf die LAs Bescheid wissen. Politische, ökonomische und rechtliche Faktoren wurden in das Pflegemodell integriert, um den Pflegenden zu verdeutlichen, in welcher Weise dieses Wissen beim Verstehen, Einschätzen, Planen und Durchführen der Pflegemaßnahmen sowie beim Bewerten der Ergebnisse hilfreich ist. Diese Monografie enthält keinen Abriss über die diesbezüglichen Fachdisziplinen. An dieser Stelle werden lediglich einige allgemeine Anhaltspunkte angeführt, die zeigen sollen, wie dieses Wissen (nebst anderen Themen im Curriculum) helfen kann, den Menschen bei der Ausführung der verschiedenen Lebensaktivitäten zu verstehen.

Gesundheit und ökonomischer Status. Traditionellerweise geht man davon aus, dass Gesundheit primär in der Verantwortung der im Gesundheitswesen tätigen Berufsgruppen liegt. Ihnen werden etwaige Erfolge bei der Verbesserung der Gesundheit und im Kampf gegen Krankheiten zugeschrieben. Sie verdienen allerdings nur einen Teil der Anerkennung. Immer deutlicher wird erkannt, dass die wichtigsten Voraussetzungen für die Gesundheit fest in den vorherrschenden politischen, ökonomischen und sozialen Gegebenheiten verwurzelt sind und dass Gesundheit nicht nur Thema für die Gesundheitsdienstleistungen ist, sondern auch für alle Bereiche der öffentlichen Politik. Beispielsweise bestimmt der ökonomische Status der meisten Menschen eines Landes zweifellos die Lebensbedingungen und die LAs, die wiederum unmittelbaren Einfluss auf die Gesundheit und Krankheiten haben.

Heutzutage kann man sich nur noch schwer vorstellen, wie gefährlich das Leben vor 100 Jahren für die Mehrheit der Bevölkerung in der westlichen Welt war. Ende des 19. Jahrhunderts lag die Lebenserwartung (ein Anhaltspunkt für den Gesundheitsstatus) in Großbritannien für Männer bei 41 Jahren und für Frauen bei 45 Jahren (heute belaufen sich die entsprechenden Ziffern auf 74 bzw. 79). Im Zuge der Industrialisierung hat sich die damalige Bevölkerung an neue städtische Lebensweisen anpassen müssen. Man lernte neuartige wirtschaftliche Probleme zu bewältigen, die aufgrund des industriellen Wachstums und des Verfalls der Landwirtschaft entstanden. Die in aller Eile aufgebauten Städte, die schlecht geplant, überfüllt und ungenügend mit Wasser versorgt waren (LA *Essen und Trinken*), und die unzureichenden sanitären Einrichtungen (LA *Ausscheiden*) waren der Erhaltung der Gesundheit nicht zuträglich. Die langen Arbeitstage (LA *Arbeiten*) für geringe Löhne in schlecht gelüfteten Fabrikräumen oder Bergwerken und an ungesicherten Maschinen waren für Unfälle (LA *Für eine sichere Umgebung sorgen*) und für die geringe Widerstandskraft gegen viele der grassierenden

Infektionskrankheiten verantwortlich. Dies wendete sich erst nach und nach zum Besseren.

Gesundheit und politische/rechtliche Aktivität. Ende des 19. Jahrhunderts konnte man eine deutliche Bewegung zur Verbesserung der Hygiene in Großbritannien verzeichnen, welche 1875 mit politischer Unterstützung im Public Health Act ihren Höhepunkt erreichte. Großbritannien stand aber auf dem Gebiet der Gesundheitsreformen nicht alleine. Zu dieser Zeit wurden auch in den meisten anderen Industrienationen ähnliche Gesetze verabschiedet. Dies war der Beginn einer internationalen Zusammenarbeit beim Versuch, die Pandemien unter Kontrolle zu bringen; denn Landesgrenzen stellten keine Hindernisse für die Verbreitung von Infektionskrankheiten dar.

Gleichzeitig waren in den Industrieländern erhebliche politische Aktivitäten zu verzeichnen, die sich als Begleiterscheinung des zunehmenden Wohlstandes durch den industriellen wirtschaftlichen Aufschwung auf eine Verbesserung der Wohnbedingungen, der Ernährung und der Erziehung konzentrierten. Als Folge der verbesserten Lebensbedingungen waren weniger Todesfälle, die auf schwere Infektionskrankheiten zurückzuführen waren, zu verzeichnen, und der allgemeine Gesundheitszustand verbesserte sich, und zwar bereits vor der Entdeckung präventiver und heilender Maßnahmen wie Impfungen und Pharmaprodukte. In den Fabriken wurden die Arbeitsbedingungen ebenfalls verbessert.

Gesundheit in den industrialisierten Ländern. Der größte Teil der wirtschaftlichen Errungenschaften im industrialisierten Teil der Welt, die sich in Umweltreformen und verbesserter Gesundheit manifestieren, war der Gesetzgebung zu verdanken. National wurden Gesetzesvorlagen dank dem Einsatz von freiwilligen Organisationen, die oft vor Ort und nicht landesweit arbeiteten, zügig verabschiedet. Diese freiwilligen Organisationen haben viel zur Gesundheitsverbesserung und zum allgemeinen Wohlergehen beigetragen, z. B. Versorgung der Kinder mit kostenloser Milch (LA *Essen und Trinken*) oder mit warmer Kleidung (LA *Sich sauber halten und kleiden*) oder die Bereitstellung kostenloser Verhütungsmittel für Mütter, die aus finanziellen Gründen keine weiteren Kinder ernähren konnten (LA *Seine Geschlechtlichkeit leben*). Erst als die Verantwortung für die Erfüllung der Grundbedürfnisse des täglichen Lebens von der Regierung übernommen wurde, war es möglich, die Gesundheit landesweit zu fördern. In dieser Hinsicht ist der Vergleich mit der gegenwärtigen Situation in den so genannten Entwicklungsländern interessant.

Gesundheit in den Entwicklungsländern. Bei der Gründung der Vereinten Nationen (UNO) 1945 hatten viele Entwicklungsländer dieselben Ziele wie die

Industrieländer vor 100 Jahren – die wirtschaftliche und soziale Lage der Bevölkerung zu verbessern. Besonderen Wert legte man auf die wirtschaftliche Entwicklung und auf die moderne Wissenschaft und Technologie. Natürlich war die Gesundheit der erwerbstätigen Bevölkerung schon immer und überall ein gewichtiger wirtschaftlicher Faktor, doch in den 1970er-Jahren sorgte sich die Weltgesundheitsorganisation (WHO) – die Gesundheitsorganisation der Vereinten Nationen – zunehmend um den bedenklichen Gesundheitszustand der größtenteils ländlichen Bevölkerung in den ärmsten Ländern der Welt. Man begann zu akzeptieren, dass die Erhaltung der Gesundheit nicht nur in der Verantwortung des medizinischen Personals lag, sondern auch ein wichtiges Anliegen der Regierungen war, z. B. im Wohnungsbau, in der Öffentlichkeitsarbeit, in der Landwirtschaft und bei der Ausbildung. Noch wichtiger waren Präventivmaßnahmen und gesundheitsfördernde Dienstleistungen in den Gemeinden, welche die aktive Mitwirkung der Bürger erforderten. Dazu waren politische Bestrebungen und Kooperation sowohl auf nationaler wie auch lokaler Ebene notwendig.

Gesundheit und Weltwirtschaft. Natürlich ist heutzutage kaum ein Land, wirtschaftlich betrachtet, absolut autark. Länder und Regierungen sind voneinander abhängig und politisch miteinander verflochten. Die gegenseitige wirtschaftliche Abhängigkeit von Arm und Reich wurde graphisch in dem Bericht «North-South, a programme for survival» (Brandt Report, 1980) vorgelegt. Man könnte versucht sein, zu glauben, dass seitdem in einigen Bereichen Fortschritte erzielt wurden, da eine unwiderstehliche Globalisierung ungeheuer schnell stattgefunden hat.

Das Ende des «Kalten Krieges», der während des 20. Jahrhunderts vier Jahrzehnte lang die internationalen Angelegenheiten dominierte, hat sicherlich zahlreiche Gelegenheiten für eine allgemeine Diskussion der Themen Demokratie und Entwicklung eröffnet. In Europa wurde die Bedrohung durch einen Krieg jedoch durch die Furcht vor einer unsicheren Zukunft abgelöst, wozu auch viele Feindseligkeiten zwischen ethnischen und religiösen Gruppen beitrugen. Auf internationaler Ebene hat eine wirtschaftliche Rezession die Entwicklungsländer daran gehindert, von einer potenziell friedlicheren Welt zu profitieren, in der – wenigstens theoretisch – weniger Geld für militärische Ausgaben und entsprechend mehr für Gesundheit und wirtschaftliche Entwicklung aufgewendet werden würde.

Gesundheit und Entwicklung sind untrennbar mit der Entwicklung der Bevölkerung und dem geschätzten Existenzminimum verbunden. Anhand aktueller Studien der Weltbank, der Vereinten Nationen und der Organisation für wirtschaftliche Zusammenarbeit und Entwicklung (OECD) konnte gezeigt werden, dass die Anzahl der Menschen, die unter dem Existenzminimum leben, aufgrund der rasch wachsenden Weltbevölkerung weiter gestiegen ist. Der Bericht der Vereinten Nationen zur Weltbevölkerung 1999 hat nachgewiesen, dass sich die Weltbevölkerung seit 1960 verdoppelt und in Afrika sogar verdreifacht hat. Jedes Jahr wächst die Weltbevölkerung um 78 Millionen, etwa 213700 Menschen täglich. Andere Studien in Europa und Nordamerika haben verdeutlicht, dass der Anteil der älteren Menschen typischerweise bei 30 bis 40 % der Bettenbelegung im Krankenhaus und der Besuche beim Hausarzt liegt, was einen überproportionalen Anteil an der Gesamtbevölkerung bedeutet.

Selbst wenn die Bevölkerungsentwicklung ideal verliefe, würde die instabile Weltwirtschaft nicht durch die Tatsache verbessert werden, dass sich die entwickelten Länder der Welt von industriellen zu biotechnologischen Wirtschaftsmächten entwickeln, in denen Roboter bereits Routinearbeiten, manuelle Arbeiten am Arbeitsplatz und sogar Hausarbeit verrichten – und komplizierte Computer die Geschwindigkeit enorm beschleunigt haben, mit der Informationen empfangen und weiterverbreitet werden können. Die Notwendigkeit menschlicher Tätigkeiten von Arbeitskräften, die einen Beitrag zur Wirtschaft leisten, hat sich beträchtlich verringert.

Wirtschaftspolitische Einflüsse, die für die Gesundheit des Einzelnen von Bedeutung sind. Die ökonomischen und sozialen Umstände von Gemeinden und der politische Wille des Staates haben einen beträchtlichen Einfluss auf den Lebensstil und den Gesundheitsstatus des Einzelnen und von Familieneinheiten, was von Land zu Land variiert. In Großbritannien beeinflussen beispielsweise politische und ökonomische Umstände die Gesetzgebung im Bereich der offiziellen Gesundheitsdienstleistungen, und Regierungserlasse verlangen die Registrierung qualifizierter Praktizierender, wie bei den Pflegenden und Ärzten.

Regierungserlasse und gesetzliche Bestimmungen gelten jedoch nicht nur für die im Gesundheitswesen Tätigen; auch Patienten sind davon betroffen. Patienten mit bestimmten Erkrankungen werden besonders vom Gesetz geschützt; beispielsweise konzentrieren sich in Großbritannien die Mental Health Acts auf die Rechte geistig kranker Menschen, insbesondere wenn es um die Zustimmung zu einer Behandlung geht.

Abgesehen davon, dass das Gesundheitswesen in Großbritannien in Verbindung mit der Praxis der angestellten Berufsgruppen und bestimmter Patientengruppen durch die Regierung reguliert wird, ist es immer noch eine staatliche Institution, die von der Regierung finanziert wird und von der Ökonomie des Staatshaushaltes abhängt. Natürlich sind den Zuschüssen an das Gesundheitswesen Grenzen gesetzt; doch der technologische Fortschritt, der die Heilung von immer komplizierteren Krankheiten ermöglicht, lässt die Nachfrage nach entsprechend teuren Behandlungen wachsen. Dieser gewaltigen Nachfrage gerecht zu werden, ist nicht immer möglich. Für Berufstätige und Politiker entsteht dadurch ein enormes ethisches Dilemma. Die meisten Industrienationen haben vergleichbare Vorschriften für ihr jeweils ähnlich organisiertes Gesundheitswesen und für dessen Beschäftigte.

Um die Umstände eines Patienten und ihre eigenen rechtlichen Pflichten und Aufgaben zu verstehen, benötigen die Pflegenden Kenntnisse über die politischen und wirtschaftlichen Faktoren, welche die LAs des Patienten, aber auch die professionellen Maßnahmen der Pflegenden beeinflussen können, die den Patienten helfen, die LAs auf eine für sie und ihre Umwelt akzeptable Weise auszuführen.

3.6 Individualisierung der Pflege

Der Pflegeprozess. Die Individualisierung der Pflege wird durch die Anwendung des Pflegeprozesses erreicht, der aus vier Schritten besteht: Einschätzen, Planen, Durchführen und Bewerten (Abb. 3-7). «Der Prozess» ist weder ein «Modell» noch eine «Philosophie», wie manchmal behauptet wird, sondern einfach eine logische Denkweise. Er muss jedoch zusammen mit einem Pflegemodell angewendet werden. Deshalb haben wir den Prozess in unser Pflegemodell integriert.

Wir haben die Verwendung des Lebensmodells als Grundlage für das Pflegemodell bereits begründet, und die Individualität eines Patienten in seinem Leben sollte bei allen vier Schritten des Pflegeprozesses stets beachtet werden.

Patientenbeteiligung am Pflegeprozess. Während des gesamten Prozesses sollte der Patient, wann immer möglich, aktiv teilnehmen, zum Beispiel sollten Entscheidungen über die Weiterführung bestimmter LAs oder eine Umstellung der LAs zugunsten der Gesundheit und der Genesung nur mit seiner Zustimmung getroffen werden. Die Ermutigung zur Eigenverantwortung für die Gesundheit und das Recht auf Selbstbestimmung auch während einer Krankheit werden immer stärker als wichtige Prinzipien der modernen Gesundheitsversorgung angesehen, daher auch die Betrachtung eines Patienten als «Konsument» – oder

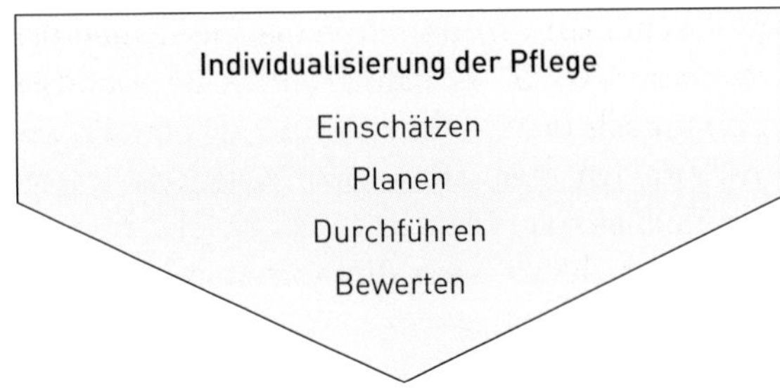

Abbildung 3-7: Individualisierung der Pflege

«Benutzer» – und als aktiver Teilnehmer. Natürlich gibt es Fälle, in denen eine Beteiligung des Patienten nicht möglich ist, zum Beispiel bei Kindern, verwirrten oder bewusstlosen Menschen. In diesen Fällen können normalerweise Familienmitglieder oder andere wichtige Bezugspersonen bei Entscheidungen mitwirken und möglicherweise auch für einige LAs die Verantwortung übernehmen, wie es im Allgemeinen üblich ist, wenn ein Patient zu Hause gepflegt wird.

Patientenbeteiligung bedeutet bezogen auf den Patienten wie auch auf den Pflegenden einen fundamental anderen Ansatz der Pflege. Betrachten wir als Erstes den Patienten. Früher haben Patienten im System der Gesundheitsversorgung alles akzeptiert, was mit ihnen geschah, in der Annahme, dass der Arzt und die Pflegeperson «alles schon am besten wüssten». Infolge der sozialen Veränderungen in den letzten Jahrzehnten, vor allem durch den Einfluss der Massenmedien, wissen immer mehr Patienten, was mit ihnen geschieht. Sie wollen in die Diskussionen und Entscheidungen über ihre Gesundheit und Behandlung einbezogen werden. Manche Patienten sind jedoch nicht fähig, solche Wünsche mit Entschiedenheit zu äußern, und andere möchten sich eigentlich überhaupt nicht beteiligen. Diese Unterschiede muss der Pflegende erkennen und dementsprechend handeln, unabhängig davon, ob es sich um eine psychische oder eine körperliche Krankheit handelt. Besondere Aufmerksamkeit muss dabei Menschen mit geistigen Behinderungen oder Sprachstörungen zukommen.

Die Patientenbeteiligung hat Auswirkungen auf die professionelle Pflege, die ebenso anerkannt werden müssen. Die Einführung der so genannten Selbstmedikation beispielsweise bringt zwar für den Patienten den Vorteil der Unabhängigkeit und der Vorbereitung auf seine Entlassung mit sich, doch diese Methode verändert gleichzeitig die Rolle des Pflegenden. Er wird zum Lehrer oder Supervisor und ist nicht mehr derjenige, der traditionellerweise Medikamente austeilt. So wird deutlich, dass sorgfältige Planung und kooperative Teamarbeit, insbesondere mit dem Pharmakologen, von wesentlicher Bedeutung sind.

Die interaktive Natur des Pflegeprozesses. Nach diesen allgemeinen Bemerkungen über den Pflegeprozess folgen nun einige eingehendere Anmerkungen zu jedem der vier Schritte. Wir haben zwar darauf hingewiesen, dass der Prozess aus vier Schritten besteht, doch dient dies nur dem Zweck der Beschreibung und der Diskussion. Die Gliederung in vier Schritte schließt die Folgerung mit ein, dass sie nacheinander ausgeführt werden, doch in Wirklichkeit sind *alle vier Phasen interaktiv miteinander verflochten.* Für den Pflegenden ist es wichtig, dies von Anfang an richtig zu verstehen, damit er sich kein starres Kategoriedenken aneignet; denn in der Praxis ist der Prozess ein dynamischer und interaktiver Vorgang mit einem *kontinuierlichen Feedback.*

3.6.1 Einschätzen

Der Begriff «Pflegeassessment» oder Einschätzung ist für den ersten Schritt des Pflegeprozesses allgemein akzeptiert worden. Wir meinen jedoch, dass ein übermäßiger Gebrauch des Begriffs «Einschätzung» diesen Schritt als eine einmalige Tätigkeit erscheinen lässt, und bevorzugen deshalb die Bezeichnung «Einschätzen», um den fortlaufenden Charakter dieser Aktivität zu unterstreichen. Es gibt einige Unklarheiten darüber, was zum Einschätzen gehört, deshalb ist es notwendig, unseren Gebrauch dieses Begriffs klarzustellen. Zum Einschätzen gehört:

- Informationen vom/über den Patienten sammeln;
- die gesammelten Informationen prüfen;
- die Probleme des Patienten identifizieren;
- die Rangfolge der Probleme festlegen.

Die Information wird durch Beobachten, Befragen, Untersuchen, Messen und Prüfen erworben. Die bei der Ersteinschätzung gewonnenen Daten ergeben einen Ist-Zustand, mit dem alle neu hinzukommenden Informationen verglichen werden können. Je enger die Beziehung zu einem Patienten wird, umso ergiebiger sind wahrscheinlich die Informationen. Der Pflegende wird bei jeder erneuten Kontaktaufnahme neue und ergänzende Informationen bekommen.

Die Hauptquelle für Informationen über einen Patienten ist der Patient selbst. Aber auch sekundäre Quellen, wie die bisherige Krankheitsgeschichte und Gespräche mit Familienmitgliedern, sind von Bedeutung, besonders bei Kindern sowie bei verwirrten, bewusstlosen und geistig oder körperlich schwer behinderten Patienten. Ein Familienangehöriger oder sogar ein Dolmetscher können bei Menschen verschiedener ethnischer Gruppen benötigt werden, insbesondere wenn Sprachprobleme bestehen. Informationen, die vom Patienten stammen, sind als subjektiv einzustufen, wohingegen andere Arten von Informationen, wie zum Beispiel Daten aus Messungen, objektiv sind. Objektive Messungen werden in der Pflege immer häufiger eingesetzt, zum Teil dank der Pflegeforschung, etwa die Anwendung eines Instruments zum Einschätzen eines Patientenrisikos für die Entwicklung von Druckgeschwüren oder zum Einschätzen der Komatiefe oder des Schmerzausmaßes.

Beim Aufbau einer Datensammlung für den einzelnen Patienten ist die Ersteinschätzung von großer Bedeutung, obwohl dies, wie schon erwähnt, erst der Anfang und nicht das Ende der Einschätzung ist. Die erste Begegnung zwischen Pflegendem und Patient kann zu Hause, in einem Pflegeheim, in einem Gesundheitszentrum oder während der Aufnahme ins Krankenhaus (entweder im Notfall oder geplant) stattfinden.

Das Einschätzen sollte im Idealfall so früh wie möglich während des Kontaktes des Patienten mit dem Gesundheitsdienst erfolgen. In Wirklichkeit ist es in einem Krankenhaus oft nicht möglich, umfassende Auskünfte innerhalb weniger Stunden nach der Einlieferung zu sammeln. Deshalb sollte einer «Ersteinschätzung», die dem Pflegenden genügend Informationen gibt, um sich um den Patienten kümmern zu können, so bald wie möglich eine detailliertere Einschätzung für die ausführliche Informationssammlung folgen. Es gibt allerdings einige Fragen, über die möglichst schnell Auskünfte eingeholt werden müssen. Jede Blutung oder Verletzung ist natürlich sofort zu bewerten; Auskünfte über Druckstellen oder Quetschungen sind ebenso grundlegend. Das Pflegepersonal muss auch über Empfindlichkeitsreaktionen und Allergien sowie über Medikationen Bescheid wissen, die gegenwärtig eingenommen werden. Die Dokumentation all dieser Informationen ist in jedem Fall wichtig.

Viele Arbeitgeber bieten heutzutage spezielle Formulare an, auf denen die Informationen aus einer Pflegeeinschätzung schriftlich festgehalten werden können. Anfänger in der Pflege sind vielleicht über die verschiedenen Bezeichnungen verwirrt, die hierfür benutzt werden: Pflegeassessment, Patienteneinschätzungsblatt, Pflegeanamnese und Patientenprofil. Unabhängig von der Bezeichnung und vom Format besteht das Ziel darin, zwei verschiedene Informationsarten schriftlich festzuhalten. Für unsere Zwecke bezeichnen wir die eine als «persönliche und gesundheitsrelevante Angaben» und die andere als «Informationen über die Lebensaktivitäten» (soweit sie durch Lebensspanne, Abhängigkeits-/Unabhängigkeitsstatus und die fünf Faktoren beeinflusst werden), die im Zusammenhang mit den normalen Gewohnheiten des Einzelnen und seinen aktuellen Problemen stehen. Wir haben entsprechende Formblätter zur Dokumentation dieser beiden Arten von Daten entworfen; sie werden in Anhang 2 vorgestellt.

Zur Zeit unseres ersten Entwurfs eines Einschätzungsblattes war die Pflegedokumentation, zumindest in Großbritannien, abgesehen von dem traditionellen Kardex-System noch kaum entwickelt, und tatsächlich wurden viele der detaillierten Informationen über die Patienten von den Pflegenden noch mündlich bei der «Übergabe» oder im Verlauf der alltäglichen Interaktion vermittelt. Damit die Pflegenden verstehen können, in welcher Form das konzeptuelle Denken unseres Modells ein Rahmenwerk für die Dokumentation gewährleisten kann, haben wir in die dritte Auflage der *Elemente der Krankenpflege* (1990) einen Dokumentationsvorschlag eingefügt, um die «persönlichen und gesundheitsrelevanten Angaben» und die «Informationen über die Lebensaktivitäten» schriftlich festzuhalten; einige Verbesserungen sind seit 1990 noch hinzugekommen (siehe Anhang 2).

In den Einrichtungen der Gesundheitspflege sind viele verschiedene Ansätze für die Dokumentation von Patienteninformationen eingeführt worden. In der Gemeindepflege und im Krankenhaus besteht ein immer größeres Interesse daran, eine multiprofessionelle Dokumentation zu entwickeln. Manchmal basieren sie auf klinischen Gesamtvorlagen oder Richtlinien, dann wieder beziehen sie sich auf die medizinische Diagnose. Auf der anderen Seite sind einige multiprofessionell integrierte Patientenberichte eher problemorientiert. Dieser Ansatz wurde erstmals von Weed (1969) befürwortet. Unser Modell entspricht diesem Ansatz, und die Pflegenden können es als grundlegenden Bezugsrahmen für ein multiprofessionelles Dokumentationssystem übernehmen.

Abgesehen von diesen Änderungen des Dokumentationsansatzes bemüht man sich gegenwärtig um weitere Veränderungen im System der Berichterfassung. Als wir unser Formular erstmals eingeführt hatten, wurden in Großbritannien noch überall handschriftliche Berichte geführt. Heutzutage erfolgt dies immer häufiger per Computer, denn die computerisierten Berichte setzen sich zunehmend in den Gesundheitseinrichtungen durch, sei es bei den Gemeindepflegenden oder den Pflegenden im Krankenhaus.

Die Dokumentation der Gesundheitsversorgung befindet sich also in einem gewissen Übergangsstadium. In einigen Einrichtungen werden sie von einer einzigen Profession geführt, in anderen werden sie multiprofessionell erstellt. Manche sind handschriftliche/getippte Berichte, andere sind mit dem Computer erfasst. In dieser Monografie konzentriert sich das vorgeschlagene Formular im Wesentlichen auf den Bericht nur einer Profession, um besonders den pflegerischen Beitrag im Gesundheitspflegeplan des Klienten hervorzuheben. Wenn sich die Pflegenden im Klaren darüber sind, welchen Beitrag die Pflege zur Versorgung eines Klienten/Patienten leistet, könnten die Daten auch für die Anwendung in einem multidisziplinären und/oder computerisierten Bericht angepasst werden. Unabhängig vom Ansatz und vom Format sind die nachfolgenden Erläuterungen hilfreich für Pflegeschüler, wenn sie die Ergebnisse ihres professionellen Kontaktes mit einem Klienten/Patienten dokumentieren.

Persönliche und gesundheitsrelevante Angaben. Die persönlichen und gesundheitsrelevanten Angaben zum Patienten beinhalten so offensichtliche Daten wie Name, Geschlecht, Alter und Hauptwohnsitz sowie die Person/en, die benachrichtigt werden soll/en, wenn der Klient die Hilfe eines Familienangehörigen oder Freundes benötigt oder wenn der Gesundheitszustand des Klienten Grund zur Besorgnis gibt.

Familienname. In den westlichen Ländern gebraucht man gewöhnlich den Familiennamen oder bei einer verheirateten Frau den Namen des Ehemannes, das ist aber nicht in allen Kulturkreisen so. Unter Umständen benötigt der Pflegende eine Hilfestellung, erstens um den Betreffenden auf eine für ihn akzeptable Weise anzusprechen und zweitens um die gesammelten Daten mühelos unter dem korrekten Familiennamen auffinden zu können.

In Verbindung mit dem Familiennamen steht die Benutzung der Anrede Herr, Frau, Fräulein oder eines anderen Titels. Obwohl diese Titel immer noch benutzt werden, bedeuten die immer komplexeren sozialen Beziehungen und die wechselnden sozialen Sitten, dass der Pflegende bei seiner Entscheidung, ob es wirklich erforderlich ist, einen formalen Titel zu erfragen und/oder zu notieren, über einige Kenntnisse verfügen muss. Das Gleiche gilt für den Familienstand und andere Beziehungen. Natürlich kann der Patient diese Art von Informationen auch freiwillig angeben.

Vorname. Genauso üblich ist es, vom «Taufnamen» zu sprechen, doch inzwischen überwiegt die Bezeichnung «Vorname» oder «erster Name». Die Pflegenden werden immer öfter dazu angehalten, den Patienten/Klienten zu fragen, wie er angesprochen werden möchte, da manche von ihnen nicht den Namen benutzen, der auf ihrer Geburtsurkunde steht. Durch Ansprechen mit dem ihm vertrauten Namen wird dem Patienten die gewohnte persönliche Identität bewahrt.

In den letzten Jahrzehnten hat es sich im sozialen Leben mehr und mehr durchgesetzt, den Vornamen zu benutzen, selbst im Berufsleben. Auch in den Gesundheitsdiensten hat sich die Verwendung der Vornamen zwischen Pflegenden und Patienten/Klienten durchgesetzt. Ursprünglich war dies der Versuch, eine weniger formelle, freundlichere Atmosphäre zu schaffen, aber zahlreiche Forschungsprojekte haben gezeigt, dass die Benutzung des Vornamens nicht immer akzeptabel ist, besonders für die Mehrheit der älteren Patienten/Klienten. Dies gilt inbesondere, wenn sie mit all den damit einhergehenden Gefühlen eines Verlustes an Macht, Status und Selbstständigkeit in ein Krankenhaus oder Pflegeheim kommen. Beim ersten Kontakt sollte ein Pflegender einen erwachsenen Patienten formal und höflich seinen kulturellen Normen entsprechend anreden. Dazu ist eine gewisse Kompetenz nötig, damit sich der Patient sicher genug fühlt, klar die bevorzugte Form der Anrede zu äußern. Für einen verletzlichen Menschen, der sich krank fühlt und sich Sorgen macht oder stark leidet, kann eine kleine Unhöflichkeit schon eine ungeheure Bedeutung annehmen.

Alter. Diese Information zeigt eindeutig die jeweilige Phase der Lebensspanne an und ist in der Pflege von wesentlicher Bedeutung.

Hauptwohnsitz. Abgesehen von der Adresse einer Person setzt es sich zunehmend durch, auch nach den Wohnverhältnissen zu fragen – eine Information, die besonders für den Gemeindepflegenden wichtig ist, da er ja den Patienten zu Hause betreut. Die «Zutrittsmöglichkeiten» zu dokumentieren, kann eine erforderliche Information für den Gemeindepflegenden sein, wenn der Patient beispielsweise die Tür nicht selbst öffnen kann. Zu wissen, wer mit dem

Klienten zusammen wohnt, kann unter gewissen Umständen auch von Bedeutung sein.

In Zeiten hoher Arbeitslosigkeit und häufiger Entlassungen sollte man bedenken, dass nicht alle Menschen permanent unter einer bestimmten Adresse leben. Es gibt Menschen, die keinen «festen Wohnsitz» haben. Sie leben vielleicht in einer Herberge oder aber in einer von der Stadt zur Verfügung gestellten Unterkunft, in der Obdachlose nachts schlafen können. Es gibt z. B. auch vorübergehende Zufluchtsorte für «misshandelte Frauen». Manchmal schlafen obdachlose Menschen auch auf der Straße, besonders in städtischen Gebieten. Das Fehlen eines festen Wohnsitzes kann auch kulturell bedingt sein. In einigen Teilen der Welt leben Nomadenvölker, und wir kennen die «reisenden Völker» und Zigeuner. Und allzu häufig gibt es heute Flüchtlinge, die durch Krieg oder große Naturkatastrophen heimatlos geworden sind.

Kontaktpersonen und wichtige Bezugspersonen. «Die nächsten Verwandten» müssen schon aus rechtlichen Gründen bekannt sein. Im Normalfall ist es dieselbe Person, die bei einer Verschlechterung des Gesundheitszustandes des Patienten/Klienten benachrichtigt werden muss. Dies ist im Krankenhaus wichtig, aber auch wenn ein Klient zu einem invasiven Eingriff in eine Tagesklinik kommt (z. B. zu einer gastroenterologischen Untersuchung) oder aber bei einer ambulanten Operation oder auch zu Hause, wenn ein Gemeindepflegender jemanden betreut, der alleine lebt, sei es ein älterer Mensch oder eine anderweitig hilflose Person. Die Kontaktperson ist häufig ein Ehepartner oder befindet sich in einer Eltern-Kind-Beziehung, aber aufgrund der wechselnden sozialen Sitten kann ein Erwachsener vielleicht auch einen Partner oder Freund benennen, möglicherweise weil die Blutsverwandten im Ausland leben.

Abgesehen von der genannten Kontaktperson ist es manchmal auch wichtig, Informationen über das sonstige soziale Netzwerk und die Unterstützungsquellen eines Patienten zu erfahren, z. B. Verwandte, Abhängige, Besucher, Helfer und Nachbarn. Im Krankenhaus kann es erforderlich sein, bestimmte vor der Einweisung beanspruchte Dienstleistungen zu notieren, zum Beispiel Essen-auf-Rädern oder Besuche eines Gemeindepflegenden, da diese Vereinbarungen nach der Entlassung wieder neu veranlasst werden müssen.

Beruf. Der Beruf ist eine nützliche Information. Die Berufstätigkeit kann zu den gesundheitlichen Problemen beigetragen haben, zum Beispiel durch Verletzungen, die während der Arbeitszeit entstanden sind. In anderen Fällen kann der Grund für die Aufnahme ins Krankenhaus die Rückkehr an die frühere Arbeitsstelle unmöglich machen, wenn zum Beispiel ein Unfall eine Querschnittslähmung zur Folge hat. Es ist durch die Forschung nachgewiesen, dass eine Arbeitslosigkeit sich nachteilig auf das geistige und körperliche Wohlbefinden und die Gesundheit auswirkt.

Religion/Glauben und religiöse Praktiken. Religiöse und andere Überzeugungen sowie die damit einhergehenden Praktiken sind häufig sehr persönliche und private Fragen, über die mancher Klient nicht sprechen möchte. Relevante Informationen sollten jedoch vermerkt werden, wenn sie Auswirkungen auf die pflegerischen Maßnahmen im Zusammenhang mit dem Pflegeplan haben.

Aktuelle wichtige Lebensereignisse oder -krisen. Die Aufzeichnung wichtiger Lebensereignisse, die vor kurzem stattgefunden haben, zum Beispiel eine Heirat oder die Geburt eines Kindes, kann manchmal relevant sein. Eine nicht lange zurückliegende Lebenskrise, etwa ein Trauerfall, kann die Genesung beeinträchtigen. In jedem Fall ist es für den Pflegenden wichtig, sich der wichtigen Ereignisse im Leben des Klienten bewusst zu sein und ein angemessenes Verständnis aufzubringen.

Aktuelle Gesundheitsprobleme und Gründe für die Kontaktaufnahme mit dem Gesundheitsdienst. Es kann auch nützlich sein, die Haltung des Patienten und seiner Familie zu dem aktuellen Gesundheitsproblem zu kennen. Die Befragung des Patienten über die Gründe für die Aufnahme/Überweisung kann Hinweise über seinen Informationsstand liefern oder fehlendes Wissen und Verständnis enthüllen. Bei einer Aufnahme ins Krankenhaus sollten die Gründe für die Einweisung oder Überweisung vermerkt werden, ebenso wichtig sind Informationen über die Diagnose, die frühere Krankengeschichte und mögliche Allergien. Üblicherweise werden Adresse und Telefonnummer des Hausarztes des Patienten notiert.

Planung der Entlassung. Bei der Planung der Entlassung aus einer Gesundheitspflegeeinrichtung wird immer wieder deutlich, dass es bereits beim Eintritt in das System wichtig ist, den Bedarf nach Gesundheitserziehung, Rehabilitation und Planung der Entlassung zu bedenken. Wenn es sich um die Einweisung in ein Krankenhaus handelt, sollte eine angemessene und rasche Kommunikation mit den Gemeindepflegenden stattfinden, wenn eine Begleitung nach der Entlassung erforderlich ist, beispielsweise für Menschen, die unter bestimmten psychischen Erkrankungen leiden, oder für ältere Menschen, die aus einer Akutstation entlassen werden.

Diese Kurzbeschreibung gibt eine Vorstellung von der Art von Informationen, die bei einem initialen Assessment gewonnen werden könnten. Solche biografischen und gesundheitsbezogenen Daten sollten allen Pflegenden zur Verfügung stehen, und zwar unabhängig davon, ob der Patient lang oder nur kurze Zeit in der Gesundheitseinrichtung bleibt.

Assessment der LAs. Der zweite Teil des Assessments konzentriert sich auf die LAs, d. h. die üblichen Routinen und gegenwärtigen Probleme der Person. Der Einsatz der LAs beim Assessment steht in unserem Pflegemodell an zentraler Stelle, und jede der relevanten LAs der Person wird in Verbindung mit anderen

Begrifflichkeiten des Modells – Lebensspanne, Abhängigkeits-/Unabhängigkeitsstatus, den fünf Einflussfaktoren und der Individualität im Leben – beurteilt. In Form kurzer Beispiele wird in Anhang 3 das Assessment von drei der zwölf LAs wiedergegeben.

Daten, die im Zusammenhang mit den fünf beeinflussenden Faktoren erhoben werden, umreißen jede Person in ihrer Ganzheit. Diejenigen, welche die betreffende Person pflegen, müssen über die üblichen Routinen Bescheid wissen – vor allem über das, was die Person unabhängig tun kann und was nicht. Sie müssen ferner wissen, ob es in Verbindung mit irgendeiner LA Probleme oder Beschwerden gibt, und wenn ja, ob diese schon früher vorhanden waren und wie die Betreffenden dann damit umgegangen sind.

Das Formular (s. Anhang 2), auf dem die LA-Assessment-Informationen dokumentiert werden, hat bewusst keine festen räumlichen Vorgaben für jede LA, so dass die Pflegeperson den Platz bestmöglich für jeden einzelnen Klienten/Patienten nutzen kann, indem sie die Daten der problematischsten LAs an erste Stelle setzt oder in eine wie auch immer geartete Reihenfolge bringt, die ihr unter den gegebenen Umständen am besten geeignet scheint, und indem sie nicht notwendigerweise einen Kommentar zu jeder LA abgibt, wenn diese Information für die aktuelle Episode nicht relevant ist. Dennoch werden zu jeder LA ein paar allgemeine Anmerkungen gemacht.

Das *Assessment der Fähigkeit, für eine sichere Umgebung zu sorgen* ist besonders wichtig, wenn der/die Betreffende körperlich oder geistig behindert ist oder eine Lernbehinderung hat. Die Pflegeperson muss wissen, ob die Person die Gefahren in der Umgebung angemessen wahrnimmt und weiß, wie man Unfälle verhindert. Zu beurteilen, wie sicher eine Umgebung ist, bedeutet für die Pflegeperson, die ältere Menschen oder Familien mit kleinen Kindern betreut, eine erhebliche Verantwortung.

Das *Assessment des Kommunizierens* ist notwendig, um das Kommunikationsniveau der Person herauszufinden, und dies ist sowohl zu Hause als auch im Gesundheitszentrum oder in der Klinik wichtig. Denn letztlich läuft ja jede erteilte oder empfangene Information bezüglich einer der übrigen LAs über das Medium der LA *Kommunizieren.* Vor allem für Pflegende mit ausgeprägt technischem Vokabular ist es sehr wichtig, daran zu denken, dass nicht jede/r mit Begriffen aus Pflege und Medizin vertraut ist, so gebräuchlich und klar sie dem Personal auch scheinen mögen.

Die Pflegeperson sollte darauf achten, ob die Person im Gespräch über die häusliche Situation und über gesundheitliche Probleme zurückhaltend oder offen ist. Bisweilen lässt sich anhand der Unterhaltung bestimmen, ob der/die Betreffende von Natur aus offenherzig oder schüchtern ist, und unter Umständen müssen spezifische Informationen über eines der Sinnesorgane gesammelt werden, falls die Pflegeperson den Verdacht einer Schwäche oder Funktionsstörung hegt, welche die LA *Kommunizieren* des/der Betreffenden beeinträchtigt. Und schließlich sollte beim Assessment dieser LA jegliche allgemeine Information über Schmerzen der Person aufgespürt und dokumentiert werden. Die Begründung dafür, das Phänomen Schmerz mit der LA *Kommunizieren* zu verknüpfen, beruht auf der Tatsache, dass Schmerz ein subjektives Erleben ist. Sein Vorhandensein und dessen Grad wird uns über das verbale und nonverbale Verhalten der Person vermittelt. Zusätzliche Daten über Schmerzen, die sich negativ auf bestimmte LAs auswirken (z. B. Unterleibsschmerz, der die LA *Essen und Trinken* beeinträchtigt), können unter der jeweiligen LA dokumentiert werden.

Die Fähigkeit zu kommunizieren ist natürlich dann essenziell, wenn eine der empfohlenen Prozeduren eine Einverständniserklärung nach Aufklärung erfordert.

Zum *Assessment des Atmens* kann auch gehören, die Anzahl der Atemzüge pro Minute zu zählen. In den meisten Fällen geht es jedoch einfach nur darum, dass die Pflegende feststellt, ob eine deutliche Atemstörung vorliegt, und fragt, ob der/die Betreffende ein Problem mit Husten oder Atemnot hat. Dies wiederum kann eine Gelegenheit bieten, um herauszufinden, ob die Person raucht, und wenn ja, wie viel. Die Pflegeperson sollte ferner herauszufinden versuchen, wie die Person die zahlreichen negativen Auswirkungen des Rauchens wahrnimmt und ob es willkommen wäre, wenn sie beim Aufgeben oder Einschränken des Rauchens helfen würde.

Eine detailliertere Einschätzung der Atemfunktion ist erforderlich, wenn ein Patient bewusstlos ist, noch unter der Wirkung eines Anästhetikums steht oder an einer Krankheit leidet, die das Herz-Kreislauf-System beeinträchtigt. Man sollte beachten, dass Informationen über eine Hämorrhagie (ausgenommen eine Blutung in Zusammenhang mit einer speziellen LA, wie z. B. eine Vaginalblutung, die zur LA *Seine Geschlechtlichkeit leben* gehören würde) unter der LA *Atmen* dokumentiert werden sollten, und zwar auf der Grundlage, dass das Herz-Kreislauf-System in unserem Modell dieser LA zugeordnet ist.

Das *Assessment von Essen und Trinken* ist relativ leicht, weil die meisten Menschen gern über diese LA sprechen. Bei der Pflege unter- und übergewichtiger Menschen ist es besonders wichtig, mit ihnen darüber zu sprechen, was, wann und wie viel sie essen. Pflegende brauchen Informationen darüber, wie Menschen mit gewissen Störungen mit dieser Aktivität umgehen. Klagt der/die Betreffende über Beschwerden in Bezug auf Essen und Trinken, ist ein eingehenderes Assessment erforderlich.

Das *Assessment der Ausscheidungsgewohnheiten* einer Person ist eine Pflegefunktion, auch wenn die Aufnahme in das Gesundheitsversorgungssystem unter Umständen nichts mit einer Störung des Darms oder des Harn bereitenden und ableitenden Systems zu tun hatte. Es kann jedoch durchaus ein hartnäckiges Problem, wie etwa Obstipation, bestehen, das sich dann beim Assessment herausarbeiten lässt. Viele Menschen geraten in Verlegenheit, wenn sie über Ausscheidung sprechen, und die Pflegeperson muss das Thema vorsichtig und sensibel angehen und die Fragen sorgfältig und klar formulieren, um Verlegenheit zu vermeiden und dennoch Informationen zu gewinnen.

Das *Assessment des persönlichen Sich-sauber-Haltens und Kleidens* geschieht durch Beobachten der Ergebnisse dieser Aktivitäten. Ungepflegte Kleidung kann auf eine finanzielle Notlage oder einen Mangel an Selbstwertgefühl hindeuten, die wiederum Kennzeichen von Erschöpfung oder einer Geisteskrankheit sein können. Unter Umständen entdeckt die Pflegeperson unhygienische Praktiken, etwa beim Zähneputzen oder in Form des unterlassenen Händewaschens nach dem Aufsuchen der Toilette. Mit diesem Wissen kann sie die Aufnahme entsprechender Unterweisungen in den Pflegeplan planen. Man beachte, dass das Assessment der LA *Sich sauber halten und kleiden* auch ein Assessment des Hautzustandes des Patienten (inkl. Anzeichen von Hämatomen, die eine Folge körperlichen Missbrauchs sein könnten) sowie ggf. ein Assessment der Gefährdung der/des Betreffenden durch Druckgeschwüre beinhalten sollte. Die Begründung dafür, warum dies hier aufgenommen wird, liegt darin, dass das Integument bzw. die Haut in unserem Modell biologisch dieser LA zugeordnet ist.

Das *Assessment des Regulierens der Körpertemperatur* beinhaltet oft auch das Messen der Körpertemperatur der/des Betreffenden, ob zu Hause, in der Sprechstunde oder in der Klinik, und eine regelmäßige Messung kann notwendig werden, wenn die Person an Fieber oder Hypothermie leidet. Es gibt auch andere Wege des Assessments dieser LA: Beim Beobachten können eine gerötete Haut, verstärkte Transpiration, Gänsehaut, Schüttelfrost sowie überwärmte bzw. zu kalte Hände und/oder Füße auffallen.

Beim *Assessment des Sich-Bewegens* geht es unter Umständen nur darum zu beobachten, dass die Person keine Probleme zu haben scheint. Spätere Beobachtungen oder ein Gespräch können jedoch beispielsweise eine Gelenksteifigkeit beim morgendlichen Aufstehen zeigen, die bei älteren Menschen häufig auftritt. Menschen mit ständigen Rückenschmerzen entwickeln oft eine charakteristische Haltung, um Bewegungen im Bereich der Lendenwirbelsäule möglichst gering zu halten. Andere Mobilitätsstörungen sind für gewöhnlich ganz offensichtlich, und die Pflegenden müssen wissen, wie die Person damit zurechtkommt. Über diesen Punkt sollten bei den körperbehinderten Personen eingehend Informationen gesammelt werden, um die Pflege dergestalt planen zu können, dass die Betreffenden ein Maximum an Unabhängigkeit behalten. Dazu gehört auch der fortgesetzte Gebrauch von Gehhilfen.

Das *Assessment des Arbeitens und Spielens* ist essenzieller Bestandteil eines initialen Basisassessments des Patienten. Anhand der Art, in der die Person über diese Aktivitäten spricht, erfährt die Pflegeperson, was für die Person eine Herausforderung darstellt und was langweilig oder belastend ist. Unter Umständen haben die physischen Bedingungen am Arbeitsplatz des/der Betreffenden ja zu dem Unfall oder der Krankheit beigetragen, der/die das Aufsuchen der Ambulanz oder die stationäre Aufnahme erforderlich gemacht hat. Andererseits lassen sich unter Umständen auch Schwierigkeiten in sozialen Beziehungen aufgrund von Persönlichkeitsstörungen oder Geisteskrankheiten aufdecken, oder es entsteht ein entsprechender Verdacht, und es wäre für Menschen in diesen Situationen wichtig, über die Schwierigkeiten Bescheid zu wissen, die mit erzwungener Arbeitslosigkeit verbunden sind.

Das *Assessment der LA Seine Geschlechtlichkeit leben* beinhaltet, zu beobachten, wie Menschen ihre Geschlechtlichkeit und die daraus resultierende Rolle generell zum Ausdruck bringen, etwa in der Art, sich zu kleiden, im Gebrauch von Kosmetika usw. Ein spezielles Assessment ist gewöhnlich weder nötig noch angemessen, solange die (möglichen) Probleme der/des Betreffenden nicht irgendwie mit Sexualität oder Sex und Fortpflanzung zusammenhängen. Die meisten Menschen bringt es in Verlegenheit, mit Fremden über diese intime LA zu sprechen. Eine aufmerksame Pflegeperson nimmt indessen Hinweise wahr, die Ausdruck der Sexualität sind oder auf Ängste in Verbindung mit der LA *Seine Geschlechtlichkeit leben* hindeuten. Auf einfühlsame Weise kann sie eine Atmosphäre schaffen, in der Menschen sich in der Lage sehen, ggf. geschlechtsbezogene Probleme und Erkrankungen zu erörtern, und unter gewissen Umständen wird dann ein eingehendes Assessment nötig.

Das *Assessment des Schlafens* ist schon frühzeitig von Bedeutung, damit die Pflegenden Informationen haben, die als Grundlage für Aktivitäten zur Schlafförderung dienen können. Normalerweise kommen Menschen mit Schlafstörungen als solches nicht von sich aus auf Gesundheitsfachpersonen zu. Ein adäquater Schlaf ist jedoch wichtig für die Gesundheit, aus welchem Grund auch immer die Person mit dem Gesundheitsdienst in Kontakt gekommen ist, und Schlafförderung erfordert Kenntnisse über die üblichen Routinen der/des Betreffenden sowie ggf. über die Einnahme von Medikamenten.

Das *Assessment der Bedürfnisse des/der Sterbenden* ist eine sehr wichtige Funktion der Pflegeperson – in der Gemeinde ebenso wie in Kliniken, Pflegeheimen und Hospizen. Zwar haben wir die LA *Sterben* in unsere Liste der zwölf LAs aufgenommen, jedoch gewinnt das Assessment nur dann entscheidende Bedeutung, wenn Diagnose und Prognose darauf hindeuten, dass der Tod des/der Betreffenden wahrscheinlich unmittelbar bevorsteht oder in naher Zukunft eintritt. Es bedarf allerdings konstanter Sensibilität und scharfer Beobachtung, um zu erkennen, ob die Person über die vielen Aspekte in Zusammenhang mit Tod, Sterben und Trauer zu sprechen wünscht. Selbst eine gesunde junge Mutter mit einem gesunden Baby macht sich unter Umständen Sorgen über die Möglichkeit eines plötzlichen Kindstodes.

Das Assessment ist keine einmalige Aktivität, und wenn die Pflegenden weiterhin Gelegenheit haben, Menschen zu beobachten und im Verlauf ihrer Pflege mit ihnen zu sprechen, werden zusätzliche Daten fortlaufend gesammelt. Ob diese Zusatzdaten nun auf täglicher Basis oder in größeren Abständen dokumentiert werden, hängt von Faktoren wie der Erkrankung bzw. dem Zustand der/des Betreffenden, von der Dauer des Aufenthalts in der Klinik, im Pflegeheim oder im Hospiz sowie – bei einer Person, die zu Hause lebt bzw. eine Sprechstunde bzw. Ambulanz aufsucht – von der Häufigkeit der Konsultationen ab.

Auch Menge und Art der gesammelten Informationen über die LAs variieren den jeweiligen Umständen entsprechend, und in manchen Fällen sind Informationen über die gesamten LAs unter Umständen gar nicht relevant. Das Assessment ist daher keine starre Routine, die zu einer bestimmten Zeit und nach festgelegtem Muster erfolgt, sondern vielmehr eine fortlaufende Aktivität und darüber hinaus eine Aktivität, die auf die jeweiligen Umstände der/des Betreffenden individuell zugeschnitten sein muss.

Das Assessment lässt sich bei Menschen, die sich zur Überwachung oder Erhaltung der Gesundheit im Gesundheitsversorgungssystem befinden, ebenso anwenden, wie bei Menschen, die sich zur Untersuchung und/oder Behandlung einer Krankheit in der Klinik befinden. Manche Pflegende denken, das Herausarbeiten von Patientenproblemen würde sich nicht auf die Gesundheitspflege und -förderung erstrecken. In einem gesunden Leben besteht das Ziel jedoch darin, zu verhindern, dass mögliche Probleme zu tatsächlichen werden, und der Prozess des Identifizierens potenzieller Probleme anhand der LAs ist derselbe wie beim Identifizieren tatsächlicher Probleme.

Unabhängig vom Gesundheits- oder Krankheitszustand berücksichtigt die Pflegeperson beim Sammeln von Informationen über die LAs des Klienten/Patienten natürlich auch das Stadium der Lebensspanne, eine der Komponenten des Modells. In unserem Formular (s. Anhang 2) findet sich ein Hinweis darauf, «frühere Routinen» der/des Betreffenden zu berücksichtigen, und man muss daran denken, dass diese Routinen von biologischen, psychologischen, soziokulturellen und politisch-ökonomischen Faktoren – einer weiteren Komponente unseres Modells – geformt wurden. Die Überschrift «Was kann/kann nicht unabhängig getan werden?» erinnert die Pflegeperson an das Kontinuum von Abhängigkeit und Unabhängigkeit. Und es gibt einen Punkt «Frühere Copingmechanismen», um die Pflegeperson daran zu erinnern, dass bei Problemen oder Beschwerden in Bezug auf irgendeine der LAs hinterfragt werden sollte, wie der/die Betreffende damit zurechtgekommen ist.

Zusammengefasst besteht also das Ziel des Sammelns von Informationen über die LAs darin, Folgendes zu klären:

- Frühere Routinen?
- Was kann die Person unabhängig tun?
- Was kann die Person nicht unabhängig tun?
- Frühere Formen des Copingverhaltens?
- Welche Probleme hat die Person, und zwar sowohl tatsächliche als auch potenzielle, mit den jeweiligen LAs?

Feststellung der individuellen Probleme. Die Feststellung der Probleme des Patienten ist die letzte Aktivität dieses ersten Schrittes des Pflegeprozesses. Wie bereits erwähnt, besteht die Rolle des Pflegenden darin, den Patienten/Klienten dabei zu unterstützen, (aktuelle oder potenzielle) Probleme bei der Durchführung der LAs zu verhindern, zu lindern oder zu lösen oder aber positiv mit ihnen umzugehen. Die *aktuellen* Probleme (z. B. Schmerzen, Blutungen, Appetitlosigkeit, Fieber, akute Depressionen oder geistige Behinderung) sind in vielen Fällen sowohl für den Patienten wie auch für den Pflegenden erkennbar. Man muss jedoch daran denken, dass der Pflegende Probleme erkennen kann, die dem Patienten nicht bewusst sind (erhöhter Blutdruck ist ein gutes Beispiel), und ebenso wahrscheinlich kann ein Patient Probleme haben, die der Pflegende nicht sofort bemerkt (z. B. bestimmte Ängste, zwanghaftes Verhalten oder suizidale Neigung). Ist man bezüglich dieser Möglichkeiten wachsam, kann im Verlauf der Einschätzung näher darauf eingegangen werden.

Bei der Identifizierung *potenzieller* Probleme ermöglichen die fundierten Kenntnisse des Pflegenden über alle Faktoren, die eine Erkrankung zur Folge haben oder Komplikationen einer Krankheit oder Behandlung sein können, die Sammlung von Informationen, die ein Patient nicht freiwillig geben würde, ohne darauf angesprochen zu werden. Das Konzept der potenziellen Probleme zeigt auch solche Aspekte der Pflege auf, welche für die Gesundheitserhaltung und -förderung von Bedeutung sind.

Die Darstellung der erkannten Patientenprobleme mittels Pflegeeinschätzung wird immer häufiger mit dem Begriff «Pflegediagnose» bezeichnet. Die zögernde Verwendung dieses Begriffs in der Pflege könnte, zumindest in Großbritannien, daher kommen, dass eine «Diagnose» traditionellerweise vom Arzt gestellt wird. In Wirklichkeit ist aber eine Pflegediagnose die Beschreibung jener Probleme, die Patienten bei der Ausführung der LAs haben, wohingegen eine medizinische Diagnose meistens pathologische Veränderungen beinhaltet. So können bei einem Patienten mit einer medizinischen Diagnose mehrere Pflegediagnosen vorliegen.

In letzter Zeit sind insbesondere in Nordamerika beträchtliche Anstrengungen unternommen worden, um eine Methode zur Klassifizierung von Pflegediagnosen zu entwickeln – was wir als «Pflegeproblem» bezeichnen. Eine Arbeitsgruppe, die mit dem Weltbund der Pflegenden (ICN) zusammenarbeitet, hat die Informationen und Ideen aus den weltweit bestehenden Mitgliederverbänden mit dem Ziel zusammengestellt, eine internationale Klassifikation der Pflegepraktiken zu erarbeiten. Auf diese Weise soll eine «gemeinsame Sprache» entwickelt werden, mit der sich die Pflegenden weltweit besser verständigen können sollen. Die entsprechenden Veröffentlichungen des ICN (1996, 1999) definieren die Pflegediagnosen als «Beschreibung von Phänomenen durch Pflegende, die Fokus der Pflegeinterventionen sind». Dabei handelt es sich um eine komplexe Klassifikation, die auch für die Computeranwendung aufbereitet werden soll; außerdem ist eine fortlaufende Aktualisierung vorgesehen [bezüglich RLT-Modell und Pflegediagnosen siehe Anhang 4. Anm. d. Lek.].

Die Idee der Patienten-/Klientenprobleme bei der Ausführung der LAs ist immer noch relevant; diese Terminologie könnte jedoch mit der Zeit an andere Klassifikationen angepasst werden müssen. Das Formular, das wir für *Die Elemente der Krankenpflege* (Anhang 2) entwickelt haben, bietet ausreichend Platz für jedes erkannte Problem, das als «aktuell» oder «potenziell» eingestuft werden kann; bei Letzterem fügt man ein «p» hinzu.

Nach einer angemessenen Einschätzung muss vor der Planung noch über die relative Priorität der erkannten Probleme entschieden werden. Es ist wohl kaum nötig zu erwähnen, dass lebens- oder gesundheitsbedrohende Probleme Vorrang gegenüber weniger akuten oder weniger wichtigen Problemen haben. Bei diesen kann gemeinsam mit dem Patienten und vielleicht auch mit seiner Familie über die Rangfolge entschieden werden. Die Prioritäten eines Patienten müssen nicht unbedingt dieselben sein wie die des Pflegenden. Dies muss berücksichtigt werden, da Motivation und Zusammenarbeit davon erheblich betroffen sein können. Die Prioritätenrangfolge der Probleme kann durch eine Gliederung der Probleme in einer bestimmten Reihenfolge oder auch durch Nummerierung der Priorität entsprechend deutlich gemacht werden.

3.6.2 Planen

Der zweite Schritt des Pflegeprozesses lautet Planen (Pflegeplanung) und spiegelt unsere Definition der Pflege wider. Die Ziele eines Plans bestehen darin,

- zu verhindern, dass erkannte potenzielle Probleme bei der Ausführung der LAs zu aktuellen werden;

- dafür zu sorgen, dass die aktuellen Probleme gelöst werden;
- die nicht lösbaren Probleme nach Möglichkeit zu lindern;
- dem Patienten zu helfen, positiv mit den Problemen umzugehen, die weder gelindert noch gelöst werden können;
- das Wiederauftreten eines gelösten Problems zu verhindern;
- einem Patienten zu helfen, sich so wohl wie möglich zu fühlen und weitgehend schmerzfrei zu leben, wenn in absehbarer Zeit mit seinem Tod gerechnet werden muss.

Zielsetzung. In diesem Zusammenhang muss ein Ziel für alle aktuellen und potenziellen Probleme festgelegt werden (möglichst in Zusammenarbeit mit dem Patienten und bei Bedarf auch mit seiner Familie), wobei zwischen kurzfristigen und langfristigen Zielen unterschieden werden muss. Einige ziehen dem Begriff «Ziel» den Begriff «Patientenergebnis» vor, je nach Vorliebe.

Die Ziele sollten innerhalb der individuellen Grenzen des Patienten realisierbar sein, da sonst das Risiko einer Entmutigung besteht. Die Ziele sollten nach Möglichkeit in Form von Ergebnissen bestimmt werden, die sich beobachten, messen oder testen lassen, so dass sie später auch entsprechend bewertet werden können. Zusammen mit dem Ziel sollte möglichst ein Zeitpunkt oder ein Datum festgelegt werden, damit klar ist, wann die Auswertung erfolgen sollte. Der/die Pflegende setzt also ein Ziel fest (möglichst zusammen mit dem Patienten) und schätzt ein, zu welchem Zeitpunkt dieses Ziel erreicht werden könnte, auf die gleiche Weise wie ein Reisender, der sich für einen Zielort entscheidet und je nach den benutzten Verkehrsmitteln die Ankunftszeit einschätzt. Doch derartige Reisen verlaufen wohl wesentlich unkomplizierter und sicherer als die professionelle Pflege.

Erstellung eines Pflegeplans. Bevor Pflegepläne schriftlich oder mithilfe eines Computers erstellt werden können, müssen die vorhandenen Ressourcen, die im Pflegekontext verfügbar sind, in Betracht gezogen werden: Einrichtungen, Personal und räumliche Umgebung. Soll ein Patient zu Hause gepflegt werden, muss abgeklärt werden, welche Unterstützungsdienste zur Verfügung stehen. Mögliche alternative Pflegemaßnahmen hängen von den bereitstehenden Ressourcen und den vom Patienten geäußerten Vorlieben ab.

Daran anschließend wird ein detaillierter Plan über alle notwendigen Pflegemaßnahmen zur Erreichung der Ziele erstellt, und zwar so, dass andere Pflegende beim Durchlesen den Pflegeplan auch verstehen können. Ohne Zweifel ist ein schriftlicher oder ein mit dem Computer erfasster Plan unerlässlich, da kein Pflegender 24 Stunden im Dienst ist. Soziale Veränderungen, wie zum Beispiel verkürzte Arbeitszeiten, längere Urlaubsansprüche sowie die vermehrte Einstellung von Teilzeitpersonal, haben bewirkt, dass eine gute Kommunikationsfähigkeit für die Erstellung geeigneter Pflegepläne unentbehrlich geworden ist. Falls diese Tendenz weiter anhält, wird die Bedeutung des Pflegeplans als Mittel zur Verständigung unter den Pflegenden noch zunehmen. Darüber hinaus hilft die Einschätzung eines Patienten und die Erstellung eines Pflegeplans dem Pflegenden, den Patienten besser kennen zu lernen. Und so kann eine befriedigende Pflegende-Patienten-Beziehung entstehen, durch die der/die Pflegende wesentlich zur Genesung des Patienten beitragen kann.

Der Pflegeplan, Teil des Formulars bei der Anwendung dieses Modells, ist in Anhang 2 dargestellt. Ein Abschnitt ist für die vom Pflegenden initiierten Pflegemaßnahmen (die sich z. B. aus den Problemen mit den LAs ergeben) und ein anderer Abschnitt für die vom Arzt angeordneten Maßnahmen (z. B. medizinische Verordnungen zur Behandlung von Schmerzen) vorgesehen. Dieser Teil des Pflegeplans wird später erläutert.

Der Pflegeplan im Zusammenhang mit den LAs. Der Pflegeplan auf Seite 3 unseres Formulars (Anhang 2) bezieht sich auf die LAs und bildet den rechten Teil einer Doppelseite. Dies ist absichtlich so gestaltet worden, damit die aktuellen und potenziellen Probleme, die bei der Ersteinschätzung erkannt wurden, nicht noch einmal aufgeschrieben werden müssen. Auf der gegenüberliegenden Seite werden die Ziele aufgeführt, gefolgt von den «vom Pflegenden initiierten Maßnahmen» und einer weiteren Spalte für das Ergebnis der «Bewertung».

Der Pflegeplan kann Pflegemaßnahmen für eine bestimmte LA enthalten, obwohl keinerlei besondere Probleme vorliegen. Ein Beispiel: Der Patient hat keine Probleme mit der LA *Sich sauber halten und kleiden*, aber Duschen ist ihm lieber als Baden. Indem man dies notiert, werden alle, die diesen Plan lesen, auf die Vorliebe des Patienten aufmerksam gemacht und davon abgehalten, andere Maßnahmen zu veranlassen. In ähnlicher Weise kann ein behinderter Patient keinerlei Probleme mit der LA *Sich bewegen* haben, solange die Hilfsmittel, denen er vertraut, verfügbar sind. Wenn die Erfordernisse einer «unterstützten Abhängigkeit» im Detail festgehalten werden, können überflüssige Abhängigkeiten vom Pflegepersonal und die damit einhergehenden Frustrationen verhindert werden.

Ein Pflegeplan ist: ein *Plan*, der dem Pflegenden aufzeigen soll, was zu tun ist und wann. Zusätzliche Informationen sollten nur aufgeführt werden,

- wenn ein Ziel oder erwünschtes Ergebnis erreicht wurde;
- wenn eine Pflegemaßnahme geändert werden muss, um das bereits gesetzte Ziel zu erreichen;
- wenn aus irgendeinem Grund das Ziel verändert werden muss;

- wenn das Datum für die Bewertung verschoben werden muss;
- oder wenn neue Probleme auftreten.

Andere täglich anfallende Informationen über den Patienten sollten in den Pflegebericht aufgenommen werden. Formulare für diese Art der Dokumentation werden normalerweise von jeder Einrichtung selbst gestaltet.

Der Pflegeplan im Zusammenhang mit medizinischen und anderen Verordnungen. Bisher wurden nur die von den Pflegenden initiierten Pflegemaßnahmen im Zusammenhang mit den LAs besprochen, doch selbstverständlich gibt es auch Pflegemaßnahmen, die direkt aufgrund von medizinischen Verordnungen durchgeführt und immer häufiger auch von anderen Mitgliedern des Gesundheitsteams veranlasst werden, zum Beispiel von Diätassistenten oder Physiotherapeuten. Obwohl diese Maßnahmen oft separat aufgeführt werden (z. B. werden die verschriebenen Medikamente in die Patientendokumentation des Arztes eingetragen), werden andere überhaupt nicht festgehalten. Aus diesem Grund haben wir beschlossen, unserem Pflegeplan diese vierte Seite hinzuzufügen.

Die Integration dieser pflegerischen Maßnahmen bedeutet keine Rückkehr zum «medizinischen Modell», ein Begriff, der übrigens nirgends in der medizinischen Literatur zu finden ist. Die professionelle Pflege ist eine kooperative Aktivität und schließt unbestreitbar auch Maßnahmen aufgrund von medizinischen Verordnungen ein; trotzdem sind sie pflegerische Aktivitäten und helfen in der Domäne unseres Modells, Probleme von Patienten zu lösen oder zu lindern.

Am unteren Rand dieses Teils des Pflegeplans findet sich ein Feld für «weitere Notizen». Die Informationen, die hier schriftlich festgehalten werden können, sind Zeit und Ort von Terminen in der Tagesklinik und Vereinbarungen über entsprechende Transportmaßnahmen oder Einzelheiten über den Verleih von Hilfsmitteln, wie z. B. Gehhilfen, die der Patient mit nach Hause nimmt. Diese Beispiele weisen den Pflegenden darauf hin, dass für die Entlassung eines Patienten aus einer Pflegeeinrichtung eine Planung notwendig ist. Die Planung der Entlassung beginnt bereits bei der Ersteinschätzung, wie aus dem von uns vorgeschlagenen Formular für persönliche und gesundheitsrelevante Angaben deutlich wird (Anhang 2). Es gibt jedoch keine Einschränkungen für Informationen, die ein Pflegender im Feld «weitere Notizen» und auf den Seiten 5 und 6 des Formulars einzutragen für nötig hält.

Fassen wir die Planungsphase des Prozesses zusammen. Dieser Schritt beinhaltet die Erstellung eines Pflegeplans, der folgende Informationen enthalten sollte:

- die festgesetzten Ziele oder erwünschten Ergebnisse für jedes einzelne Problem;
- ein Datum, zu dem die Ziele erwartungsgemäß erreicht sein sollen;
- die Pflegemaßnahmen (und Patientenbeteiligung) zur Umsetzung der Ziele.

Der Pflegeplan soll dazu dienen, Informationen für eine systematische und individualisierte Pflege zu gewährleisten, die von jedem Pflegenden durchgeführt werden kann. Die Informationen können, auch mithilfe eines Computerberichtes, in einen multidisziplinären Plan übernommen werden.

3.6.3 Durchführung des Pflegeplans

Die Durchführung des Pflegeplans (Pflegeimplementation) ist der dritte Schritt des Pflegeprozesses. Traditionsgemäß wird Pflege mit «etwas tun» in Verbindung gebracht; deshalb haben Pflegende bei diesem Schritt des Prozesses keine Schwierigkeiten. Die Tatsache, dass es sowohl hilfreich als auch notwendig ist, sich die Gedanken- und Entscheidungsprozesse bewusst zu machen, welche der Ausführung von Pflegemaßnahmen vorausgehen, wird jedoch zunehmend anerkannt.

Es gibt viele verschiedene Aktivitäten, die als «Pflegeinterventionen» beschrieben werden könnten. Die Anzahl und der Umfang der tatsächlich für den einzelnen Patienten durchgeführten Pflegemaßnahmen werden die ausdrücklich auf dem Pflegeplan aufgeführten Maßnahmen wahrscheinlich weit übertreffen. Der Plan enthält zwar alle maßgeblichen Pflegemaßnahmen, doch der Pflegende wird neben der Durchführung dieser explizit aufgeführten Tätigkeiten noch viel mehr tun – etwa, was Meleis (1997) als die «Alltäglichkeiten der pflegerischen Arbeit» bezeichnet hat.

Bei der Durchführung der Pflegemaßnahmen verlässt sich der Pflegende auf viele verschiedene Fähigkeiten beim Umgang mit einem Patienten: zuhören, Gespräche führen und beobachten, um zu helfen oder manchmal auch mit Absicht nicht zu helfen. Einige dieser «ungeplanten» oder scheinbar «unwichtigen» Maßnahmen sollten jedoch aufgezeichnet werden. Das Formular dieses Modells besitzt kein Eintragungsfeld für derartige Informationen, deshalb schlagen wir die Verwendung eines zusätzlichen Blattes oder Dokuments mit der Überschrift «Pflegenotizen zum Patienten» vor, welches Informationen enthält, die über die Einschätzung des Patienten und den Pflegeplan hinausgehen. Diese Informationen können für die Bewertung der fortlaufenden und der zusammengefassten Pflegemaßnahmen nützlich sein.

3.6.4 Bewerten

Es ist schwierig, geplante und durchgeführte Pflegemaßnahmen zu rechtfertigen, wenn sie nicht nachweislich in irgendeiner Form für den jeweiligen Patienten nützlich sind. Deshalb ist der vierte Schritt des Pflegeprozesses – die Bewertung –

notwendig. Zudem bietet diese Phase eine Grundlage für die weitere Einschätzung und Planung bei Veränderungen des Zustandes und der Probleme des Patienten.

Der vierte Schritt des Pflegeprozesses, das Bewerten (Pflegeevaluation), stellt eine besondere Schwierigkeit für die Pflegenden dar. Dies ist nicht weiter verwunderlich, da dies eine sehr anspruchsvolle und komplizierte Aufgabe ist, nicht nur in der Pflege. Einfach ausgedrückt soll mit der Bewertung ergründet werden, ob (und in welchem Ausmaß) die angestrebten Ziele erreicht wurden (noch erreicht werden) oder nicht. In diesem Sinne ist die vierte Phase eine «Ergebnisbewertung». Die Fähigkeiten, die für das Bewerten benötigt werden, sind grundsätzlich dieselben, die beim Einschätzen zur Anwendung kommen, nämlich Beobachten, Befragen, Untersuchen, Prüfen und Messen. Während diese Fähigkeiten bei der Einschätzung dazu dienen, wichtige Informationen zu sammeln, ermöglichen sie bei der Bewertung die Entscheidung, ob die gesetzten Ziele erreicht worden sind oder nicht; mit anderen Worten: die Bewertung bedeutet einen Vergleich mit den Zielsetzungen.

Die erfolgreiche Umsetzung der Ziele macht eigentlich weitere Pflegemaßnahmen überflüssig. An dieser Stelle könnte man sich folgende Frage stellen: «War das Ziel vielleicht zu niedrig gesteckt?» Durch gründliches Überdenken der ursprünglichen Zielsetzung kann diese Frage beantwortet werden. Wenn das Ziel jedoch nicht ganz erreicht wurde, muss sich der Pflegende fragen:

- Wurde das Ziel nur teilweise erreicht und werden mehr Informationen benötigt, bevor eine Fortsetzung oder Veränderung der Maßnahmen in Betracht gezogen werden kann?
- Ist das Problem unverändert oder statisch und sollten die Pflegemaßnahmen deshalb verändert oder abgebrochen werden?
- Hat sich das Problem verschärft und sollten daher das Ziel und die geplanten Pflegemaßnahmen neu überdacht werden?
- War das Ziel falsch gesteckt und unangemessen?
- Erfordert das Ziel Interventionen/Maßnahmen seitens anderer Mitglieder des Gesundheitsteams?

Die letzte Frage erkennt an, dass der Beitrag anderer Experten der Gesundheitspflege in einem multidisziplinären Team unvermeidlich die eigenen Maßnahmen beeinflusst und sie wechselseitig bedingt. Tatsächlich ist es selten möglich, die Pflegemaßnahmen isoliert zu betrachten und das «Ergebnis» mit dem «Input» direkt und eindeutig zu verbinden. Dadurch ist die Bewertungsphase des Pflegeprozesses so komplex. Eine der wichtigsten Herausforderungen für die Zukunft der Pflege wird darin bestehen, unsere Bewertungskompetenz zu verbessern und auszubauen.

Wir befürworten die Dokumentation in einem Prozessformat, das in Abb. 3-7 dargestellt wurde. Das Ziel der Verwendung der einzelnen Schritte des Prozesses besteht in der Individualisierung der Pflege. Die Individualisierung ist ein dynamischer Prozess, was aus (**Abb. 3-8** auf S. 163) mithilfe unseres Pflegemodells als konzeptueller Bezugsrahmen deutlich wird.

Als Nachwort möchten wir anfügen, dass die Konzeptualisierung der Pflege in der in diesem Kapitel vorgeschlagenen Art und Weise und die Dokumentation im Prozessformat mit dem Zweck der Individualisierung der Pflege nicht die einzigen Ziele sein müssen. Die Dokumentation kann zu einer größeren Zufriedenheit am Arbeitsplatz führen. Pflegende arbeiten nicht 24 Stunden am Tag, so dass sie bei ihrer Rückkehr an den Arbeitsplatz darauf angewiesen sind, nachlesen zu können, was während ihrer Abwesenheit geschehen ist; dies sorgt für ein Gefühl der Kontinuität und Beteiligung. Tatsächlich liefert dieser Bericht (sei er schriftlich oder mit dem Computer erfasst) einen Beweis der Kontinuität. Dokumente können so formuliert werden, dass sie:

- Teil eines Controlling-Systems in Verbindung mit der Qualität einer pflegerischen Dienstleistung sind;
- Managern Tatsacheninformationen liefern, wenn aufgrund von Personalmangel bestimmte Aspekte der «geplanten Pflege» nicht durchgeführt werden können;
- Managern Tatsacheninformationen liefern, wenn aufgrund von fehlenden Ressourcen nur die zweitbeste Pflegemaßnahme geplant werden kann;
- Informationen liefern, die zur Verteidigung bei Klagen von Patienten in einem juristischen Kontext dienen können;
- Pflegenden helfen, den Beitrag der Pflege im gesamten Programm der Gesundheitspflege zu beschreiben, was besonders wichtig ist, wenn ein Antrag für entsprechende finanzielle Mittel gestellt wird;
- als Argumentation für eine angemessene Bezahlung des Pflegepersonals dienen;
- zu einer Datenbank für die Pflegeforschung beitragen.

Zusammenfassend kann man feststellen, dass der vorangegangene Text eine Dokumentation der Pflegepraxis befürwortet und die Notwendigkeit von Genauigkeit und Qualität bei der Erstellung solcher Berichte betont. Beim Führen von Berichten ist es natürlich selbstverständlich, dass eine besondere Verantwortung für Vertraulichkeit, Verantwortlichkeit und persönliche Haftung besteht. Mit zunehmender Anwendung von Computerberichten – und den damit einhergehenden

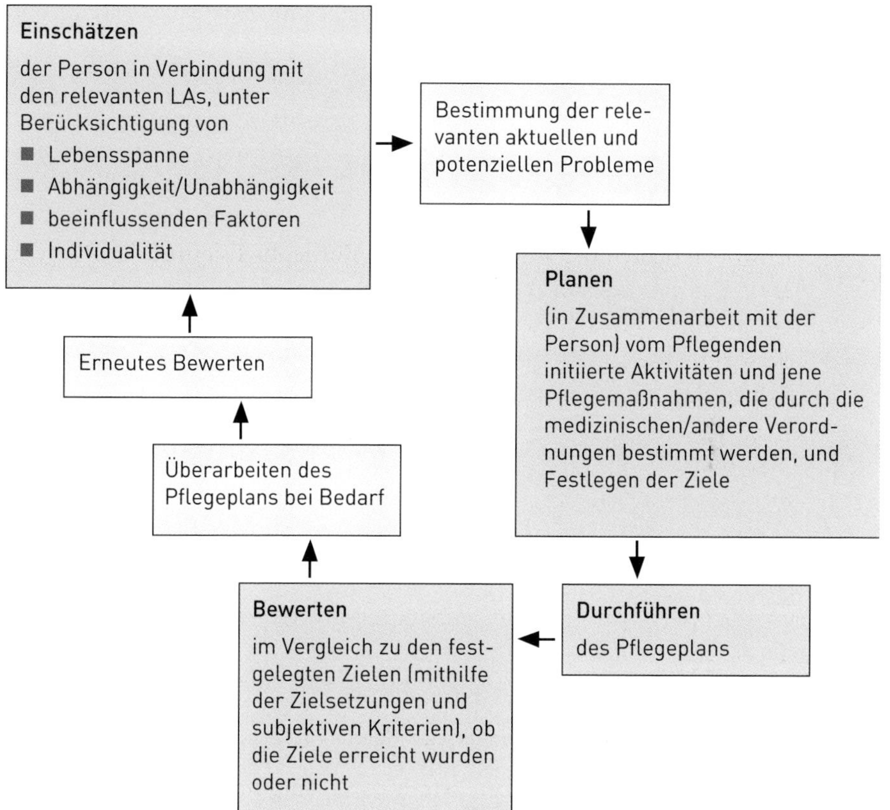

Abbildung 3-8: Individualisierung der Pflege als dynamischer Prozess unter Anwendung des RLT-Modells als konzeptuelles Rahmenwerk

Datenschutzgesetzen – wird diese Verantwortlichkeit tatsächlich noch schwerwiegender. Für die Pflegenden von Morgen hält der «Weg in die Zukunft» noch viele Herausforderungen bereit.

Literatur

Adam, Evelyn 1991: To Be A Nurse. 2nd Edition, W. B. Saunders Company, Toronto

Aggleton, Peter, Chalmers, Helen 1986: Nursing, research, nursing theory and the nursing process. In: Journal of Advanced Nursing, Vol. 11, 2: 197–202

Aggleton, Peter, Chalmers, Helen 1986: Nursing Models and the Nursing Process. Macmillan Education, Houndmills, Basingstoke, Hampshire & London

Aggleton, Peter, Chalmers, Helen 2000: Nursing Models and Nursing Practice. 2nd Edition, Palgrave, Houndmills, Basingstoke, Hampshire & London

Bartholomeyczik, Sabine 1997: Nachdenken über Sprache – Professionalisierung der Pflege? In: Zegelin, Angelika (Hrsg.): Sprache und Pflege. Ullstein Mosby, Berlin/Wiesbaden.

Bellman, Loretta M. 1996: Changing nursing practice through reflection on the Roper, Logan and Tierney model: the enhancement approach to action research. In: Journal of Advanced Nursing, 24: 129–138

Binnie, Alison 1987: A plan for a successful discharge from hospital to home: a further analysis of Roper's Activities of Living model. In: Easterbrook, Jane (ed.) 1987: Elderly Care. Towards Holistic Nursing. Hodder & Stoughton, London

Bischoff-Wanner, Claudia 2002: Empathie in der Pflege. Huber, Bern

Chapman, Jane 1987: A problem of nutrition: an extension of Roper's Activities of Living model. In: Easterbrook, Jane (ed.) 1987: Elderly Care. Towards Holistic Nursing. Hodder & Stoughton, London

Charatan, F 1994: Psychiatrists in US put religion in diagnostic manual. British Medical Journal 308(6931): 740

de la Cuesta 1982: The Nursing Process: From Theory to Implementation. In: Swedish Nurses Association (ed.): Research – A Challenge for Nursing Practice. 5th Workgroup Meeting. 1st Open Conference. Uppsala, Sweden, August 11–14: 312–317

de la Cuesta, Carmen 1983: The nursing process: from development to implementation. In: Journal of Advanced Nursing. 8, No. 5: 365–371

Davies, Celia 1995: Gender and the Professional Predicament in Nursing. Open University Press, Buckingham/Philadelphia

Easterbrook, Jane (ed.) 1987: Elderly Care. Towards Holistic Nursing. Hodder & Stoughton, London

Fawcett, J 1995: Analysis and evaluation of conceptual models of nursing, 3rd edn. FA Davis, Philadelphia

Fortin, Jacqueline 1999: Bedürfnisse. In: Kollak, Ingrid, Suzie Kim Hessok (Hrsg): Pflegetheoretische Grundbegriffe. Huber, Bern

Grubitzsch, Siegfried, Günter Rexilius (Hg.) 1990: Psychologische Grundbegriffe. Mensch und Gesellschaft in der Psychologie. Ein Handbuch. Rowohlt-Taschenbuch Verlag GmbH, Reinbek bei Hamburg

Grün, Katharina 1998: Bedürfnisse und Erwartungen von Patienten und ihren Angehörigen an professionell Pflegende im häuslichen Bereich. Eine inhaltsanalytische Betrachtung qualitativer Einzelfallstudien. In: Fachbereich Pflege- und Gesundheitswissenschaften der Ev. Fachhochschue Darmstadt (Hrsg.): Pflegewissenschaft im Alltag. Untersuchungen aus verschiedenen Arbeitsfeldern. Mabuse-Verlag, Frankfurt am Main: 53–105

Halloran, Edward J. 1995: An Introduction to Virginia Henderson. In: Halloran, Edward J. (ed.): A Virginia Henderson Reader. Excellence in Nursing. Springer Publishing Company, New York: XI–XVII

Harmer, Bertha 1922: Text-Book of the Principles and Practice of Nursing. The Macmillan Company, New York

Harmer, Bertha 1928: Text-Book of the Principles and Practice of Nursing. The Macmillan Company, New York

Harmer, Bertha 1936: Text-Book of the Principles and Practice of Nursing. 3rd Edition. The Macmillan Company, New York

Harmer, Bertha, V. Henderson 1943: Textbook of the Principles and Practice of Nursing. 4th Edition. Macmillan Comp., 7th Printing, New York

Harmer, Bertha, Henderson, V. 1955: Textbook of the Principles and Practice of Nursing, 5th Edition, Macmillan Comp., New York

Henderson, V. 1969: The basic principles of nursing care. International Council of Nurses, Geneva

Henderson, Virginia 1969: Basic Principles of Nursing Care. International Council of Nurses, Genf (dt. Übersetzung von Fischer, Edith: Grundregeln der Krankenpflege. Weltbund der Krankenschwestern und Pfleger [ICN], Genf)

Henderson, Virginia, Nite, Gladys 1978: Textbook of the Principles and Practice of Nursing. 6th Edition. Macmillan Comp., New York

Henderson, Virginia 1995/1965: The Nature of Nursing. In: Halloran, Edward J. (ed.): A Virginia Henderson Reader. Excellence in Nursing. Springer Publishing Company, New York: 213–223; dieser zuerst 1965 im American Journal of Nursing erschienene Artikel ist von Ulrich Enderwitz ins Deutsche übertragen worden und abgedruckt in: Schaeffer et al. (Hrsg.): Pflegetheorien. Beispiele aus den USA, 1997: 39–54

Henderson, Virginia 1995/1985: The Essence of Nursing in High Technology. In: Halloran, Edward J. (ed.): A Virginia Henderson Reader. Excellence in Nursing. Springer Publishing Company, New York: 16–25

Henderson, Virginia 1995/1980: Preserving the Essence of Nursing in a Technological Age. In: Halloran, Edward J. (ed.): A Virginia Henderson Reader. Excellence in Nursing. Springer Publishing Company, New York: 96–115

Henderson, Virginia 1995/1982: The Nursing Process – Is the Title Right? In: Halloran, Edward J. (ed.): A Virginia Henderson Reader. Excellence in Nursing. Springer Publishing Company, New York: 199–212; dieser Artikel wurde zuerst veröffentlicht im Journal of Advanced Nursing, 7: 103–109

Hinton-Walker, Patricia, Neuman, Betty (eds.) 1996: Blueprint for Use of Nursing Models: Education, Research, Practice & Administration, National League for Nursing, Pub. No. 14–2696, New York

Igl, Gerhard 1998: Öffentlich-rechtliche Grundlagen für das Berufsfeld Pflege im Hinblick auf vorbehaltene Aufgabenbereiche. Unter Mitarbeit von Felix Welti. Göttingen

International Council of Nursing (ICN) 1977: Grundregeln der Krankenpflege. Übersetzt von Edith Fischer, Genf/International Council of Nursing (ICN) 1977: Basic Principles of Nursing Care. Genf, revised printing 1969

International Council of Nurses 1996: The international classification for nursing practice: a unifying framework. The alpha version. ICN, Geneva

International Council of Nurses 1999: The international classification for nursing practice: a unifying framework. The beta version. ICN, Geneva

Kratz, Charlotte 1979: Introduction. In: Kratz, Charlotte (ed.): The Nursing Process. Baillière Tindall, London

Krohwinkel, Monika, Elke Müller 1989/90: Eine Untersuchung der Pflegepraxis in Akutkrankenhäusern als Grundlage zur Entwicklung ganzheitlich-rehabilitierender Prozesspflege am Beispiel von Patienten mit der Diagnose «Schlaganfall». In: Workgroup of European Nurse Researchers (WENR): Nursing Research for professional Practice. Pflegeforschung für professionelle Pflegepraxis. 12th. Workgroup Meeting and international Nursing Research Conference. DBfK, Frankfurt: 158–179

Krohwinkel, Monika et. al. 1992: Der pflegerische Beitrag zur Gesundheit in Forschung und Praxis. Bd. 12, Schriftenreihe des Bundesministeriums für Gesundheit. Nomos Verlagsgesellschaft Baden-Baden

Krohwinkel, Monika et al. 1993: Der Pflegeprozeß am Beispiel von Apoplexiekranken. Eine Studie zur Erfassung und Entwicklung ganzheitlich-rehabilitierender Prozeßpflege. Bd. 16, Schriftenreihe des Bundesministeriums für Gesundheit. Nomos Verlagsgesellschaft Baden-Baden

Krohwinkel, Monika 1998; Fördernde Prozeßpflege – Konzepte, Verfahren und Erkenntnisse. In: Osterbrink, Jürgen (Hrsg.) 1998: Erster internationaler Pflegetheorienkongreß Nürnberg. Huber, Bern: 134–153

Krohwinkel, Monika 1998: Rehabilitierende Prozesspflege am Beispiel von Apoplexiekranken – Fördernde Prozesspflege als System. Huber, Bern

Kruijswijk Jansen, Joanne, Henry Mostert 1997: Pflegeprozeß. Die Pflegemodelle von Orem und King im Pflegeprozeß. Ullstein Mosby, Berlin/Wiesbaden

Lister, Philip 1991: Approaching models of nursing from a postmodernist perspective. In: Journal of Advanced Nursing 16: 206–212

Marriner-Tomey, Ann 1998: Nancy Roper, Winifred W. Logan, and Alison J. Tierney: The Elements of Nursing: A Model for Nursing Based on a Model of Living. In: Marriner Tomey, Ann, Martha Raile Alligood (eds.): Nursing Theorists and their Work. Mosby, St. Louis: 320–332

Marriner-Tomey, Ann 2002: Nancy Roper, Winifred W. Logan, and Alison J. Tierney: The Elements of Nursing: A Model for Nursing Based on a Model of Living. In: Marriner Tomey, Ann, Martha Raile Alligood (eds.): Nursing Theorists and their Work. 5th Edition. Mosby, St. Louis: 362–375

Meleis, A. 1997: Theoretical nursing: development and progress, 3rd edn. Lippincott, J. B., Philadelphia

Mischo-Kelling, Maria 1988: Theoretische Grundlagen der Pflege. In: Mischo-Kelling, Maria, Henning Zeidler (Hrsg.): Innere Medizin und Krankenpflege. Urban & Schwarzenberg, München

Mischo-Kelling, Maria 1994: Grundzüge einer Theorie der Pflege in der Chirurgie. In: Karavias, Theophanus, Maria Mischo-Kelling (Hrsg.): Chirurgie und Pflege. Schattauer, Stuttgart

Mischo-Kelling, Maria 2001: Chirurgie und Pflege – Grundzüge einer Theorie des pflegerischen Handelns. In: Karavias, Theophanis, Maria Mischo-Kelling (Hrsg.): Chirurgie und Pflege. Schattauer, Stuttgart

Mischo-Kelling, Maria 2001: Körper und Körperbild in der Pflege. In: Karavias, Theophanis, Maria Mischo-Kelling (Hrsg.): Chirurgie und Pflege. Schattauer, Stuttgart

Müller, Elke 2001a: Leitbilder in der Pflege. Eine Untersuchung individueller Pflegeauffassungen als Beitrag zu ihrer Präzisierung. Huber, Bern

Müller, Elke 2001b: Grundpflege und Behandlungspflege. Altlasten einer theoriefernen Pflegediadaktik. In: Pflegemagazin 2. Jg., H. 6: 4–17

Müller, Elke (2001c): Pflegewissenschaft. Entwicklungen von Pflegemodellen und -konzepten aus dem deutschsprachigen Raum. Studienbrief, Fern-Fach-Hochschule, Hamburg

Newton, Charleen 1997: Pflege nach Roper, Logan, Tierney. Lambertus, Freiburg (Newton, Charleen 1991: The Roper-Logan-Tierney Model in Action. Mac Millan Press LTD, Houndsmills, Basingstoke, Hampshire and London)

Oehmen, Stefan 1999: Pflegebeziehungen gestalten. Über den Umgang mit Pflegebedürftigen und ihren Angehörigen im häuslichen Umfeld. Kohlhammer Verlag, Stuttgart

Orem, Dorothea E. 1991: Nursing. Concepts of Practice. 4th Edition. Mosby-Year-Book Inc. St. Louis

Orem, Dorothea E. 1995: Nursing. Concepts of Practice. 5th Edition. Mosby-Year-Book Inc. St. Louis

Orem, Dorothea E. 1997: Strukturkonzepte der Pflegepraxis (deutsch herausgegeben von Bekel, Gerd). Ullstein Mosby, Berlin/Wiesbaden

Page, Michael 1995: Tailoring nursing models to clients needs. Using the Roper, Logan and Tierney model after discharge. In: Professional Nurse, Febr.: 284–288

Pearson, Alan, Barbara Vaughan 1986: Nursing Models for Practice. Heineman Nursing, London

Powers, Penny 1999: Bedürfnis/Bedarf. In: Kollak, Ingrid, Hessok, Suzie Kim (Hrsg.): Pflegetheoretische Grundbegriffe. Verlag Hans Huber, Bern

Ramsden, Jeanette 1997: Objective analysis of a critical incident. In: Nursing Times, Aug. 20, Vol. 93, No. 34: 43–45

Richards, A. 1998: Partnership with patients. British Medical Journal 316(10): 85

Robert Bosch Stiftung 1996: Pflegewissenschaft. Grundlegung für Lehre, Forschung und Praxis. Materialien und Berichte 46, Bleicher Verlag Stuttgart (Mitglied der Arbeitsgruppe)

Roper, N. 1976: Clinical experience in nurse education. Churchill Livingstone, Edinburgh

Roper, Nancy 1976: Clinical Experience in Nurse Education. A Survey of the Available Nursing Experience for General Student Nurses in a School of Nursing in Scottland. Churchill Livingstone, Edinburgh

Roper, Nancy 1976: A model for nursing and nursology. In: Journal of Advanced Nursing, 1: 219–227

Roper, Nancy 1988: Principles of Nursing. In Process Context. Churchill Livingstone, Edinburgh; deutsch: Roper, Nancy 1997: Pflegeprinzipien im Pflegeprozeß. Huber, Stuttgart

Roper, Nancy, Logan, Winifred W., Tierney, Alison J. 1980: The Elements of Nursing. Churchill Livingstone, Edinburgh

Roper, Nancy, Logan, Winifred W., Tierney, Alison J. 1981: Learning to use the Process of Nursing. Churchill Livingstone, Edinburgh

ROPER, Nancy, Logan, Winifred W., Tierney, Alison J. 1983: A Nursing Model. Nursing Process 1. In: Nursing Mirror, May 25th: 17–19

Roper, Nancy, Logan, Winifred W., Tierney, Alison J. 1983: Is there a danger of 'processing' patients? Nursing Process 2. In: Nursing Mirror, June 1st: 32–33

Roper, Nancy, Logan, Winifred W., Tierney, Alison J. 1983: Problems or needs? Nursing Process 3. In: Nursing Mirror, June 8th: 43–44

Roper, Nancy, Logan, Winifred W., Tierney, Alison J. 1983: Identifying the goals. Nursing Process 4. In: Nursing Mirror, June 15th: 22–23

Roper, Nancy, Logan, Winifred W., Tierney, Alison J. 1983: Endless paperwork? Nursing Model. Nursing Process 5. In: Nursing Mirror, June 22nd: 34–35

Roper, Nancy, Logan, Winifred W., Tierney, Alison J. 1983: Unity – with diversity. Nursing Process 6. In: Nursing Mirror, June 29th: 35

Roper, Nancy, Logan, Winifred W., Tierney, Alison J. 1985: The Elements of Nursing. 2nd Edition. Churchill Livingstone, Edinburgh

Roper, Nancy, Logan, Winifred W., Tierney, Alison J. 1986: Nursing Models: A Process of Construction and Refinement. In: Kershaw, Betty, Salvage, Jane 1986: Models for Nursing. John Wiley & Sons, Chichester

Roper, Nancy, Logan, Winifred W., Tierney, Alison J. 1987: Die Elemente der Krankenpflege. Recom, Basel

Roper, Nancy, Logan, Winifred W., Tierney, Alison J. 1990: The Elements of Nursing. 3rd Edition. Churchill Livingstone, Edinburgh

Roper, Nancy, Logan, Winifred W., Tierney, Alison J. 1993: Die Elemente der Krankenpflege. Ein Pflegemodell, das auf einem Lebensmodell beruht. Recom, Basel

Roper, Nancy, Logan, Winifred W., Tierney, Alison J. 1996a: The Elements of Nursing. 4th Edition. Churchill Livingstone, Edinburgh

Roper, Nancy, Logan, Winifred W., Tierney, Alison J. 1996b: The Roper-Logan-Tierney Model: A Model in Nursing Practice. In: Hinton-Walker, Patricia, Neuman, Betty (eds.): Blueprint for Use of Nursing Models: Education, Research, Practice & Administration: 289–314

Roper, Nancy, Logan, Winifred W., Tierney, Alison J. 2000: The Roper, Logan, Tierney Model of Nursing. Based on Activities of Living. Churchill Livingstone, Edinburgh

Roper, Nancy, Logan, Winifred W., Tierney, Alison J. 2002: Das Roper-Logan-Tierney-Modell. Basierend auf Lebensaktivitäten (LA). Huber, Bern

Rowe, Kathleen 1995: Nursing a person who had suffered a myocardial infarcation. In: British Journal of Nursing, Vol. 4, No. 3: 148–154

Savage, Jan 1995: Nursing Intimacy. An Ethnographic Approach to Nurse-Patient Interaction. Scutari Press, London

United Nations Population Fund 1999: Six billion: a time for choice; the state of the world population. UN, New York

Watkins, Mary: The problem of confusion: an examination of Roper's Activities of Living model. In: Easterbrook, Jane (ed.) 1987: Elderly Care. Towards Holistic Nursing. Hodder & Stoughton, London

Webb, Christine (ed.) 1986: Womens' Health. Midwifery and Gynaecological Nursing. Hodder & Stoughton, London

Webb, Christine (ed.) 1986: Introduction: towards a critical analysis of nursing models. In: Webb, Christine (ed.) 1986: Womens' Health. Midwifery and Gynaecological Nursing. Hodder & Stoughton, London

Weed, L. L. 1969: Medical records, medical education and patient care – the problem-oriented record as a basic tool. Case Western Reserve University Press, Cleveland, Ohio

WHO/Euro (Hrsg.): People's Needs for Nursing Carer. A European Study. Copenhagen (1987) [Die Forscherinnen waren: Pat Ashworth (England), Agnes Bjorn (Dänemark), Geneviève Déchanoz (Frankreich), Nicole Delmotte (Belgien), Elisabeth Farmer (Schottland), Anna Bulanda Kordas (Polen), Elsa Kristiansen (Norwegen), Helen Kyriakidou (Griechenland), Majda Slajmer-Japelj (Jugoslawien), Maija Sorvettula (Finnland), Marta Stankova (Tzeschoslowakei)]

4 Einschätzung des Modells[1]

Im einleitenden Kapitel dieser Monografie wurde der Hintergrund der Entwicklung des RLT-Modells dargestellt und in den folgenden Kapiteln das Lebensmodell und das Pflegemodell beschrieben. Wie bereits erwähnt, wurde das Modell nach und nach in jeder der vier Auflagen der *Elemente der Krankenpflege* in der Zeit von 1980 bis 1996 ständig weiter verbessert. Die Anfänge dieses Modells reichen jedoch bis in die frühen 1970er-Jahre zurück; somit ist zum Zeitpunkt der Veröffentlichung dieses Textes unser Modell fast 3 Jahrzehnte lang kontinuierlich weiterentwickelt worden. Heute nun, an der Schwelle zum neuen Jahrtausend und in einer Zeit, in der Veränderungen in den Gesundheitssystemen in einem nie zuvor gekannten Tempo erfolgen, welche die gesamte Gesellschaft betreffen, ist der Versuch interessant, den Beitrag, den dieses Modell – und überhaupt Pflegemodelle ganz allgemein – für die Entwicklung der Pflege am Ende des 20. Jahrhunderts geleistet hat, zu bewerten und darüber hinaus die Herausforderungen an die Pflegenden weltweit abzuschätzen, die im 21. Jahrhundert auf sie zukommen könnten.

4.1 Der Wert von Pflegemodellen

Im vergangenen Jahrzehnt sind die Vorteile (und Nachteile) der Pflegemodelle lang und breit diskutiert und debattiert worden, manchmal auch mit beträchtlichen Emotionen. In Großbritannien – der Heimat des RLT-Modells – bestand von Anfang an kein Zweifel daran, dass die prinzipielle Idee von Pflegemodellen

1 Dieses Kapitel stützt sich auf einen Vortrag, den Alison Tierney auf dem Ersten Internationalen Pflegetheorienkongress im April 1997 in Deutschland gehalten hat und der in der Folge in veränderter Form veröffentlicht wurde in: Tierney, A. J. 1998 Nursing models: extant or extinct? Journal of Advanced Nursing 28 (1): 77–85

in gewissen Kreisen auf Ablehnung stoßen würde. Man kann darüber streiten, ob die anfänglichen Kritiken an Modellen einfach konträre Standpunkte gegenüber jeglicher Form von Entwicklungen waren, die dem Wesen nach «akademisch» zu sein schienen, und deshalb Pflegemodelle generell als «Trockenübungen» abgelehnt wurden. Im Gegensatz dazu können aktuellere Kritiken an solchen Modellen, die sich in der Pflegeliteratur finden, als ernsthafte Beiträge zu einer fundierten weltweiten Debatte über die Art und Weise betrachtet werden, wie das «Wesen der Pflege» begrifflich gefasst werden kann. Ein Teil der Literatur über Pflegemodelle konzentriert sich allerdings viel zu einseitig nur auf die konkrete Frage ihrer *praktischen* Anwendbarkeit (Kenny 1993, Luker 1988), aber auf der anderen Seite wird der Wert der Modelle immer stärker auch im Gesamtkontext der Entwicklung von Pflegewissen diskutiert. Solche Debatten stellen eine Herausforderung dar und sind bei der Beantwortung wichtiger Fragen über die Forschungsrichtung zur Weiterentwicklung des Wissens und der Pflegepraxis sehr hilfreich.

Drapers (1990) Aufsatz ist ein gutes Beispiel für einen detaillierten und analytischen Text über «Pflegetheorien», die in den 1990er-Jahren von Großbritannien ausgingen. Über die spezifische Frage des erkennbaren Wertes von Pflegemodellen erklärte Draper jedoch, dass zumindest in Großbritannien die amerikanischen Rahmenwerke generell unkritisch übernommen worden seien, die Modelle aber nur wenig sichtbare Auswirkungen auf die klinische Pflege hätten. Cash (1990) untersuchte einige dieser konzeptuellen Rahmenwerke genauer und behauptete, dass «die Pflege (durch die Pflegemodelle) so allgemein definiert wird, dass sie ihre Identität verliert». Tatsächlich geht er sogar so weit, vorzuschlagen, dass «die Suche nach solch einem Schema von der Tagesordnung der Denker in der Pflege gestrichen werden sollte».

Die Ansichten von Cash (1990) und Draper (1990) sind keine vereinzelten Kritiken. Auch andere haben behauptet, dass Pflegemodelle für die Entwicklung von Pflegewissen eindeutig nicht hilfreich seien, da sie alternative, ertragreichere Richtungen der Theorieentwicklung behindert hätten (Chalmers et al. 1990). Biley (1992) erkannte zwar an, dass Pflegemodelle vielleicht «ein wesentlicher Schritt» bei der initialen theoretischen Entwicklung der Pflege gewesen seien, vertritt aber nachdrücklich den Standpunkt, dass sie heute in der Praxis überflüssig geworden sind; sie schlägt vor, dass das «Empirische» durch das «Intuitive» als der primäre Weg der Theorieentwicklung für die Pflegepraxis ersetzt werden sollte. Diese Argumente verkörpern die zunehmende Polarisation in der Pflege zwischen den Anhängern verschiedener Schulen des theoretischen Denkens.

Die zunehmende Polarisierung der Ansichten wurde im nordamerikanischen Kontext schon viel früher deutlich als in Großbritannien; Reeds Arbeit (1995) bietet eine kompetente Analyse über die Spannungen zwischen den Perspektiven der Modernisten (d.h. im Wesentlichen Positivisten) und der Postmodernisten sowohl in allgemeiner Hinsicht als auch speziell in Verbindung mit Pflegemodellen. «In der Ära der Modernisten», beobachtete Reed, «werden diese Modelle als Ideen verstanden, die geachtet und erhalten werden und unverändert bleiben müssen und in ihrer Gesamtheit eingesetzt werden sollen». Heute, in den 1990er-Jahren, stellt sie fest, sei der Wert der Pflegemodelle herabgesetzt und «die Pflege so weit herangereift, dass keine konzeptuellen Modelle für die Wissensentwicklung und die Praxis mehr nötig seien». Reed kann sich die Möglichkeit einer Ära nach dem Postmodernismus vorstellen, in der das theoretische Denken in der Pflege zur «offenen Philosophie» wird und verschiedene Formen theoretischen Denkens umfasst. In diesem Szenario, so argumentiert Reed, wäre eine kontinuierliche Rolle für Pflegemodelle vorhanden.

4.2 Die Rolle von Pflegemodellen

Worin besteht also die Rolle der Pflegemodelle? Diese Frage ist bereits im einleitenden Kapitel dieser Monografie beantwortet worden. Wir haben dort erklärt, dass Pflegemodelle, zumindest die der frühen amerikanischen Pflegetheoretiker, scheinbar eine ertragreiche Möglichkeit waren, um theoretisch über die Pflege zu reflektieren oder um einen Weg aufzuzeigen, folgende schwer definierbare Frage zu beantworten: «Was ist Pflege?» Betrachten wir nochmals Reillys Erklärung (1975) zu der Frage, was die Befürworter der frühen Pflegemodelle tatsächlich bewirkten. Reilly behauptete:

«Wir alle haben ein persönliches Bild (Konzept, bildliche Vorstellung) von der Pflegepraxis. Dieses persönliche Bild beeinflusst im Gegenzug unsere Interpretation von Daten, unsere Entscheidungen und unsere Handlungen. Doch kann sich eine Disziplin weiterentwickeln, wenn ihre Mitglieder so viele verschiedene persönliche Vorstellungen einbringen? Die Befürworter von konzeptuellen Praxismodellen versuchen, uns diese persönlichen Vorstellungen bewusst zu machen, damit wir endlich das Gemeinsame unserer Wahrnehmungen vom Wesen der Praxis erkennen und zu einem wohl geordneten Konzept bzw. zu einer wohl geordneten begrifflichen Vorstellung davon gelangen können.»

Beachtenswert ist, dass Reilly den Begriff «Konzept» im Singular verwendet. Die Vorstellung, dass ein einziges gemeinsames Pflegemodell entstehen könnte – eine «Weltanschauung» dieser Disziplin –, wurde ursprünglich von einigen Pflegetheoretikern unterstützt (z. B. Riehl/Roy 1980). Doch die Tatsache, dass verschiedene Modelle über die Zeit Bestand hatten, kann nur so verstanden werden, dass es eine erkennbare Bedeutung (oder zumindest eine Toleranz) für die Koexistenz verschiedener konzeptueller Bezugsrahmen in der Pflege gibt, statt so dringlich nur ein einziges Pflegemodell zu fordern.

Stattdessen sind erhebliche Anstrengungen unternommen worden, die Gemeinsamkeiten innerhalb der bestehenden Bezugsrahmen zu untersuchen, und in den 1980er-Jahren wurden diese mit der Identifikation von vier Konzepten zusammengefasst – «Person», «Umgebung», «Gesundheit» und «Pflege» –, die zusammen ausmachten, was Fawcett (1984) als «Metaparadigma» der Pflege bezeichnet hat. Obwohl von dieser Konzeptualisierung vielerorts Gebrauch gemacht worden ist, behaupten Meleis und Trangenstein (1994), dass durch die sehr unterschiedliche Interpretation der metaparadigmatischen Konzepte und durch die mangelhafte systematische Entwicklung im Verlauf der Zeit ihre heutige Nützlichkeit im Zusammenhang mit der Frage angezweifelt werden muss, ob sie der Disziplin Pflege eine kohärente Definition geben und eine klare Richtung für die Wissensentwicklung weisen können. Wo stehen Pflegemodelle also heute?

4.3 Der Standort (und das Wesen) von Pflegemodellen

Ein gewichtiges Problem bei dem Versuch, den Standort von Pflegemodellen in der wechselnden Landschaft der Pflegetheorien zu diskutieren, besteht darin, dass ein Großteil der theoretischen Diskussionen in der Pflege sich beharrlich auf die Ungenauigkeit und Verwirrung in der Terminologie bezieht. Pflegemodelle sind teilweise als Philosophien, konzeptuelle Bezugsrahmen, Paradigmen, Theorien, Grand Theories und Metatheorien bezeichnet worden. Fawcett (1995) befürwortet weiterhin den Begriff «konzeptuelle Pflegemodelle», und ihre Definition, die bereits an früherer Stelle in diesem Text erwähnt wurde, sollte in der gegenwärtigen Diskussion nochmals ins Gedächtnis gerufen werden:

> «Konzeptuelle Modelle bestehen aus Konzepten, die anhand von Worten die geistigen Vorstellungen von Phänomenen beschreiben; sie bestehen auch aus Annahmen, also Aussagen, welche die Beziehungen zwischen den Konzepten verdeutlichen. Ein konzeptuelles Modell soll somit eine Reihe von Konzepten und Aussagen darstellen, welche sie in eine sinnvolle Konfiguration integrieren.» (Fawcett 1984)

Fawcett hat stets betont, dass ein konzeptuelles Modell keine Theorie ist. Im Gegensatz dazu vertritt Meleis (1997) eine liberalere Vorstellung von dem Begriff «Theorie» und erweitert sie auf konzeptuelle Bezugsrahmen. Sie lehnt das einengende Verständnis einer Theorie als einen Begriff ab, der nur für Annahmen gelten dürfe, die durch die Forschung bestätigt worden sind. Fawcetts Beharren auf einer Differenzierung zwischen Modellen und Theorien kann aber trotzdem hilfreich sein. Ihre Unterscheidung bezieht sich auf das Abstraktionsniveau, was sie als die «strukturelle Hierarchie» des Wissens bezeichnet (Fawcett 1995). Theorien befinden sich gemäß dieses Schemas auf einer niedrigeren Abstraktionsstufe als Modelle. Ein Modell ist nach Fawcetts Meinung «ein höchst abstraktes System globaler Konzepte» und deshalb, obwohl Modelle eine Theorie bilden können, keine Theorie als solche.

Fawcett (1992, 1995) führt sieben verschiedene Bezugsrahmen an, die ihrer Definition eines konzeptuellen Modells entsprechen und die in der heutigen Pflegepraxis angewendet werden.

- Dorothy Johnsons Verhaltenssystemmodell
- Imogene Kings Systemmodell
- Myra Levines Konservationsmodell
- Betty Neumans Systemmodell
- Dorothea Orems Selbstpflegemodell
- Martha Rogers Wissenschaft vom unitären Menschen
- Callista Roys Adaptationsmodell

Typischerweise haben amerikanische Pflegeautor/innen – einschließlich Fawcett – keine Pflegemodelle anerkannt, die nicht in Nordamerika entwickelt wurden. Deshalb wurde auch das RLT-Modell nicht in diese Liste aufgenommen. Ein entscheidender Punkt bei der Einschätzung unseres Modells besteht deshalb in der Frage, ob es sich um ein *echtes* Pflegemodell handelt oder nicht; mit anderen Worten: Entspricht das RLT-Modell Fawcetts Definition eines konzeptuellen Rahmenwerks?

4.4 Ist das RLT-Modell ein *echtes* Pflegemodell?

Bei der Betrachtung dieser Frage ist es wichtig zu bedenken, dass Fawcetts erster Text über konzeptuelle Modelle erst 1984 veröffentlicht wurde und Meleis wegweisendes Werk über die theoretische Pflege 1985 erschien. Deshalb hatten wir so gut wie keine Literatur über «Pflegetheorien» allgemeiner Art zur Verfügung, auf die wir uns hätten beziehen können, als wir in der 1970er-Jahren erstmals an unserem Modell arbeiteten.

Wir machten uns mit den ersten Modellen aus Nordamerika vertraut (z. B. Orem 1971, Rogers 1970, Roy 1970), weil wir durch Win Logans Kontakte mit den Vereinigten Staaten und durch Nancy Ropers Forschungen für ihre Doktorarbeit (Mpphil) über diese Entwicklungen Bescheid wussten; diese Arbeit war eine Publikation über «Concept formalization in nursing» von der Nursing Development Conference Group (1973). Theoretische Literatur dieser Art war in den

Pflegebibliotheken in den 1970er-Jahren in Großbritannien nur selten zu finden. Und natürlich wurden wir, wie bereits erwähnt, stark von Virginia Hendersons Beschreibung der Grundregeln der Krankenpflege beeinflusst, die erstmals 1960 veröffentlicht wurde (Henderson 1960). Diese Arbeit wurde jedoch nicht in Form eines Pflegemodells per se vorgestellt, und die frühen Modelle, die wir untersucht haben, gaben uns nur wenig Anleitung über die Prinzipien oder Prozesse der Konzeptualisierung, die zur Entwicklung eines Modells führt. Wir müssen sogar zugeben, dass wir einige der amerikanischen Modelle ziemlich schwer verständlich fanden!

Die Grundlage unseres eigenen Modells entwickelte sich somit nicht aus einer «Pflegetheorie», sondern die grundlegenden Ideen im RLT-Modell ergaben sich, wie in Kapitel 1 (S. 15) bereits erklärt wurde, aus einem Forschungsprojekt über klinische Erfahrungen in der Pflegeausbildung, das von Nancy Roper zu Beginn der 1970er-Jahre durchgeführt wurde (Roper 1976a, 1976b, 1979). *Die Elemente der Krankenpflege* wurden nicht in erster Linie deshalb geschrieben, um einen Beitrag zur theoretischen Pflegeliteratur zu leisten, sondern, wie schon erwähnt, sollte dieses Werk vorwiegend *ausbildungsspezifischen* Zwecken dienen und im Besonderen ein einführendes Pflegelehrbuch innerhalb eines konzeptuellen Rahmenwerks sein, das «Anfängern in der Pflege helfen soll, eine Möglichkeit des Denkens über die Pflege zu entwickeln», und zwar über die Grenzen der verschiedenen Patienten-/Klientengruppen und der unterschiedlichen Gesundheitseinrichtungen hinaus.

Wir erkannten darüber hinaus natürlich auch das Potenzial für ein Modell, das praktizierenden Pflegenden einen Bezugsrahmen zur Verfügung stellen konnte, welcher ihnen bei der Anwendung des Pflegeprozesses half, der zur damaligen Zeit in Großbritannien in der Pflege Fuß fasste. Dabei hatten die Pflegenden aber ohne einen konzeptuellen Bezugsrahmen Schwierigkeiten, zu verstehen, wie «der Prozess» in der Praxis eingesetzt werden könnte. Und wir verstanden das Modell eindeutig als einen Bezugsrahmen, der dabei helfen könnte, den Wandel in der britischen Pflege mit einer Abwendung von einem traditionell starken Anhaften am *medizinischen* Modell zu beschleunigen. Somit konzentrierte sich das RLT-Modell bewusst auf die *unabhängigen* (d. h. vom Pflegenden initiierten) Aspekte der Pflege, obwohl die *abhängigen* (d. h. medizinisch verordneten) Funktionen der Pflegenden und die *wechselseitig abhängigen* (d. h. interdisziplinären) Aktivitäten, die sie durchzuführen hatten, nicht ignoriert wurden.

Das daraus entstandene Modell – das RLT-Modell – wurde in dieser Monografie beschrieben. War es – oder ist es – aber gerechtfertigt, dieses Modell als ein *Pflegemodell* zu bezeichnen? Ist es ein *echtes* Pflegemodell?

Die zentrale Aussage von Fawcetts Definition (1984) eines konzeptuellen Modells lautet, dass es eine «Reihe von Konzepten und Aussagen darstellen muss, welche sich in eine sinnvolle Struktur integrieren». In einer anderen, etwas früher veröffentlichten Definition betonen Riehl und Roy (1980) ihre Vorstellungen in ähnlicher Weise, dass nämlich ein Pflegemodell «systematisch aufgebaut sein muss» und von «einer logischen Reihe zusammenhängender Konzepte» gebildet werden muss. Offensichtlich muss eine definitive Entscheidung darüber, ob das RLT-Modell diese grundlegenden Prinzipien der Konzeptualisierung erfüllt, den Lesern und Kritikern überlassen werden; unserer Meinung nach wird unser Modell jedoch diesen grundlegenden *konzeptuellen* Erfordernissen gerecht.

Die «Reihe von Konzepten», aus der das RLT-Modell besteht, sind die fünf «Komponenten» des Modells, die wir in den vorherigen Kapiteln beschrieben haben, nämlich:

- Lebensaktivitäten (LAs)
- Lebensspanne
- Unabhängigkeits-/Abhängigkeits-Kontinuum
- Faktoren, welche die LAs beeinflussen
- Individualisierung der Pflege (basierend auf der Individualität im Leben).

Diese Konzepte «stehen in einem logischen Zusammenhang» (Riehl/Roy 1980). Die Verbindungen zwischen den LAs und der Lebensspanne beispielsweise oder zwischen der Lebensspanne und dem Unabhängigkeits-/Abhängigkeits-Kontinuum sind wiederholt in den vorherigen beiden Kapiteln erläutert worden. Darüber hinaus lassen sich die fünf Konzepte des Modells in eine «sinnvolle Struktur» integrieren (Fawcett 1984). Während (**Abb. 4-1** auf S. 176) eine einfache Möglichkeit ist, die gesamte Struktur des RLT-Modells darzustellen, kann der Leser natürlich nur durch das Studium des Begleittextes die Beziehungen zwischen den einzelnen Modellkomponenten sowie das Modell als Ganzes und den Wert und die Annahmen verstehen, die sowohl die Einzelteile als auch das Ganze untermauern. Wie wichtig es ist, den erläuternden Text dieses (und jedes anderen) Pflegemodells zu studieren, kann nicht genug betont werden.

Nur anhand des Textes kann beispielsweise das Pflegemodell in dem Sinne verstanden werden, dass es von Anfang an auf einem Lebensmodell beruht. Die Gründe, «Pflege» mit «Leben» in einen Zusammenhang zu bringen, spiegeln unser wachsendes Bewusstsein dafür wider, dass Gesundheit und Krankheit des Menschen untrennbar mit seinem Lebensstil verbunden sind und dass darüber hinaus ein Bedürfnis nach Pflege normalerweise nur kurzfristig vorliegt; deshalb sollte eine nur minimale Unterbrechung der gewohnten Lebensweisen ein primäres Ziel der professionellen Pflege sein. Dies erscheint heutzutage vielleicht nicht als besonders avantgardistisches Denken, aber es entsprach in den frühen 1970er-

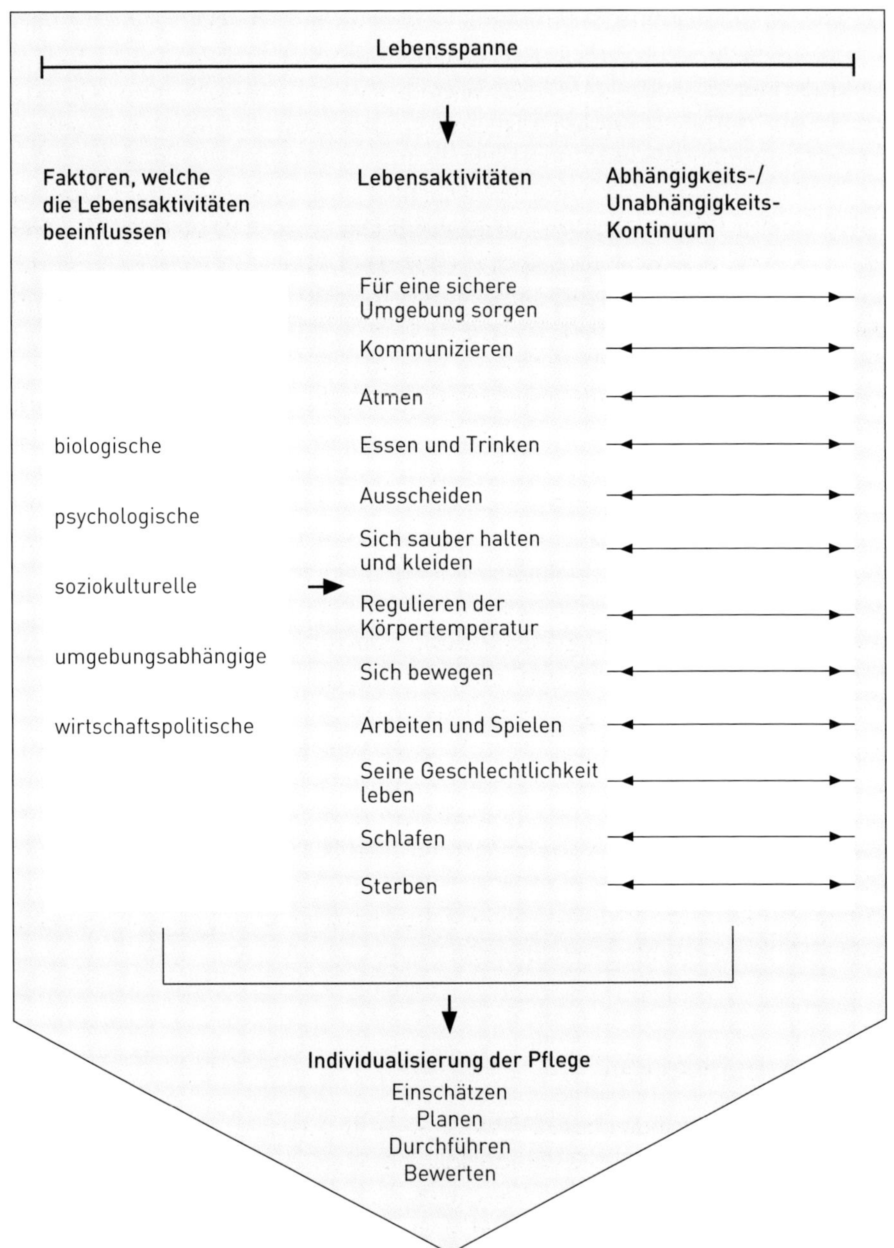

Abbildung 4-1: Das RLT-Pflegemodell

Jahren in Großbritannien dem fortschreitenden Verständnis von Pflege. Und interessanterweise ist dies auch das Verständnis von Pflege – und von den Patienten/Klienten –, das sich seitdem durchgesetzt hat und den heutigen Entwicklungen in der Gesundheitspflege als Ganzes sowie den möglichen zukünftigen Entwicklungen entspricht.

In beiden Modellen (d. h. im Lebensmodell und im Pflegemodell) liegt der Fokus auf den *Lebensaktivitäten* – dem wichtigsten Konzept. Dies ist auch die von uns ausgewählte Devise (wie bereits erläutert) für die Konzeptualisierung des komplexen Prozesses «Leben». Die 12 LAs werden in der Mitte des Diagramms dargestellt (Abb. 4-1), um die zentrale Bedeutung dieses Konzeptes sowohl für das «Leben» als auch für die «Pflege» zu unterstreichen. Und im Gegenzug ist die Art, wie wir Pflege definieren, mit dieser Konzeptualisierung kongruent; dass sich die Pflege nämlich darauf konzentriert, «Menschen zu helfen, (aktuelle oder potenzielle) Probleme bei der Ausführung ihrer Lebensaktivitäten zu verhindern, zu lindern, zu lösen oder damit zurechtzukommen» (Roper et al. 1996, S. 35). Die Probleme der Patienten mit den LAs sind in unserer Definition eindeutig analysiert worden, und zwar sowohl die *aktuellen* als auch die *potenziellen* Probleme. Aus diesem Grund kann das Modell die Krankheitsvorbeugung genauso betonen wie die Gesundheitserhaltung und gleichzeitig darauf achten, Patienten bei bestehenden Problemen zu helfen. All diese Aspekte des Modells sind in den vorhergehenden Kapiteln dargestellt und diskutiert worden. Wenn wir dies hier nochmals wiederholen, soll damit die Aufmerksamkeit nochmals auf die *Konzeptualisierung* gelenkt werden, die unserem Modell zum Zweck der Einschätzung zugrunde liegt, ob nämlich das RLT-Modell die genannten grundlegenden Bedingungen eines Pflegemodells erfüllt. Wir möchten behaupten, dass unser Modell all die Bestandteile enthält, die Fawcett (1984, 1985) beschrieben hat: eine klare «Reihe von Konzepten» und eine eindeutige Erklärung, wie diese sich in eine «sinnvolle Struktur» integrieren lassen.

4.5 Literatur zum Modell

Obwohl die Beschreibung des RLT-Modells, das in dieser Monografie vorgestellt wird, dem Leser die aktuellste Version des Modells erläutert, kann die Lektüre der vier Auflagen der *Elemente der Krankenpflege* (1980, 1985, 1990, 1996) darüber hinaus zu einem detaillierteren Verständnis vom Modell und seiner Entwicklung im Verlauf der Zeit beitragen. Die Veränderungen, die nach und nach am Modell vorgenommen worden sind, können im Einzelnen, obwohl sie in Anhang 1 (S. 195) zusammengefasst werden, nur durch die Untersuchung der früheren Darstellungen des Modells verstanden werden. Zu den anderen primären Literaturquellen über das RLT-Modell (siehe Referenzen unter Roper et al.) gehören die Texte, die zwischen 1981 und 1983 veröffentlicht worden sind; einer davon zeigt die Anwendung der ersten Version des Modells mit dem Pflegeprozess auf, während die anderen das Modell in verschiedenen Praxiseinrichtungen eingesetzt haben. Eine Reihe von Artikeln ist in *Nursing Mirror* 1983 erschienen; Kapitel in Lehrbüchern finden sich u.a. in Kershaw und Salvage (1986) und – aktueller – in der amerikanischen Literatur in Hinton-Walker und Neuman (1997) sowie Marriner Tomey und Alligood (1998).

Zur Sekundärliteratur zählen zahlreiche Artikel in Pflegezeitschriften, die sich auf unser Modell beziehen (auf eine Auswahl davon werden wir später noch eingehen), außerdem Kapitel über das RLT-Modell in verschiedenen Lehrbüchern über Pflegemodelle (z.B. Aggleton/Chalmers 1986, 2000, Fraser 1990, 1996, Pearson/Vaughan 1986, 1996) und ein Werk von Newton (1992), das auf unserem Modell basiert. Natürlich sind Sekundärquellen, die vor den jeweils aktuellsten primären Informationsquellen über das Modell (jetzt diese Monografie) erschienen sind, per definitionem veraltet und können sich nicht auf die aktuellste Version des RLT-Modells beziehen, was leider häufig bei Sekundärliteratur der Fall ist. Diese Literatur ermöglicht aber immerhin eine Einschätzung unseres Modells, die nicht nur auf unseren eigenen Behauptungen und Überlegungen beruht, sondern auch, was sehr wichtig ist, auf den Beobachtungen und kritischen Anmerkungen anderer, die persönlich nichts zum Modell beigetragen haben.

4.6 Auswirkungen des Modells

Zweifellos ist das RLT-Modell in Großbritannien und in Europa im Laufe der Jahre ziemlich bekannt geworden; auf entsprechende Anfragen sind *Die Elemente der Krankenpflege* vom Englischen bisher in acht andere Sprachen übersetzt worden, nämlich ins Dänische, Deutsche, Estnische, Finnische, Italienische, Litauische, Portugiesische und Spanische. Das Modell ist auch in entlegeneren Teilen der Welt auf Interesse gestoßen – Afrika, Australien, Südamerika, Indien und im Fernen Osten beispielsweise –, soweit wir von den Verkäufen der *Elemente der Krankenpflege* oder aus direkten Kontakten wissen. In den aktuellsten Darstellungen des RLT-Modells in zwei amerikanischen Texten (Hinton-Walker/Neuman 1997, Marriner Tomey/Alligood 1998) wird die Anerkennung dieses britischen Pflegemodells heute in Nordamerika und allgemeiner eine zunehmende Anerkennung der europäischen Beiträge in der theoretischen Pflege deutlich.

Während dies Indikatoren eines verbreiteten Interesses am RLT-Modell sind, ist der *Einfluss* eines bestimmten Pflegemodells nur schwer zu bewerten. Untersuchungen, die in Nordamerika (z.B. Hall 1979, Jacobson 1987) durchgeführt worden sind, haben einen großen Bekanntheitsgrad der gut etablierten konzeptuellen Rahmenwerke herausgefunden, wobei Hinweise auf die direkte Anwendung eines bestimmten Modells in der Praxis allerdings nicht so leicht zu erschließen sind. In Großbritannien, so berichtet Jukes (1988), würden Pflegemodelle als «theoretische Angelegenheit» betrachtet, obwohl manche Pflegemodelle, die untersucht worden sind, als Rahmenwerke für die Patienteneinschätzung Anerkennung gefunden haben, wobei das RLT-Modell in den meisten Fällen deutlich favorisiert wurde.

Das RLT-Modell ist an den Pflegeschulen in Großbritannien im Laufe der Jahre sicherlich sehr häufig unterrichtet worden und zählt überall dort, wo Modelle in der Praxis eingesetzt werden, zu den populärsten in Großbritannien. Natürlich kann man nicht bewerten, wie *gut* es angewendet wird. Manchmal beschränkt sich die so genannte «Anwendung» unseres Modells lediglich auf die Übernahme der Terminologie der LAs in die Pflegedokumentationen, aber ohne offensichtliche Verwendung der anderen Konzepte des Modells. Dennoch, einige Beweise für die angemessene Anwendung des Modells in der Praxis und in der Ausbildung finden sich jedoch in der Pflegeliteratur, und in den zurückliegenden Jahren haben mindestens 40 Artikel über den Einsatz unseres Modells berichtet. Eine umfassende, systematische Literaturrecherche ist jedoch schwierig, weil das Modell in Titeln oder als Schlüsselwort selten genannt und manchmal auch in den Artikeln nicht direkt aufgeführt wird, obwohl sich der Inhalt entweder implizit oder explizit eindeutig damit befasst und es sich in der Tat um die Liste der LAs des RLT-Modells oder um das Modell als Ganzes handelt.

4.7 Beitrag des Modells

Der Beitrag, den das RLT-Modell für die Theorie und die Praxis der Pflege geleistet hat, ist unmöglich objektiv einzuschätzen. Vor der Untersuchung der von anderen geäußerten Ansichten möchten wir unsere eigene Bewertung formulieren. Wir möchten insbesondere einige Aspekte der Konzeptualisierung von Pflege durch das Modell beleuchten, die zweifelsohne zum Zeitpunkt ihrer ersten Veröffentlichung innovativ (wenn auch nicht einzigartig) waren und die nach unserer Meinung noch immer und auch für die Zukunft über eine berechtigte Relevanz verfügen.

4.7.1 Neuordnung der Beziehung der Pflege zur Medizin

Unserer Meinung nach ist das Modell, zumindest im britischen Kontext, insofern innovativ, als es die Möglichkeit einer Konzeptualisierung von Pflege gewährleistet, nach der die unabhängigen (d. h. vom Pflegenden initiierten) gegenüber den abhängigen (d. h. vom Arzt angeordneten) Aspekte der Praxis eine vorrangige Bedeutung erhalten. Durch seinen Fokus auf die LAs und die Individualität der Patienten/Klienten zeigt das Modell eine Möglichkeit auf, wie die Pflege sich von ihrem lange Zeit bestehenden Festhalten an dem medizinischen (d. h. krankheitsorientierten) Modell lösen kann, das die Gesundheitspflege der westlichen Welt im 20. Jahrhundert dominiert hat. Gleichzeitig betonen wir die enge Beziehung zwischen den LAs und den Körpersystemen, um deutlich auf die Gemeinsamkeiten der Sorge des Arztes um die Krankheit des Patienten und der Sorge des Pflegenden um die allgemeineren Bedürfnisse hinzuweisen, die sich als Auswirkung der Erkrankung auf die LAs des Betroffenen entwickeln. Die Pflege auf eine noch radikalere Weise von der Medizin abzulösen, wäre unserer Meinung nach sowohl unakzeptabel als auch unangemessen.

Dieser Standpunkt ist jedoch nicht unumstritten. Biley (1992) argumentiert, dass unser Modell kaum mehr als eine Veränderung der Bezeichnungen bietet: beispielsweise die Umbenennung des Atemsystems in die LA *Atmen*. Parker (1997) unterstützt solche Kritiken, indem er das RLT-Modell als einen «medizinisch orientierten, materialistischen und reduktionistischen Ansatz» maßregelt und davor warnt, dass «wir zu leicht etwas verwerfen, was leicht verständlich und einfach ist und tatsächlich zusammen mit der medizinischen Praxis funktioniert». Die Tatsache, dass unser Modell zumindest von einigen als Rahmenwerk verstanden wird, das mit dem medizinischen Modell koexistieren kann, kann demgegenüber aber auch als eine seiner besonderen Stärken betrachtet werden, da Ärzte und Pflegende und alle anderen im Gesundheitsteam Tätigen immer mehr gefordert sind, in der alltäglichen Pflege und Betreuung von Patienten, Familien und Gemeinschaften enger zusammenzuarbeiten.

4.7.2 Verlagerung der Betonung von Krankheit auf Gesundheit

In ähnlicher Weise behaupten wir, dass der Fokus unseres Modells auf die *Lebensaktivitäten* auch eine Möglichkeit bietet, die Konzentration der Pflege weg von den Krankheiten auf die Gesundheit zu verlagern. Obwohl sich eine «Gesundheitsorientierung» immer mehr durchsetzt, war ihre Operationalisierung in der alltäglichen Pflegepraxis zu dem Zeitpunkt, als wir die Arbeit an unserem Modell begannen, noch sehr begrenzt. Schließlich dauerte es noch bis zum Ende der

1970er-Jahre, ehe die Weltgesundheitsorganisation begann, ein Konzept für die Primäre Gesundheitspflege (Primary Health Care) zu fördern (WHO/UNICEF 1978). Und heute, in den 1990er-Jahren, werden die *Gesundheitsziele* durch die Regierungen in der ganzen Welt gefördert, da allgemein anerkannt wird, dass wesentliche Erfolge der Investitionen in die Gesundheitsversorgung weniger durch medizinische Fortschritte, als vielmehr durch Veränderungen des persönlichen Lebensstils erreicht werden. Ein Pflegemodell, das sich auf das Konzept der LAs konzentriert, kann in diesem Kontext gar nicht relevanter sein. Dieses Modell entspricht dem Konzept der «gesundheitsfördernden Pflegepraxis», und wir können aufgrund seiner extremen Polarisierung das Argument von Lindsey und Hartrick (1996) nicht akzeptieren, dass eine besondere Favorisierung der Gesundheitsförderung mit Paradigmen (wie etwa unserem Modell), die sich den Pflegeprozess zu eigen machen, inkompatibel sei. Wir sind im Gegenteil überzeugt, dass unser Modell voll und ganz der zunehmenden Betonung eines gesunden Lebensstils und der öffentlichen Gesundheitspolitik entspricht und dass diese Entwicklungen, die sich immer mehr durchsetzen, wahrscheinlich nicht mehr umgekehrt werden können.

4.7.3 Komplexität der Pflege

Unser Modell hat durch das Konzept der *Faktoren, welche die LAs beeinflussen*, eine Möglichkeit geschaffen, der Vielseitigkeit und Komplexität der Individualität von Patienten, Familien und Gemeinschaften Rechnung zu tragen. Gesundheit und Krankheit sind Produkte eines komplexen Spektrums sowie der Interaktion von internen und externen Faktoren. Die Integration der *biologischen* und *psychologischen* Faktoren in das Modell war in den 1970er-Jahren nichts Neues, und die Bedeutung der *soziokulturellen* Faktoren wurde in der Pflege immer nachhaltiger akzeptiert. Die *umgebungsabhängigen* Faktoren erfuhren jedoch kaum Beachtung, und die Berücksichtigung der *wirtschaftspolitischen* Faktoren in unserem Modell war zu dieser Zeit zweifellos neu, obwohl sie inzwischen ein integraler Aspekt der Gesundheitssysteme in der ganzen Welt sind.

4.7.4 Individualisierung der Pflege

Den vielleicht unmittelbarsten Beitrag unseres Modells, den es für die Operationalisierung des Pflegeprozesses bietet, liefert der Bezugsrahmen. Ironischerweise könnte aber auch die explizite Übernahme des Pflegeprozesses in das Modell ein Grund dafür sein, dass es zumindest in solchen Kreisen zurückgewiesen wird, in denen die Ablehnung des Pflegeprozesses zu einem neuen Dogma geworden ist (Varcoe 1996). Die Werte, welche die Konzeptualisierung des Modells mit dem Ziel einer individualisierten Pflege untermauern, entsprechen jedoch im Wesentlichen den Ideen, die als die «Neue Pflege» beschrieben wurden (Salvage 1990). Und tatsächlich gibt es im Modell keine Aspekte, die mit den aktuellen Interessen inkompatibel wären, die sich in der Pflege um die Vorstellung der «Fürsorge» und die Ideale des Empowerment[2] entwickelt haben.

4.7.5 Eine Pflegetheorie zugänglich machen

Abschließend möchten wir behaupten, dass das RLT-Modell einen positiven Beitrag zur Pflege geleistet hat – und noch immer leistet –, da es eine «Pflegetheorie» in einer Form darstellt, die für praktizierende Pflegende zugänglich und akzeptabel ist. Die Klarheit der Sprache in einem Modell sollte die Klarheit der Gedanken widerspiegeln (Cormack/Reynolds 1992). Im Zusammenhang mit unserem Modell vertritt Girot (1990) die Meinung, dass seine offensichtliche Einfachheit die Anerkennung einer gemeinsamen Grundlage in der Kommunikation zwischen Theoretikern und Praktizierenden gefördert hat. Das RLT-Modell scheint das widerzuspiegeln, was Meleis (1997) als eine «kohärente Darstellung der Alltäglichkeiten der Arbeit von Pflegenden» bezeichnet hat. Newton (1992) fasst ihre Einschätzung unseres Modells mit folgendem Kommentar über die Fundierung in der Realität zusammen:

«Das RLT-Modell basiert auf Ideen, die aus der Praxis stammen, und kann deshalb in der Praxis als nützlich angesehen werden – für reale Pflegende, die reale Menschen pflegen.»

Obwohl eine gewisse «Kluft» zwischen Theorie und Praxis in der Pflege wohl unvermeidlich und möglicherweise sogar wünschenswert ist (Rafferty et al. 1996), wird eine Theorie, die keinen Bezug zur Realität hat und nur durch einen Fachwortschatz mystifiziert wird, Pflegende in der Praxis wahrscheinlich nicht beeinflussen. Timpson (1996) glaubt, dass die allgemeine Wahrnehmung der Pflegetheoretiker, die sich von der Realität der Praxis entfernt hat, zusammen mit einem «rhetorischen Elitismus» wesentliche Gründe dafür sind, dass praktizierende Pflegende Pflegetheorien ablehnen. Im Gegensatz dazu waren der Realitätsbezug und die Zugänglichkeit des RLT-Modells der Grund für seinen Einfluss und sein Überleben.

2 Empowerment: Bevollmächtigung der Mitarbeiter, indem ihnen mehr Kompetenzen zugeschrieben und größere Entscheidungsspielräume eingeräumt werden.

4.8 Kritik am Modell

Wir möchten nun etwas detaillierter auf die Meinungen anderer über unser Modell eingehen. Im Allgemeinen scheinen die Ansichten über das RLT-Modell positiv ausgewogen zu sein, zumindest auf der Basis der vorhandenen Beweise. Das Modell ist bisher selten vehement abgelehnt worden, zumindest nicht in öffentlicher Form. Eine der ersten veröffentlichten «Attacken» gegen unser Modell kam von einem britischen Arzt (Mitchell 1984; siehe auch Tierney 1984), wobei allerdings die allzu komplizierte Dokumentation, die auf seiner Station in Verbindung mit dem Modell verwendet wurde, seine Hauptsorge war. In der Tat lag eigentlich der Pflegeprozess – und nicht unser Modell – seiner Kritik zugrunde.

Im Gegensatz dazu stammte eine der lautstärksten Kritiken an unserem Modell aus den *Pflegekreisen* in Großbritannien selbst und bezog sich auf die übermäßige Einfachheit des Modells, statt auf seine Komplexität (Walsh 1991). Der offensichtliche Mangel an neuen Aspekten wurde ebenso kritisiert; wie bereits erwähnt, erkannte Biley (1992) keine neue Konzeptualisierung in unserem Modell, und Lister (1991) äußerte einen ähnlichen Standpunkt, indem er behauptete, dass unser Modell den Pflegenden lediglich erlaube, den Status quo zu erhalten, keine «neue Perspektive bezüglich der pflegerischen Aktivität» biete und keine «Kritik der althergebrachten Ansichten» darstelle. Wir müssen die Entscheidung darüber dem Leser selbst überlassen.

4.8.1 Ansichten von Pflegenden

Abgesehen von den Ansichten, die sich in der veröffentlichten Literatur über das Modell finden, haben auch andere Pflegende persönlich ihre Meinung über das Modell zum Ausdruck gebracht, sei es bei Diskussionen in Konferenzen oder in schriftlicher Form. Die meisten Fragen und Kritikpunkte, die uns entgegengebracht wurden, bezogen sich auf Details; so fragten etwa Pflegende, die versuchten, das Modell in der Praxis «umzusetzen»: «Zu welcher LA gehören Blutungen?», oder: «An welcher Stelle des Modells werden Schmerzen behandelt?» Einige der grundsätzlicheren Fragen, die uns gestellt wurden, verdeutlichten allgemeinere Probleme, z. B. «das Modell sei zu krankenhausorientiert « (als Reaktion darauf haben wir in jeder neuen Auflage der *Elemente der Krankenpflege* den Kontext der Gemeinde mehr in den Vordergrund gerückt). Ein weiterer Kommentar lautete, dass das Modell «zu problemorientiert sei» (dies ist unserer Meinung nach keine begründete Kritik, wenn unsere Konzeptualisierung der Probleme in diesem Modell als *potenzielle* sowie als *aktuelle* Probleme vollständig ausgenutzt wird).

Solche Bedenken scheinen schnell zu schwinden, wenn das Modell in der Praxis ausprobiert wird; zum Beispiel zieht Page (1995) die Schlussfolgerung, dass die Kritik an unserem Modell, es beschäftige sich engstirnig mit der «Einrichtung Krankenhaus für Erwachsene», sich nicht aufrechterhalten lässt, wenn es in der Gemeinde eingesetzt wird. Als Beispiele werden Fallstudien mit Patienten angeführt, die zu Hause mithilfe des Bezugsrahmens unseres Modells gepflegt werden.

4.8.2 Frasers Kritik

Die umfassendste Kritik, die bis heute über das RLT-Modell geäußert wurde, findet sich in Frasers Werk *Using Conceptual Nursing in Practice* (Fraser 1990, 1996). Man muss allerdings dabei zu bedenken geben, dass sich die erste Auflage von Frasers Werk auf die erste Auflage unseres Modells bezieht (1980), obwohl zu diesem Zeitpunkt bereits die zweite Auflage der *Elemente der Krankenpflege* erhältlich war (1985). Unsere fortlaufenden Verbesserungen am Modell wurden nicht berücksichtigt, und es gibt in Frasers letzter Auflage (1996) tatsächlich nur wenige Hinweise auf eine ernsthafte Reflexion oder ein Überdenken ihrer ursprünglichen Kritik an unserem Modell.

Einer von Frasers Kritikpunkten, der häufig gegenüber unserem Modell vorgetragen wurde, lautet, dass es übermäßig physisch – und physiologisch – orientiert sei. Auf diesen Punkt haben zahlreiche Autoren verwiesen – oder angespielt (Aggleton/Chalmers 1986, Lister 1987, Minschull et al. 1986, Walsh 1989). Diese häufige Kritik ist jedoch von Newton (1992) in dem Werk *The RLT-Modell in Action* offen zurückgewiesen worden, weil nämlich unser Modell durch die wiederholte Betonung aller Dimensionen der LAs (d. h. durch das Konzept Faktoren, welche die LAs beeinflussen) die Möglichkeit biete, die psychosozialen Dimensionen der Probleme von Patienten zu berücksichtigen und nicht zu einer beschränkten «physischen» Wahrnehmung der Bedürfnisse der Patienten und der entsprechenden Pflegemaßnahmen führen muss. In ähnlicher Form bemerkt Parker (1997), dass, obwohl das Modell die «psychosozialen» wie die «physischen» Faktoren in gleicher Weise betone, Erstere in jenen Systemen der Patienteneinschätzung und Pflegeplanung, die angeblich auf dem RLT-Modell beruhen, einfach nicht vollständig ausgeschöpft worden sind. Es gibt jedoch Beweise dafür, dass beim Versuch, ein Einschätzungssystem auf ein Pflegemodell zu stützen, die Merkmale des jeweiligen Modells nicht in ausreichender Form berücksichtigt werden; so gesehen ist dies ein Problem, das nicht nur für unser Modell spezifisch ist, sondern für alle Modelle ganz allgemein gilt. Griffiths (1998) untersuchte die Art und Weise, wie Pflegende auf zwei verschiedenen Stationen in Wales (GB) die Patientenprobleme dokumentierten; eine Station verwendete das RLT-Modell und die andere das «Selbstpflegemodell» von Orem (Orem 1980). Das Ergebnis der Studie besagte, dass «keine der Stationen die Konzepte ihres jeweiligen Modells in der Praxis effektiv anwendete», aber beide dazu neigten, die Patientenprobleme mit den Begriffen der konventionellen medizinischen Terminologie zu beschreiben.

Frasers Analyse unseres Modells fasste die veröffentlichten Berichte über seine Anwendung zusammen und hob besonders jene Berichte hervor, die sich auf die Schritte Einschätzung, Bestimmung von Problemen, Planung/Durchführung und Bewertung bezogen. Fraser berichtete, nur eine einzige Studie gefunden zu haben (Allan 1987), die versucht habe, einen Aspekt unseres Modells zu *testen*; sie betonte diesen Aspekt sehr, wie aus der abschließenden Zusammenfassung ihrer Einschätzung des RLT-Modells deutlich hervorgeht:

«Viele ... Studien haben die Anwendung des Modells in der Praxis gezeigt, keine hat jedoch einen systematischen Ansatz der Datensammlung verfolgt, und deshalb kann man nicht behaupten, dass das Modell in der Praxis getestet worden sei. Dass das Modell so häufig in so vielen verschiedenen Praxisbereichen eingesetzt wird, zeigt jedoch seine Akzeptanz durch die Pflegenden in Großbritannien.»

4.8.3 Nachlassendes Interesse am Modell?

In der späteren Auflage ihres Werkes behauptet Fraser (1996), dass es Beweise für ein «Nachlassen der Popularität dieses Modells» gebe. Sie begründet diese Behauptung damit, seit 1990 keine neuen Studien über unser Modell gefunden zu haben, außer einem negativen Vergleich mit amerikanischen Bezugssystemen (Parr 1993). Tatsächlich hat Fraser jedoch eine ganze Reihe von anderen Veröffentlichungen über das Modell nach 1990 übersehen; außerdem sind seit der zweiten Auflage ihres Werks (Fraser 1996) weitere Aufsätze über das RLT-Modell in der Fachpresse für Pflege veröffentlicht worden. Dazu gehören beispielsweise:

- Newtons (1992) Werk über das RLT-Modell «in Aktion», das bereits erwähnt wurde;
- McCaughertys (1992) Bericht über die Anwendung des Modells als Grundlage für ein Ausbildungs- und Forschungsinstrument;
- Rowes (1995) Fallstudie über einen Patienten mit einem Myokardinfarkt, die den Wert unseres Modells im Zusammenhang damit aufzeigt, wie die Erforschung der Einzigartigkeit jedes Patienten und der besonderen Bedürfnisse der Familienangehörigen unterstützt wird;

- Bellmans (1996) Darstellung einer Aktions-Forschungsstudie, die mithilfe des Modells eine reflektierte Praxis fördert;
- Davis' (1997) Adaptation unseres Modells, die sich auf die LA *Sich bewegen* zur Anwendung in der orthopädischen Pflege konzentriert;
- Ramsdens (1997) Beschreibung der Nützlichkeit des Modells bei der Reflexion ihres Engagements bei der Pflege sterbender Patienten in einem Pflegeheim;
- Pullens (1998) Bericht über die Nützlichkeit des Modells als Rahmenwerk für die Pflege von Stomapatienten, der den Wert der LA-orientierten Einschätzung hauptsächlich darin sieht, dass Patienten auf diese Weise unterstützt werden, eine «maximale Unabhängigkeit zu erreichen, zu erhalten oder wiederherzustellen», und
- Jones' (1998) Diskussion über die Bedürfnisse eines Patienten, der sich einer Kehlkopfoperation unterzieht, in der ein detaillierter Blick auf die LAs *Essen und Trinken* und *Kommunizieren* gerichtet wird.

Dies ist nur eine Auswahl von Veröffentlichungen, die sich auf das RLT-Modell beziehen und seit Frasers (1996) Feststellung eines angeblich nachlassenden Interesses an unserem Modell erschienen sind. Wir können natürlich nicht abschätzen, ob das Ausmaß des Interesses steigt oder abnimmt, aber die Tatsache, dass das Modell weiterhin in der Literatur erwähnt wird, wozu auch Berichte über seine Anwendung in der Praxis gehören, lässt vermuten, dass das Interesse nicht nachgelassen hat oder zumindest nicht völlig versiegt ist.

In den meisten veröffentlichten Berichten beurteilen die Kommentare unser Modell eher positiv als negativ. Es gibt natürlich einige Ausnahmen. Scott (1997) berichtete beispielsweise, dass der Einsatz des RLT-Modells im Rahmen eines Projekts zur Verbesserung der Pflegepläne in einer Stroke-Rehabilitationsstation nicht der «Philosophie der Rehabilitation» entsprochen habe und auch die «Unabhängigkeit der Patienten nicht verbessern konnte». Ob der Grund dafür Mängel am Modell oder eher eine unzureichende Ausnutzung des Modells war, kann nicht abschließend beurteilt werden. Grundsätzlich spricht eine Vielzahl von Patientenergebnissen aufgrund der Anwendung des Modells dafür, dass ein Pflegemodell empirisch *getestet* werden kann.

4.8.4 Sorgen über fehlende Tests

Frasers Hauptkritik an unserem Modell konzentrierte sich besonders darauf, dass es nicht getestet worden sei, und auf dieser Grundlage kommt sie zu der Schlussfolgerung, dass «die Effektivität der Pflege bei einer Anwendung des RLT-Modells immer noch spekulativ ist». Zugegebenermaßen war eine der wichtigsten Absichten von Frasers Werk, jenes Wissen aufzudecken, das aus der Forschung über die Anwendung von Pflegemodellen in der Praxis stammt. Fraser stellt richtig fest, dass das RLT-Modell keine Forschung ausgelöst hat, zumindest nicht in dem Ausmaß wie einige andere (amerikanische) Modelle, etwa von Roy, Orem, Johnson und Rogers, die ebenfalls in Frasers Werk überprüft worden sind. Geht man jedoch davon aus, dass Fraser am Ende ihres Werkes ein Modell als eine «Reihe von Konzepten» definiert, «die *in der Praxis* noch nicht getestet worden sind» (Kursivschrift hinzugefügt), erscheint es etwas widersprüchlich, wenn ihre Schlussfolgerungen über das RLT-Modell anscheinend durch die Sorge gelenkt werden, dass das Modell nicht angemessen getestet worden sei. Allerdings stellt sich dadurch eine interessante allgemeine Frage über Pflegemodelle: Können und sollten sie getestet werden?

4.9 Das «Testen» von Modellen

Für das RLT-Modell ist, wie für alle anderen konzeptuellen Pflegemodelle auch, die Frage, ob sie getestet werden sollten (und können), zu einem wesentlichen Aspekt in der Diskussion darüber geworden, ob man ihnen einen dauerhaften Platz in der Pflegetheorie einräumen sollte. Die Definition, was ein «Modell» ist, und die Ansichten darüber, wie eine «Theorie» entwickelt wird, sind grundlegende Faktoren in der Diskussion dieser Frage.

Gemäß der Definition von Fawcett (1984) ist ein Modell keine Theorie, und deshalb kann ein Modell nicht – zumindest nicht in seiner Gesamtheit – als Ganzes empirisch getestet werden. Die Beurteilung eines konzeptuellen Modells kann nach Fawcetts Ansicht nur durch die Untersuchung seines Inhalts hinsichtlich «der Erklärung seiner Ursprünge, der Ausführlichkeit seines Fokus' und Inhalts, seiner logischen Kongruenz und Glaubwürdigkeit sowie seinem Beitrag zum Pflegewissen» erfolgen (Fawcett 1995). Fawcett betont, dass die «Qualität» eines Modells primär im Hinblick auf den Begriff der «Glaubwürdigkeit» beurteilt werden müsse, während die «Qualität» einer Theorie vom Begriff der empirischen Angemessenheit abhänge (Fawcett/Downs 1986).

4.9.1 Einschätzen der Glaubwürdigkeit

Was Fawcett mit dem Begriff «Glaubwürdigkeit» meint, wird von Kahn und Fawcett (1995) in einem Aufsatz näher erläutert, der primär als ein Exposé über die fehlerhafte Kritik Drapers (1993) an Fawcetts Aufsatz (1992) über konzeptuelle Modelle gedacht war. Kahn und Fawcett behaupten, dass die Glaubwürdigkeit eines konzeptuellen Modells durch folgende Beweise gewährleistet ist:

- seine soziale Nützlichkeit (d. h. seine «Verständlichkeit» und das Potenzial seiner Nützlichkeit);
- seine soziale Kongruenz (d. h. seine Übereinstimmung mit sozialen und professionellen Erwartungen);
- seine soziale Signifikanz (d. h. sein Wert, insbesondere für die Patienten).

Beim RLT-Modell scheint es stichhaltige Argumente für seine soziale Nützlichkeit und soziale Kongruenz zu geben; diese Vorstellungen finden sich in Frasers (1990) Gesamtbewertung unseres Modells bezüglich seiner «Akzeptanz» durch die Pflegenden. Und auf der Basis seiner verbreiteten Anwendung scheint das RLT-Modell auch das Kriterium für die dritte Dimension der Glaubwürdigkeit zu erfüllen – die soziale Signifikanz –, obwohl es zugegebenermaßen keiner Analyse durch jene systematische Methode unterzogen worden ist, die Kahn und Fawcett (1995) in Form eines Ansatzes in 6 Schritten (basierend auf Silva 1986) formuliert haben. Die Beschreibung dieses Ansatzes ist jedoch schwierig zu verstehen, und tatsächlich ist Fawcetts Interesse an Silvas Arbeit etwas verblüffend. Während Fawcett bei der Anwendung ihrer Terminologie so diszipliniert ist und scharf die Vorstellung des empirischen Testens von Modellen ablehnt, verwendet Silva (1986) die Begriffe «Modell» und «Theorie» eher locker. Ihre Hauptsorge dreht sich um den Mangel an «empirischer Validation von Modellen». Zugegebenermaßen bestätigt Silva die komplexe Natur der Forschung über das Testen von Theorien und erkennt an, dass «Dutzende von Hypothesen» aus einem einzigen Modell gefolgert werden können. Trotzdem scheint Silva hartnäckig die Meinung zu vertreten, dass die «Validität» von Modellen durch eine empirische Forschung getestet werden muss.

Im Gegensatz dazu lehnt Fawcett «eine verifikationistische Methodologie» ab (Kahn/Fawcett 1995). Wenn Fawcetts Einstellung akzeptiert wird, dann sind die Forderungen, dass konzeptuelle Modelle «getestet» werden müssten, unangebracht und die Aussagen, dass Modelle nicht als «getestete Theorie» (z. B. Cormack/Reynolds 1992) dargestellt werden sollten, nicht glaubwürdig, obwohl dies in bestimmten Kreisen populäre Forderungen sind. Der Leser muss sich jedoch seine eigene Meinung darüber bilden, ob ein Pflegemodell «getestet» werden sollte (und kann). Wenn Fawcetts Argumente jedoch akzeptiert werden, dann spricht nichts für das «Testen» von Modellen, und es besteht somit auch kein Grund für die Ablehnung des RLT-Modells nur deshalb, weil es empirisch nicht getestet worden ist.

4.10 Forschung und Kritik an Modellen

Die Zurückweisung der Forderung nach dem «Testen» von Modellen in ihrer Gesamtheit ist natürlich keine Ablehnung der Notwendigkeit, Forschungen durchzuführen, um die Kapazität von Pflegemodellen zu untersuchen, Theorien zu entwickeln. Dies ist ebenfalls keine Ablehnung der Notwendigkeit einer weiteren Kritik. Fawcett selbst stellte klar und deutlich fest, dass Pflegemodelle nicht als «Ideologien betrachtet werden sollten, die nicht in Frage gestellt oder kritisiert werden dürfen» (Fawcett 1992). Ihrer Meinung nach ist es obligatorisch, ihre Glaubwürdigkeit in der «realen Welt» der klinischen Praxis in Frage zu stellen und als Konsequenz daraus «das Modell entweder zu verbessern oder abzulehnen».

Diese Notwendigkeit gilt für das RLT-Modell genauso wie für alle anderen Pflegemodelle, und in der Tat haben wir immer wieder den Standpunkt vertreten, dass unser Modell nicht in Stein gehauen ist und dass es ausrangiert werden sollte, wenn es in der Pflege nicht mehr als sinnvoll betrachtet wird. Nach unserer Meinung sollten jedoch *andere*, nicht wir, eine systematische Kritik und eine objektive Forschung im Zusammenhang mit unserem Modell durchführen. Thorne et al. (1998) haben ihre Kritik direkt auf jene «Modellentwickler» gerichtet, die selbst eine Forschung initiiert haben, welche ihr eigenes Rahmenwerk unterstützt; und sie äußern sich skeptisch über die «Anstrengungen der Modellentwickler, Gemeinschaften von Wissenschaftlern mit dem Ziel der Entwicklung und Verbesserung bestimmter Modelle aufzubauen». Thorne et al. behaupten, dass dies die Entwicklung einer kritischen Einstellung gegenüber Pflegemodellen verhindert habe und dass, obwohl Diskussionen und Diskurse innerhalb einer Disziplin gesund und produktiv sein können, «die Modell-Debatte doch selten bis zu diesem Niveau gekommen ist».

Wir hoffen, dass die Einschätzung des RLT-Modells, die wir in diesem Kapitel dargestellt haben, sich nicht nur auf unsere eigenen Überlegungen zu diesem Modell stützt, sondern auch auf die Kritiken und Ansichten anderer, die im Laufe der Zeit veröffentlicht worden sind und die der Ermutigung zu einer kontinuierlichen und kritischen Diskussion dienen werden.

4.11 Zukunftsaussichten

Es ist interessant, darüber nachzudenken, ob Pflegemodelle auch in der Zukunft für die Entwicklung des Pflegewissens eine Rolle spielen werden. In ihrer Abhandlung über das Pflegewissen des 21. Jahrhunderts lehnt Reed (1995) mit aller Entschiedenheit die Vorstellung ab, dass die Pflege inzwischen so weit gereift sei, dass sie keiner konzeptuellen Modelle für die Wissensentwicklung und für die Praxis mehr bedürfe. Sie behauptet, dass aus einer postmodernistischen Einstellung heraus die «Grand-Theories» der Modernisten als unterdrückende Erfindung statt als sinnvolle Darstellung der Realität betrachtet werden. Für die Postmodernisten, so beobachtete Reed, werden Probleme nicht «gelöst», sondern «abgebaut»; sie bewertet deren Zurückschrecken vor Pflegemodellen als symptomatisch für ihr «Desinteresse beim Ringen um das Gesamtbild, das die umfassenden Theorien ansprechen».

Mit der immer häufigeren Überprüfung des Beitrags der Pflege in der heutigen schnelllebigen Welt der Gesundheitsversorgung braucht die Profession wohl genauso viel – wenn nicht mehr – Klarheit über ihre Kernwerte und zentralen Konzepte wie schon die frühen Pflegetheoretiker, als sie diese Aufgabe in Angriff nahmen, nämlich im «Ringen um das Gesamtbild», indem sie eine Antwort auf die uralte Frage suchten: «Was ist Pflege?»

Die Frage «Was ist Pflege?» ist eine *konzeptuelle* Frage, und ein Pflegemodell bietet eine Möglichkeit zur *Konzeptualisierung* der Domäne «Pflege». Viele der ursprünglichen Pflegemodelle haben überlebt und werden auch heute noch Pflegeschülern vermittelt und von praktizierenden Pflegenden sowie Pflegewissenschaftlern eingesetzt. Es wird interessant sein, zu sehen, ob die ursprünglichen amerikanischen Modelle aus der Mitte des 20. Jahrhunderts und unser eigenes Pflegemodell in den folgenden Jahren immer noch auf Interesse stoßen werden oder ob neue Modelle ihren Platz einnehmen. Vielleicht kommen Modelle überhaupt aus der Mode und gehen in die Geschichtsbücher als eine «Phase» der Pflege am Ende des 20. Jahrhunderts ein, wenn vielleicht auch anerkannt wird, dass sie einen «nützlichen Schritt» in den frühen Jahren der Wissensentwicklung in der Pflege darstellten.

Wenn Pflegemodelle jedoch überleben, wird es auch weiterhin Diskussionen darüber geben, ob es hilfreich – oder eher verwirrend – für die Profession ist, verschiedene Pflegemodelle gleichzeitig zur Verfügung zu haben, was Fawcett (1993) als eine «Fülle von Paradigmen» bezeichnete. Reed (1995) äußert sich zu diesem Thema nicht eindeutig. Sie bezweifelt, ob der Zusammenhalt in der Pflegewissenschaft auf Kosten der Vielfalt geht und ob diese Vielfalt dem Wohlbefinden der Patienten am meisten dient. Reed lässt jedoch überhaupt keine Zweifel daran aufkommen, dass die Pflege «umfassende» Konzeptualisierungen benötigt. Sie behauptet, dass die Artikulation der Perspektiven einer Disziplin und die damit einhergehenden Annahmen ein notwendiger Mechanismus für die Wissensentwicklung in der Pflege seien. Alle Disziplinen, so Reed, müssten die «Besonderheiten» auf der Grundlage des «Allgemeinen» studieren. Eine «Grand-Theory» dürfe die wichtige Aufgabe der Forschung nicht behindern, Theorien geringer oder mittlerer Reichweite für die Pflege zu entwickeln, denn ohne diese werde es keinen Platz für dieses neue Wissen und keine Klarheit über die allgemeine Entwicklungsrichtung der Disziplin geben.

Nach Reeds Vision für das 21. Jahrhundert werden das modernistische und das postmodernistische Wissen in der Pflegewissenschaft gemeinsam existieren (was sie als «neo-modernistische Ära» bezeichnet); in diesem Zusammenhang spiegeln ihre Ideen die Forderung wider, die Meleis bereits vor Jahren geäußert hat, die Pflegewissenschaft über einen Dualismus und gegensätzliche Argumente hinaus weiterzuentwickeln (Meleis/Trangenstein 1994). Reed sieht für die Zukunft sowohl für das empirische als auch für das nicht-empirische (konzeptuelle) Denken einen Platz voraus, wobei unterschiedliche Formen des Wissens nicht hierarchisch geordnet sein werden. Nach ihrer Beobachtung haben sich die Ansätze zur Verbindung des «Empirischen» mit dem «Theoretischen» im Verlauf der Geschichte der Pflegewissenschaft verändert und werden es weiter tun. Und wie lautet Reeds abschließende Feststellung zu Pflegemodellen? «Pflegemodelle sind mehr als ein modernistisches Artefakt», stellt sie fest, «sie sind Archetypen der Pflegepraxis.» Aber gleichzeitig warnt sie davor, Pflegemodelle als «offen und veränderlich» zu betrachten. Als Wissenssysteme müssen sich Pflegemodelle laut Reed weiterentwickeln, «damit sie auch weiterhin existieren können und nicht verloren gehen».

Wir hoffen, dass *unser* Modell sich durch seine Anwendung und Anpassung in der Zukunft fortentwickeln wird. Obwohl diese Monografie unsere abschließende Darstellung vom RLT-Modell beinhaltet, muss dies nicht die letzte Version sein.

Literatur

Aggleton, P., Chalmers, H. 1986: 2000 Nursing models and the nursing process, 1st & 2nd edn. Macmillan Educational, Basingstoke, UK

Allan, S. 1987: Arms extended. Nursing Times 83 (43): 44–45

Bellman, L. M. 1996: Changing practice through reflection on the RLT-Modell: the enhancement approach to action research. Journal of Advanced Nursing 24: 129–138

Biley, F. 1992: Nursing models redundant in practice. British Journal of Nursing 1 (5): 219

Cash, K. 1990: Nursing models and the idea of nursing. International Journal of Nursing Studies 27 (3): 249–256

Chalmers H., Kershaw, B., Melia, K., Kendrich, M. 1990: Clinical nursing debates. Nursing Standard 5 (11): 34–40

Cormack, D. F. S., Reynolds, W. 1992: Criteria for evaluating the clinical and practical utility of models used by nurses. Journal of Advanced Nursing 17: 1472–1478

Davis, P. 1997: Using models and theories in orthopaedic nursing. Journal of Orthopaedic Nursing 1: 41–47

Draper, P. 1990: The development of theory in British nursing: current position and future prospects. Journal of Advanced Nursing 15: 12–15

Draper, P. 1993: A critique of Fawcett's «Conceptual models and nursing practice: the reciprocal relationship». Journal of Advanced Nursing 18: 558–564

Fawcett, J. 1984, 1989, 1995: Analysis and evaluation of conceptual models for nursing, 1st, 2nd & 3rd edn. Davis, H. A., Philadelphia

Fawcett, J. 1992: Conceptual models and nursing practice: the reciprocal relationship. Journal of Advanced Nursing 17: 224–228

Fawcett, J. 1993: From a plethora of paradigms to parsimony in worldviews. Nursing Science Quarterly 6: 56–58

Fawcett, J., Downs, F. S. 1986: The relationship of theory and research. Appleton-Century-Crofts, Norwalk, Connecticut

Fraser, M. 1990, 1996: Using conceptual nursing in practice: a research-based approach. 1st & 2nd edn. Harper & Row, London

Girot, E. 1990: Discussing nursing theory. Senior Nurse 10 (6): 16–19

Griffiths, P. 1998: An investigation into the description of patients' problems by nurses using two different needs-based nursing models. Journal of Advanced Nursing 28 (5): 969–977

Hall, K. V. 1979: Current trends in the use of conceptual frameworks in nursing education. Journal of Nurse Education 18 (4): 26–29

Henderson, V. 1960: Basic principles of nursing care. International Council of Nurses, Geneva

Hinton-Walker, P., Neuman, B. 1997: Blueprint for use of nursing models. NLN Press, New York

Jacobson, S. 1987: Studying and using conceptual models of nursing. Image 19 (2): 78–83

Jones, E. 1998: Surgical excision of a pharyngeal pouch. Professional Nurse 13 (6): 378–381

Jukes, M. 1988: Nursing model or psychological assessment? Senior Nurse 8 (11): 8–10

Kahn, S., Fawcett, J. 1995: Continuing the dialogue: a response to Draper's critique of Fawcett's «Conceptual models and nursing practice: the reciprocal relationship». Journal of Advanced Nursing 22: 188–192

Kenny, T. 1993: Nursing models fail in practice. British Journal of Nursing 2: 133–136

Kershaw, B., Salvage, J. (eds.) 1986: Models for nursing. John Wiley, Chichester, UK

Lindsey, E., Hartrick, G. 1996: Health-promoting nursing practice: the demise of the nursing process? Journal of Advanced Nursing 23: 106–112

Lister, P. E. 1987: The misunderstood model. Nursing Times 83 (41): 40–42

Lister, P. E. 1991: Approaching models of nursing from a postmodernist perspective. Journal of Advanced Nursing 16: 206–212

Luker, K. 1988: Do models work? Nursing Times 88 (5): 27–29

Marriner Tomey, A., Alligood, M. R. 1998: Nurse theorists and their work. 4th edn. Mosby, St. Louis

McCaugherty, D. 1992: The Roper nursing model as an educational and research tool. British Journal of Nursing 1 (9): 455–459

Meleis, A. I. 1985, 1991, 1997: Theoretical nursing: development and progress. 1st, 2nd & 3rd edn. Lippincott, J. B., Philadelphia

Meleis, A. I., Trangenstein, P. A. 1994 Facilitating transitions: redefinition of the nursing mission. Nursing Outlook 42: 255–259

Minschull, J., Rose, K., Turner, J. 1986: The human needs model of nursing. Journal of Advanced Nursing 11: 643–649

Mitchell, J. R. A. 1984: Is nursing any business of doctors? A simple guide to the «nursing process». British Medical Journal 288: 216–219

Newton, C. 1992: The Roper-Logan-Tierney model in action. Macmillan, Hampshire

Nursing Development Conference Group 1973: Concept formalization in nursing: process and product. Little, Brown, New York

Orem, D. 1971: Nursing: concepts of practice. McGraw-Hill, New York

Orem, D. 1980: Nursing: concepts of practice. 2nd edn. McGraw-Hill, New York

Page, M. 1995: Tailoring nursing models to clients' needs: using the Roper-Logan-Tierney model after discharge. Professional Nurse 10 (5): 284–288

Parker, D. 1997: Nursing art and science: literature and debate. In: Marks-Maran, D., Rose, P. (eds.): Reconstructing nursing: beyond art and science. Baillière Tindall, London, ch 1, p 3

Parr, M. S. 1993: The Newman Health Care Systems Model: an evaluation. British Journal of Theatre Nursing 3 (8): 20–27

Pearson, A., Vaughan, B. 1986, 1996: The activities of living model for nursing. In: Pearson A, Vaughan, B. (eds.): Nursing models for practice. 1st & 2nd edn. Heinemann, London

Pullen, M. 1998: Support role. Nursing Times 94 (47): 57

Rafferty, A. M., Allcock, N., Lathlean, J. 1996: The theory/practice «gap»: taking issues with the issue. Journal of Advanced Nursing 23: 685–691

Ramsden, J. 1997: Objective analysis of a critical incident. Nursing Times 93 (34): 43–45

Reed, P. G. 1995: A treatise on nursing knowledge development in the 21st century: beyond postmodernism. Advances in Nursing Science 17 (3): 70–84

Reilly, D. 1975: Why a conceptual framework? Nursing Outlook 23: 566–569

Riehl, J., Roy, C. 1980: Conceptual models for nursing practice. Appleton-Century-Crofts, New York

Rogers, M. 1970: An introduction to the theoretical basis of nursing. Davis, F. A., Philadelphia

Roper, N. 1976a: Clinical experience in nurse education. Churchill Livingstone, Edinburgh

Roper, N. 1976b: A model for nursing and nursology. Journal of Advanced Nursing 1 (3): 219–227

Roper, N. 1979: Nursing based on a model of living. In: Colledge, M., Jones, D. (eds.): Readings in Nursing. Churchill Livingstone, Edinburgh, ch 6

Roper, N., Logan, W., Tierney, A. 1980, 1985, 1990, 1996: The elements of nursing: a modell for nursing based on a model of living. 1st, 2nd, 3rd & 4th edn. Churchill Livingstone, Edinburgh

Roper, N., Logan, W., Tierney, A. 1981: Learning to use the process of nursing. Churchill Livingstone, Edinburgh

Roper, N., Logan, W., Tierney, A. (eds.) 1983a: Using a model for nursing. Churchill Livingstone, Edinburgh

Roper, N., Logan, W., Tierney, A. 1983b: A model for nursing. Nursing Times 9 (9): 24–27

Roper, N., Logan, W., Tierney, A. 1983c: (1) A nursing model, (2) Is there a danger of «processing» patients?, (3) Problems or needs?, (4) Identifying the goals, (5) Endless paperwork?, (6) Unity – with diversity. Nursing Mirror 156 (21): 17–19; 156 (22) 32–33; 156 (23) 43–44; 156 (24): 22–23; 156 (25) 34–35; 156 (26): 35

Roper, N., Logan, W., Tierney, A. 1986: Nursing models: a process of construction and refinement. In: Salvage, J., Kershaw, B. (eds.): Models for nursing. John Wiley, Chichester, UK, p 27

Roper, N., Logan, W., Tierney, A. 1997: The Roper-Logan-Tierney model. In: Hinton-Walker, P., Neuman, B. (eds,): Blueprint for use of nursing models. NLN Press, New York, p 289

Rowe, K. 1995: Nursing a person who had suffered a myocardial infarction. British Journal of Nursing 4 (3): 148–154

Roy, C. 1970: Adaptation: a conceptual framework for nursing. Nursing Outlook 18 (3): 42–45

Salvage, J. 1990: The theory and practice of the «new nursing». Nursing Times 86 (4): 42–45

Silva, M. C. 1986 Research testing nursing theory: state of the art. Advances in Nursing Science 9 (1): 1–11

Scott, E. 1997: Multidisciplinary collaborative care planning. Nursing Standard 12 (1): 39–42

Thorne, S., Canam, C., Dahinten, S., Hall, W., Henderson, A., Reimer Kirkham, S. 1998: Nursing's metaparadigm concepts: disimpacting the debate. Journal of Advanced Nursing 27: 1257–1268

Tierney, A. J. 1984: A response to Professor Mitchell's «Simple guide to the nursing process». British Medical Journal 288: 835–838

Timpson, J. 1996: Nursing theory: everything the artist spits is art. Journal of Advanced Nursing 23: 1030–1036

Varcoe, C. 1996: Disparagement of the nursing process: the new dogma? Journal of Advanced Nursing 23: 120–125

Walsh, M. 1989: Model example. Nursing Standard 3: 23–25

Walsh, M. 1991: Models in clinical nursing: the way forward. Ballière Tindall, London

WHO/UNICEF 1978: Primary health care. World Health Organization, Geneva

Anhang 1

Veränderungen der Diagrammdarstellungen des Modells von 1976 bis 1996

Die ursprünglichen Roper-Modelle, 1976

Abb. A1-1a und b zeigen die Diagramme des Modells, das Roper (1976) in *Clinical Experience in Nurse Education* entwickelt hat. Dies war eine Monografie, die auf ihrer Doktorarbeit zum Master of Science basierte.

Die Elemente der Krankenpflege, 1980 (1. Auflage)

Roper, Logan und Tierney arbeiteten gemeinsam an der Entwicklung der ursprünglichen Roper-Modelle und veröffentlichten die Ergebnisse ihrer Überlegungen und Diskussionen in *Die Elemente der Krankenpflege* (1980). Wie bereits erwähnt, sollte dieses Lehrbuch im Wesentlichen Pflegeanfänger in eine Möglichkeit des «Denkens» über die Pflege einführen – also eine theoretische Basis für die Pflegepraxis bieten. Die Diagramme in den Abb. A1-2a und b spiegeln den Text wider und unterscheiden sich vom ursprünglichen Roper-Modell in folgender Hinsicht:

- Der Begriff «Aktivitäten des täglichen Lebens» (ATLs) wurde durch «Lebensaktivitäten» (LAs) ersetzt; hiermit wurde die Tatsache berücksichtigt, dass nicht alle LAs notwendigerweise «täglich» ausgeführt werden.
- Die ATLs Sprechen, Sehen, Hören und Soziale Kontakte pflegen wurden unter der LA *Kommunizieren* zusammengefasst, weil zum Kommunizieren viel mehr Aktivitäten gehören, zum Beispiel «Zuhören» und «Körpersprache».
- Die ATL Essen wurde zur LA *Essen und Trinken*; dadurch sollte explizit auf die Tatsache verwiesen werden, dass Flüssigkeit ein wesentlicher Aspekt der Körperphysiologie ist.
- Die ATL Arbeiten und die ATL Spielen wurden zur LA *Arbeiten und Spielen* zusammengefasst.

- Die ATL Sich waschen und die ATL Sich an- und auskleiden wurden zur LA *Sich waschen und kleiden.*
- Die ATL Entspannen und die ATL Schlafen wurden unter der LA *Schlafen* zusammengefasst.
- Vier neue LAs wurden hinzugefügt:
  - *Für eine sichere Umgebung sorgen;*
  - *Regulieren der Körpertemperatur;*
  - *Sich als Mann oder Frau fühlen und verhalten;*
  - *Sterben.*

Zur Zeit der Veröffentlichung unseres Werks in den späten 1970er-Jahren kam es immer mehr in Mode, über *Umweltfragen* nachzudenken.

1980, als die erste Auflage der *Elemente der Krankenpflege* herauskam, wurde die Aufnahme der LA *Sich als Mann oder Frau fühlen und verhalten* mit großer Überraschung aufgenommen. Aus der Sichtweise des Jahres 2000, bei all den Medien, die so häufig über Sex und Sexualität berichten, scheint eine solche Reaktion seltsam.

Ebenso erstaunlich erscheint es heute, dass spezifische Diskussionen über das *Sterben* und den Tod in den 1980er-Jahren erst nach und nach in das nationale Grund-Curriculum aufgenommen wurden, so dass die Aufnahme der LA *Sterben* eine Neuheit war (solche Diskussionen wurden zu der Zeit [1960] in spezielle akademische Fortbildungsprogramme für Pflege an der University of Edinburgh aufgenommen, als Logan die Kurse organisierte).

- Die heute (1980) akzeptierte Nomenklatur des Pflegeprozesses wurde verwendet (siehe **Abb. A1-2b**).

Während der 1970er-Jahre wurde die amerikanische Literatur über den Pflegeprozess in Großbritannien immer mehr anerkannt. Obwohl die gleichen Ideen bereits im Roper-Modell von 1976 enthalten waren, wurden die aktuellen Begriffe «Einschätzen», «Planen», «Durchführen» und «Bewerten» erst in der ersten Veröffentlichung des RLT-Modells benutzt (**Abb. A1-2b**).

Die Elemente der Krankenpflege, 1985 (2. Auflage)

Während ihrer Arbeit haben Roper, Logan und Tierney stets schriftliche und mündliche Kommentare von Benutzern und Kritikern ihrer Modelle begrüßt und diese Information genutzt, um ihre Texte und die damit einhergehenden Diagrammdarstellungen ihrer Überlegungen noch deutlicher zu gestalten. Die Veränderungen, die in der zweiten Auflage der *Elemente der Krankenpflege* vorgenommen wurden, werden in den **Abb. A1-3a** und **b** dargestellt.

- Die Diagramme wurden neu gestaltet.
- Das Abhängigkeits-/Unabhängigkeits-Kontinuum wurde als ein Kontinuum in Verbindung mit jeder LA dargestellt, um visuell zu verdeutlichen, dass die Fähigkeit des Einzelnen zur Abhängigkeit oder Unabhängigkeit nicht bei allen 12 LAs gleich sein muss.
- Ein separates Konzept mit dem Titel «Faktoren, welche die Lebensaktivitäten beeinflussen» wurde den Diagrammen hinzugefügt, um visuell zu verdeutlichen, dass jeder der Faktoren (also körperliche, psychologische, soziokulturelle, umgebungsabhängige und wirtschaftspolitische) mit jeder der 12 LAs in Verbindung stehen kann. Auf diese Weise sollte eine umfassende und weit reichende Anwendung der akzeptierten Konzepte aus den Disziplinen, die mit der Pflege in Verbindung stehen, und der tatsächliche Einsatz dieser Konzepte in der Pflegepraxis erreicht werden – dies bezeichnete Fawcett (1984, 1995) als «gemeinsames Wissen». Am Ende der 1970er-Jahre begann man, wenn auch nur langsam, in dem nationalen Basisplan Elemente aus der Psychologie und Soziologie aufzunehmen (sie waren in den 1960er-Jahren in verschiedenen Studiendisziplinen im Rahmen der akademischen Fortbildungsprogramme für Pflege an der University of Edinburgh enthalten, aus denen relevante Konzepte auf die Pflegetheorie und -praxis übertragen wurden).
- Ein weiteres separates Konzept wurde aufgenommen: die Individualität im Leben. Die vier anderen Konzepte des Lebensmodells – die 12 LAs, die Lebensspanne, das Abhängigkeits-/Unabhängigkeits-Kontinuum und die Faktoren, welche die LAs beeinflussen – wurden kombiniert, um die einzigartige Mischung zu verdeutlichen, die zum 5. Konzept der «Individualität im Leben» beiträgt.
- Dem Prozess der Pflege wurde ein neuer Begriff zugeordnet, nämlich die «Individualisierung der Pflege».

Die vier anderen Konzepte des Pflegemodells – die 12 LAs, die Lebensspanne, das Abhängigkeits-/Unabhängigkeits-Kontinuum und die Faktoren, welche die LAs beeinflussen – wurden kombiniert, um das 5. Konzept der «Individualisierung der Pflege» zu bilden; dies ging mit der Anwendung einer Methode des logischen Denkens einher, die als Pflegeprozess bekannt ist. Man kann die Pflege nicht individualisieren, wenn man nicht die Individualität eines Menschen in seinem Leben berücksichtigt.

Die Elemente der Krankenpflege, 1990 (3. Auflage)

Die Diagramme der Modelle in der 3. Auflage, die in den Abb. A1-4a und b dargestellt werden, ähneln den Abb. A1-3a und b in der 2. Auflage. Sie wurden etwas umgestaltet, um weniger «überladen» zu wirken.

Die Elemente der Krankenpflege, 1996 (4. Auflage)

Die Diagramme der Modelle sind in der 4. Auflage nicht verändert worden, bis auf einen Begriff bei den Faktoren: «körperlich» wurde durch «biologisch» ersetzt, wie den Abb. A1-5a und b zu entnehmen ist, und «Lindern» wurde durch «Wohlbefinden fördern» ersetzt sowie «Erlangen» durch «Anstreben».

(a)

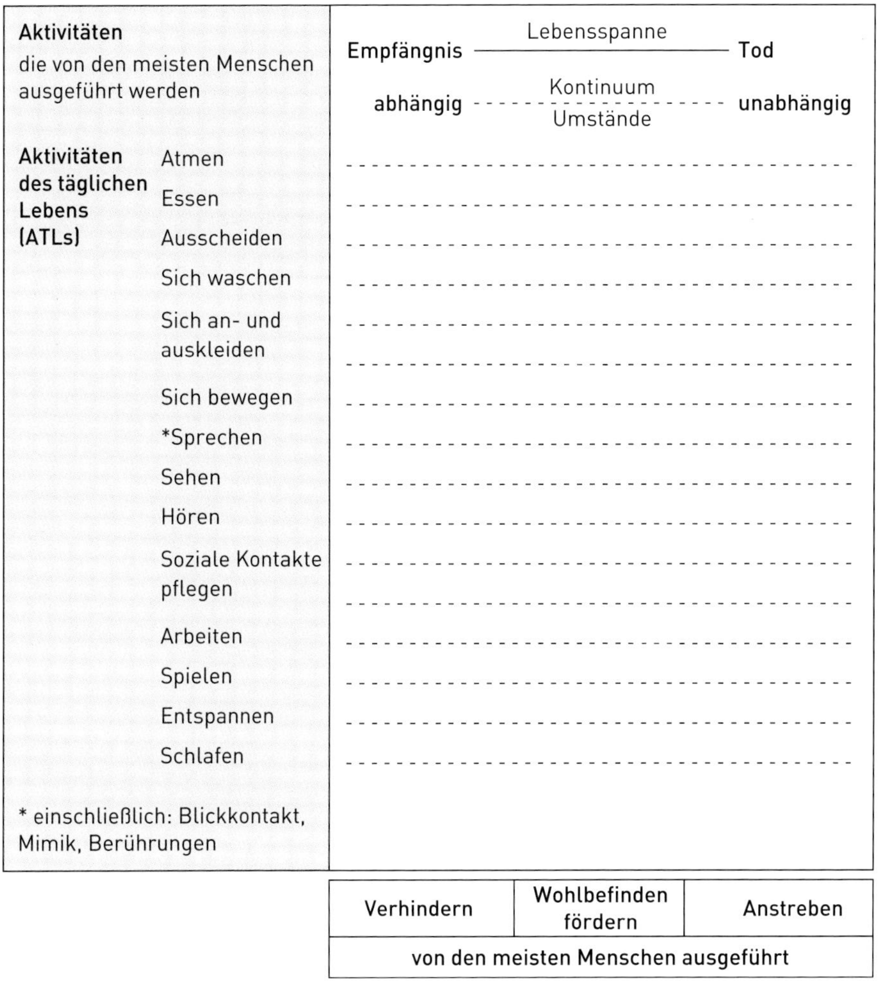

Aktivitäten die von den meisten Menschen ausgeführt werden		**Empfängnis** —— Lebensspanne —— **Tod** **abhängig** - - - Kontinuum / Umstände - - - **unabhängig**
Aktivitäten des täglichen Lebens (ATLs)	Atmen	
	Essen	
	Ausscheiden	
	Sich waschen	
	Sich an- und auskleiden	
	Sich bewegen	
	*Sprechen	
	Sehen	
	Hören	
	Soziale Kontakte pflegen	
	Arbeiten	
	Spielen	
	Entspannen	
	Schlafen	
* einschließlich: Blickkontakt, Mimik, Berührungen		

Verhindern	Wohlbefinden fördern	Anstreben
von den meisten Menschen ausgeführt		

Abbildung A1-1: (a) das Lebensmodell; (b) das Pflegemodell. Aus: Roper, N. 1976: Clinical Experience in Nurse Education. Churchill Livingstone, Edinburgh

(b)

Komponenten Vom Pflegenden für einige Patienten initiiert, medizinisch für andere Patienten verordnet		Einschätzung	Ziele	Geeignete Maßnahmen	Bewertung
ATL	Atmen				
	Essen				
	Ausscheiden				
	Sich waschen				
	Sich an- und auskleiden				
	Sich bewegen				
	*Sprechen				
	Sehen				
	Hören				
	Soziale Kontakte pflegen				
	Arbeiten				
	Spielen				
	Entspannen				
	Schlafen				
* einschließlich: Blickkontakt, Mimik, Berührungen					

Verhindern	Wohlbefinden fördern	vom Arzt verordnet
vom Pflegenden initiiert		

Abbildung A1-1: (a) das Lebensmodell; (b) das Pflegemodell. Aus: Roper, N. 1976: Clinical Experience in Nurse Education. Churchill Livingstone, Edinburgh

(a)

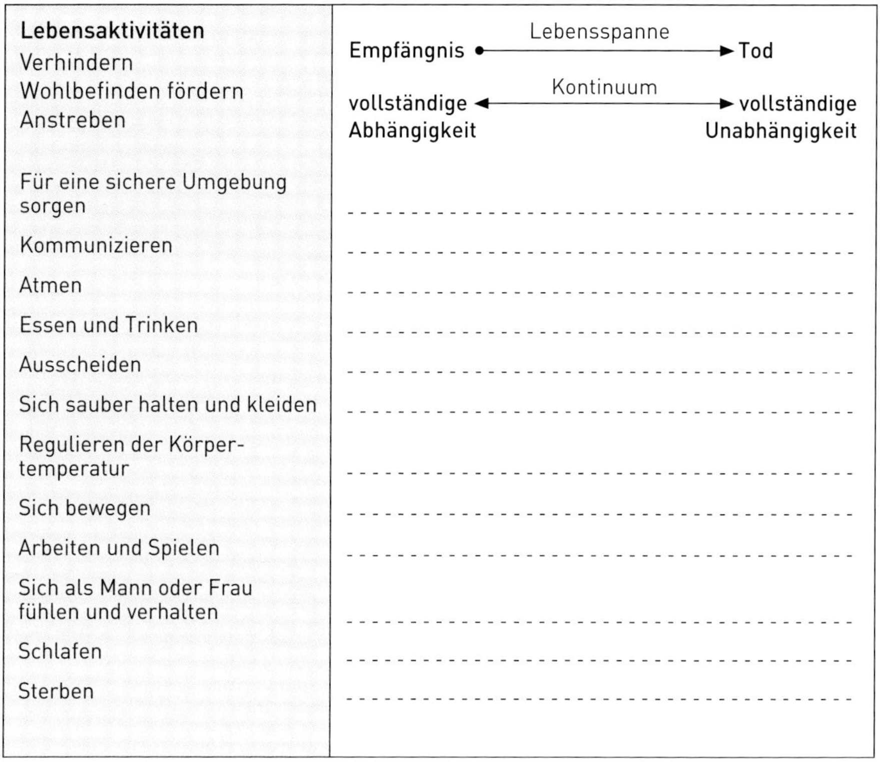

Lebensaktivitäten Verhindern Wohlbefinden fördern Anstreben	Lebensspanne **Empfängnis** •⟶ **Tod** Kontinuum **vollständige Abhängigkeit** ⟵⟶ **vollständige Unabhängigkeit**
Für eine sichere Umgebung sorgen	- - - - - - - - - -
Kommunizieren	- - - - - - - - - -
Atmen	- - - - - - - - - -
Essen und Trinken	- - - - - - - - - -
Ausscheiden	- - - - - - - - - -
Sich sauber halten und kleiden	- - - - - - - - - -
Regulieren der Körpertemperatur	- - - - - - - - - -
Sich bewegen	- - - - - - - - - -
Arbeiten und Spielen	- - - - - - - - - -
Sich als Mann oder Frau fühlen und verhalten	- - - - - - - - - -
Schlafen	- - - - - - - - - -
Sterben	- - - - - - - - - -

Abbildung A1-2: (a) das Lebensmodell; (b) das Pflegemodell. Aus: Roper, N., Logan, W., Tierney, A. 1980: Die Elemente der Krankenpflege, Recom, Basel/Eberswalde

(b)

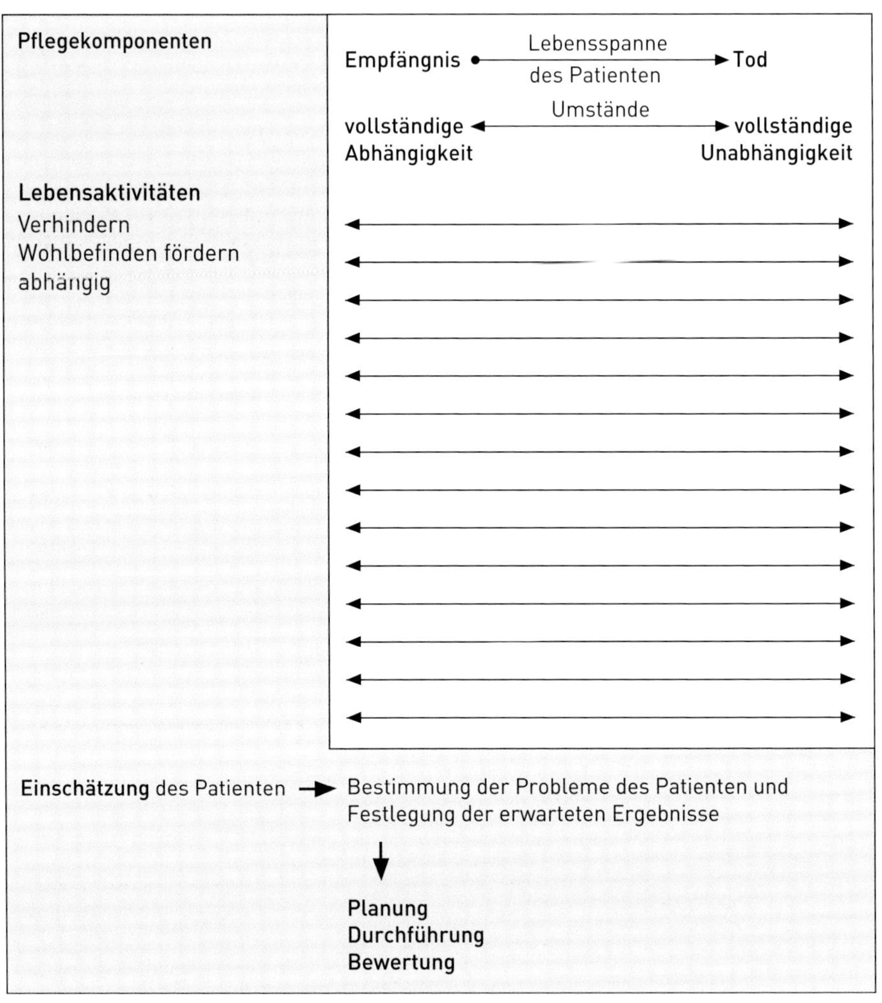

Abbildung A1-2: (a) das Lebensmodell; (b) das Pflegemodell. Aus: Roper, N., Logan, W., Tierney, A. 1980: Die Elemente der Krankenpflege, Recom, Basel/Eberswalde

(a)

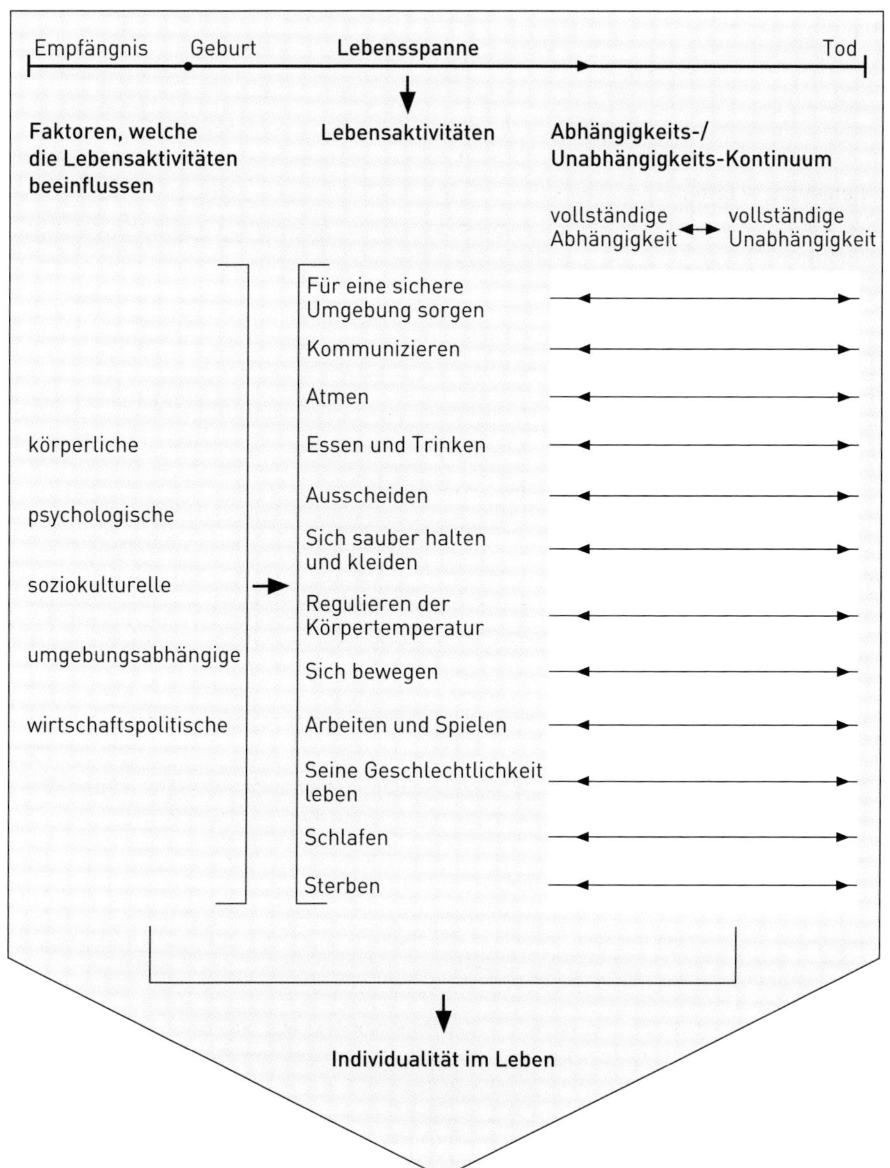

Abbildung A1-3: (a) das Lebensmodell; (b) das Pflegemodell. Aus: Roper, N., Logan, W., Tierney, A. 1985: The elements of nursing 2nd edn. Churchill Livingstone, Edinburgh

(b)

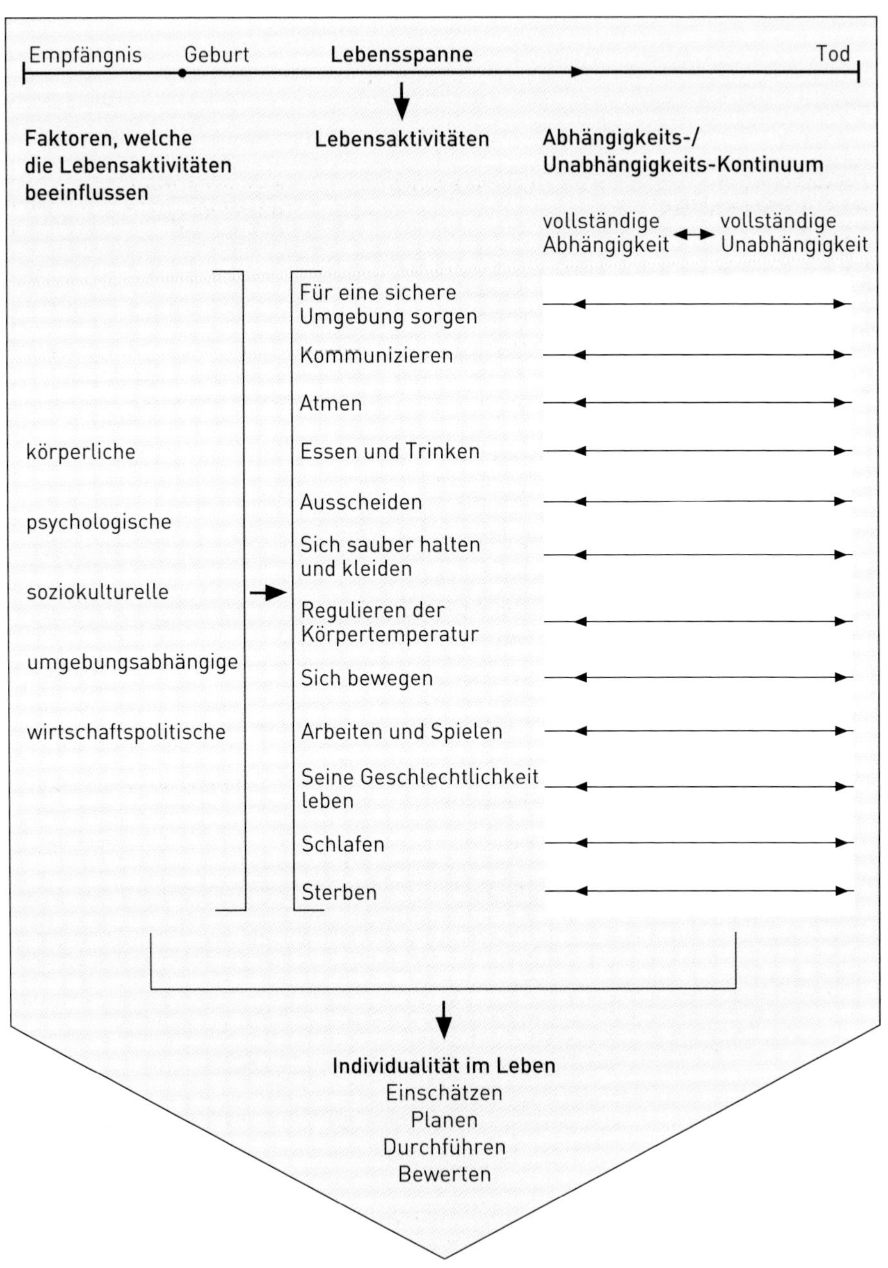

Abbildung A1-3: (a) das Lebensmodell; (b) das Pflegemodell. Aus: Roper, N., Logan, W., Tierney, A. 1985: The elements of nursing 2nd edn. Churchill Livingstone, Edinburgh

(a)

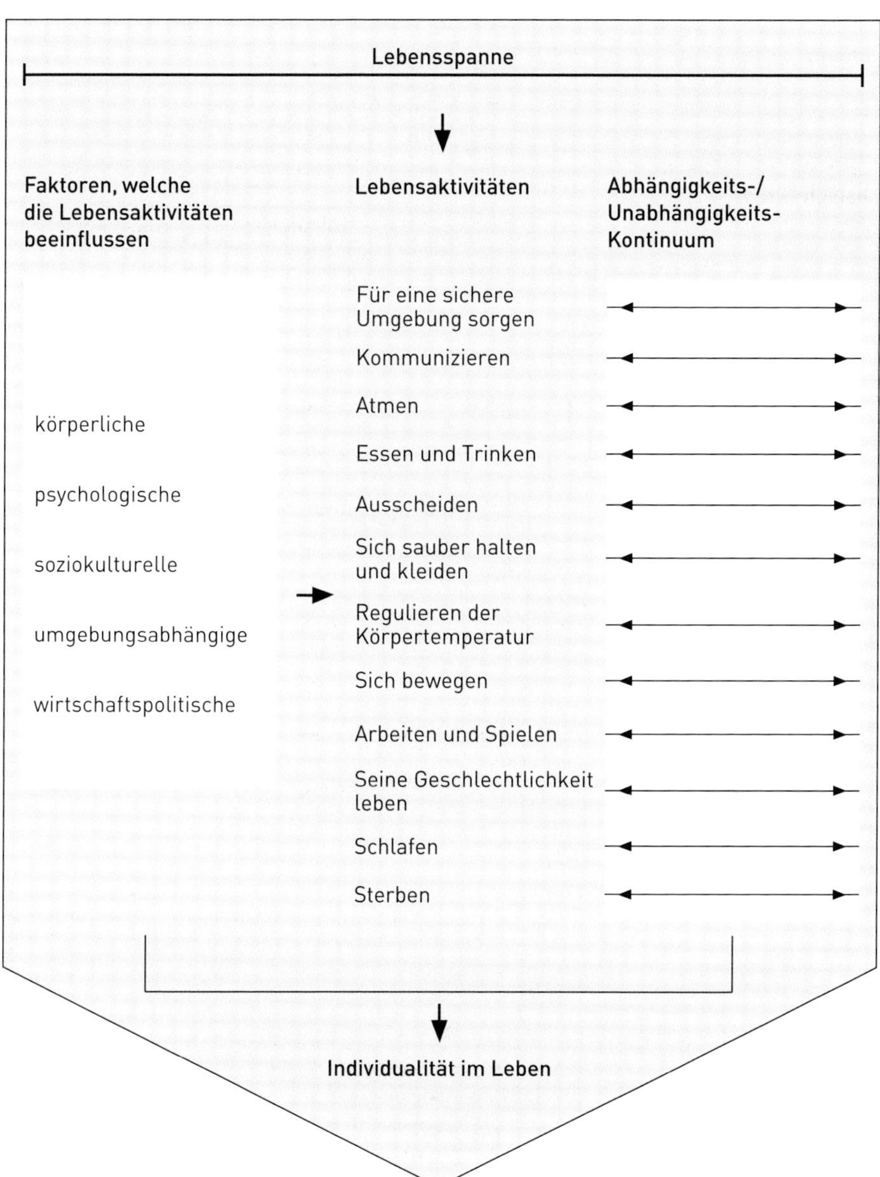

Abbildung A1-4: (a) das Lebensmodell; (b) das Pflegemodell. Aus: Roper, N., Logan, W., Tierney, A. 1990: The elements of nursing. 3rd edn. Churchill Livingstone, Edinburgh

(b)

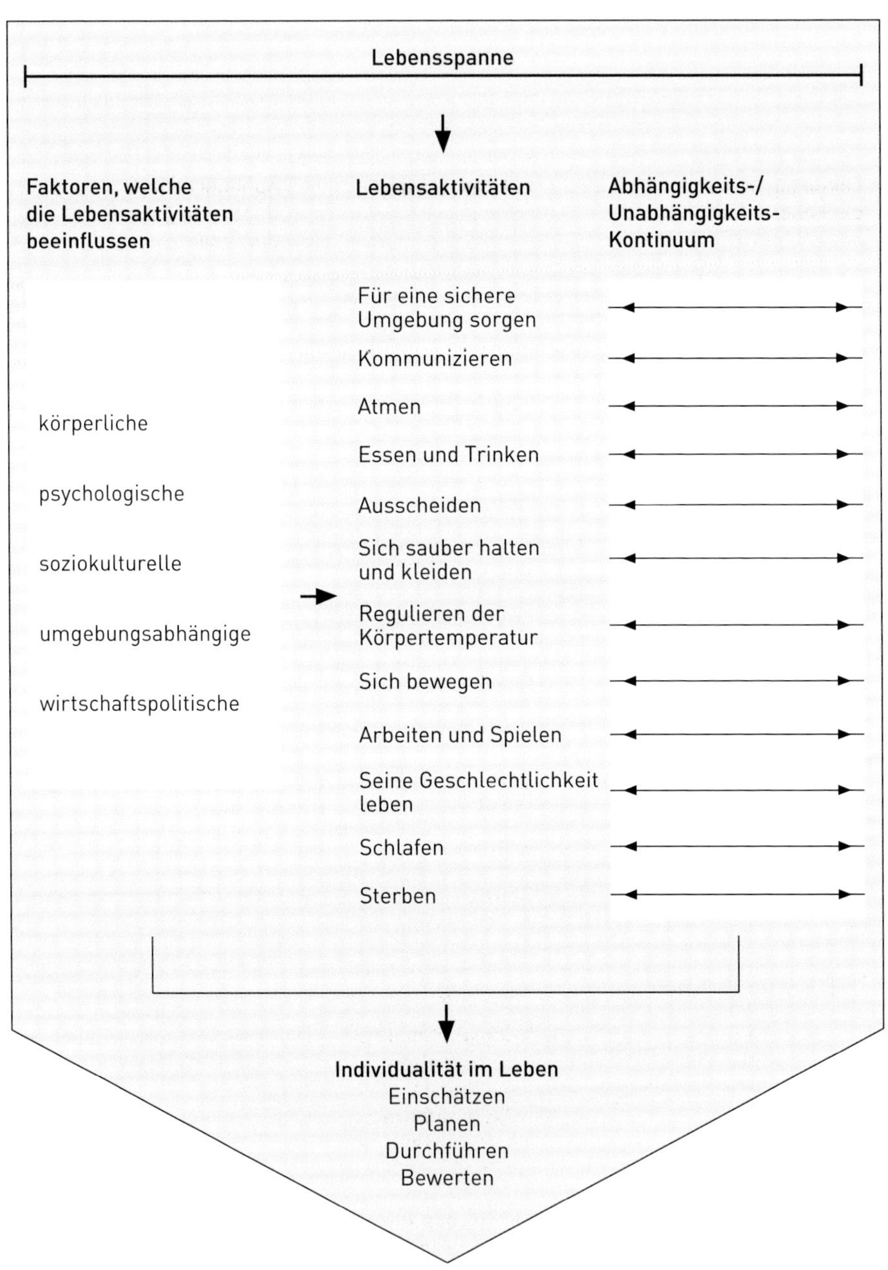

Abbildung A1-4: (a) das Lebensmodell; (b) das Pflegemodell. Aus: Roper, N., Logan, W., Tierney, A. 1990: The elements of nursing. 3rd edn. Churchill Livingstone, Edinburgh

(a)

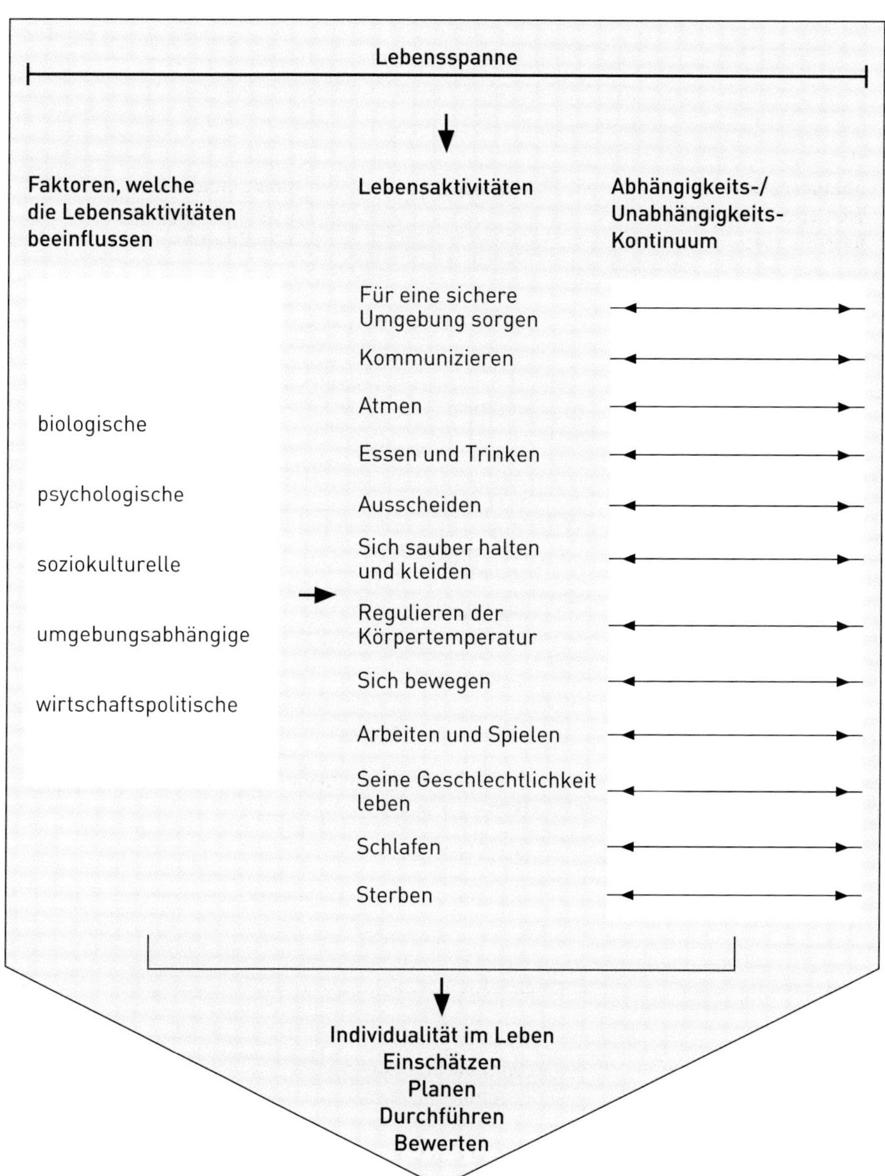

Abbildung A1-5: (a) das Lebensmodell; (b) das Pflegemodell. Aus: Roper, N., Logan, W., Tierney, A. 1996: The elements of nursing. 4th edn. Churchill Livingstone, Edinburgh

(b)

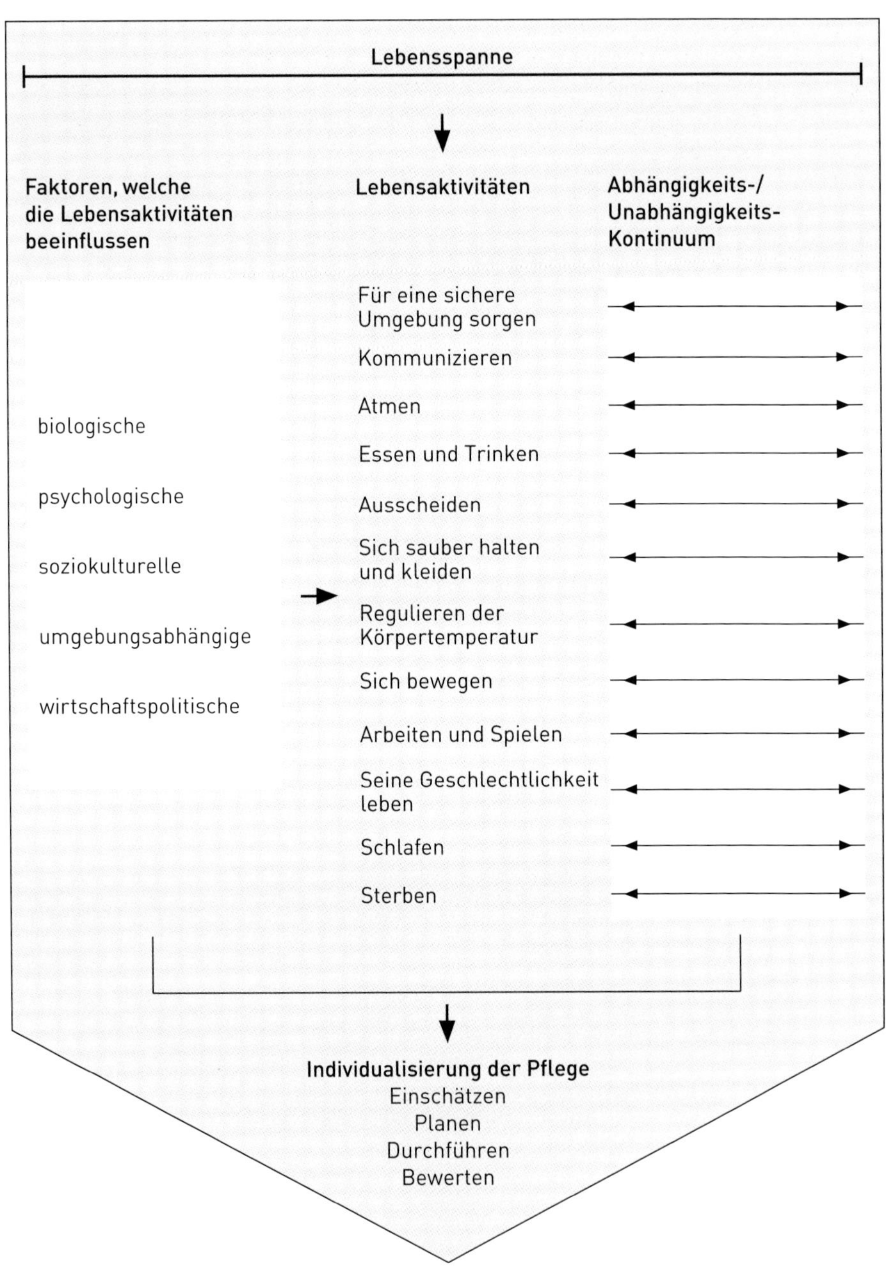

Abbildung A1-5: (a) das Lebensmodell; (b) das Pflegemodell. Aus: Roper, N., Logan, W., Tierney, A. 1996: The elements of nursing. 4th edn. Churchill Livingstone, Edinburgh

Literatur

Fawcett, J. 1984: Conceptual models of nursing. Davis, F. A., Philadelphia

Fawcett, J. 1995: Conceptual models of nursing. 3rd edn. Davis, F. A., Philadelphia

Roper, N. 1976: Clinical experience in nurse education. Churchill Livingstone, Edinburgh

Roper, N., Logan, W., Tierney, A. 1980, 1985, 1990, 1996: The elements of nursing, 1st, 2nd, 3rd & 4th edn. Churchill Livingstone, Edinburgh

Anhang 2

Beispiel eines Patienten-/Klienten-Einschätzungsblattes und eines Pflegeplans

Die Informationen, die bei der Patienteneinschätzung und für den Entwurf eines Pflegeplans benötigt werden, sind in Kapitel 3 bereits allgemein erläutert worden. Es kann jedoch nicht nachdrücklich genug betont werden, dass dieses Formular (das ursprünglich für die 3. Auflage der *Elemente der Krankenpflege* entworfen wurde) nur eine Richtlinie darstellen soll. Viele Einrichtungen haben bereits ein eigenes Formular gestaltet, das ihren spezifischen Umständen entspricht, und unser Beispiel soll lediglich als Richtlinie dienen, an der man sich bei der Anwendung des Modells orientieren kann, sei es in der Gemeinde oder in einer Krankenhauseinrichtung.

Über dieses spezielle Dokument sind einige Anmerkungen erforderlich:

- Seite 1 beinhaltet persönliche und gesundheitsrelevante Angaben, nach denen bei der Ersteinschätzung gefragt wird. Diese verändern sich normalerweise nicht während eines bestimmten Zeitraums, in dem Pflege erforderlich ist. Wenn ein solcher Zeitraum in der Gemeindepflege oder in einem Pflegeheim jedoch länger andauert, können sich gewisse persönliche Informationen ändern, beispielsweise kann der Tod eines Ehepartners oder eines engen Familienangehörigen oder einer wichtigen Bezugsperson eintreten.
- Auf der 2. Seite werden Informationen über die Lebensaktivitäten des Betreffenden festgehalten (soweit sie die Phase der Lebensspanne oder den Abhängigkeits-/Unabhängigkeits-Status zum Zeitpunkt der Einschätzung widerspiegeln oder durch biologische, psychologische, soziokulturelle, umgebungsabhängige und wirtschaftspolitische Faktoren beeinflusst werden). Auf Seite 2 befindet sich auch eine Erinnerungsliste, aber vielleicht ist es gar nicht erforderlich, Informationen über jede der 12 LAs zu sammeln. Beispielsweise müssen Pflegende ihr professionelles Urteilsvermögen bei der Frage einsetzen, ob das Sammeln der Informationen über die LAs angemessen ist, wenn ein Klient nur kurzen Kontakt mit den Dienstleistungen der Gesundheitspflege hat, etwa einen

Termin zu einer ambulanten Operation (in solchen Fällen findet im Allgemeinen ein diesbezügliches Gespräch vor der Operation statt), einen Termin in einer Tagesklinik, in der ambulante Untersuchungen (z. B. gastroenterologische Maßnahmen) durchgeführt werden oder einen kurzen unvorhergesehenen Besuch in der Notfallambulanz o. ä.
Der Begriff «bisherige Gewohnheiten» spiegelt das Modellkonzept der Individualität wider. Die Frage «Was kann/kann nicht unabhängig ausgeführt werden?» bezieht sich auf das Abhängigkeits-/Unabhängigkeits-Kontinuum. Und die «früheren Bewältigungsmechanismen» stehen im Zusammenhang mit unserem Konzept der «unterstützten Unabhängigkeit». Die aktuellen Probleme des Betreffenden werden in der rechten Spalte der 2. Seite vermerkt, ebenso die potenziellen Probleme, die mit einem (p) gekennzeichnet werden.

- Seite 3 ist dem Pflegeplan gewidmet und bildet die rechte Seite einer Doppelseite, so dass die Probleme, die bei der Ersteinschätzung erkannt worden sind, nicht nochmals vermerkt werden müssen. Ziele, die als Ergebnisse formuliert werden, und das Datum zur Bewertung der jeweiligen Pflegemaßnahmen können hier eingetragen werden. Nach diesen Einträgen sind nur in folgenden Fällen weitere Informationen für den Pflegeplan erforderlich:
  - ein Ziel ist erreicht worden;
  - eine Pflegemaßnahme muss geändert werden, um ein bereits gesetztes Ziel zu erreichen;
  - das Ziel muss verändert werden;
  - das Datum für die Auswertung muss verschoben werden;
  - beim Betreffenden treten neue Probleme auf.
- Auf Seite 4 können all jene Maßnahmen vermerkt werden, die medizinisch verordnet oder durch andere Mitarbeiter des Gesundheitsteams initiiert wurden. Diese Informationen müssen jedoch nicht notwendigerweise auf dem Formular der LAs dokumentiert werden. Der Abschnitt «weitere Notizen» kann z. B. für Termine oder das Ausleihen von Gegenständen genutzt werden.
- Die Seiten 5 und 6 ermöglichen die Dokumentation detaillierterer Informationen, wenn etwa eine längere Rehabilitations-Phase in einer Gemeindeeinrichtung erforderlich werden sollte. Dieses Formular ist im Wesentlichen für handschriftliche Berichte entwickelt worden. Die gleichen Informationen müssen auch in Computerberichten und/oder als Teil eines multiprofessionellen Berichts vorhanden sein, wobei das Format jedoch den jeweiligen Umständen entsprechend angepasst werden muss.

Patienten-/Klienten-Einschätzungsblatt:
persönliche und gesundheitsrelevante Angaben

Datum der Aufnahme | Datum der Einschätzung | Unterschrift des Pflegenden

Familienname | Vorname

männlich ☐ Alter ☐ möchte angesprochen werden als
weiblich ☐

Geburtsdatum
alleinstehend/verheiratet/verwitwet/anderes

Adresse/Hauptwohnsitz

Wohnverhältnisse (gegebenenfalls inkl. Zugangsmöglichkeiten)

Familie/andere Mitbewohner

Nächste Verwandte/ andere Kontaktperson — Name | Adresse | Beziehung | Tel.-Nr.

Wichtige Bezugspersonen (inkl. Verwandte, Abhängige, Besucher, Nachbarn)

Hilfsdienste

Beschäftigung

Religion/Überzeugung und relevante Praktiken

Letzte bedeutende Lebensereignisse/-krisen

Vorstellung des Patienten/ Klienten vom derzeitigen Gesundheitszustand

Vorstellung der Betreuungspersonen vom Gesundheitszustand des Patienten/ Klienten

Grund des Kontaktes mit dem Gesundheitsdienst

Medizinische Informationen (z. B. Diagnose, Krankengeschichte, Allergien)

Hausarzt, Adresse, Tel.-Nr.

Pläne bezügl. Entlassung

Abbildung A2-1: Pflegemodell-Einschätzungsblatt, allgemein

Patienten-/Klienten-Einschätzungsblatt: Einschätzung der LAs

	Lebens-aktivitäten (LAs)	Bisherige Gewohnheiten: Was kann/kann nicht unabhängig durchgeführt werden? Bewältigungsstrategien	Datum Patientenprobleme: aktuelle/potenzielle (p)
Erinnerung an die Konzepte *Die 12 LAs* Für eine sichere Umgebung sorgen Kommunizieren Atmen Essen und Trinken Ausscheiden Sich sauber halten und kleiden Regulieren der Körpertemperatur Sich bewegen Arbeiten und Spielen Seine Geschlechtlichkeit leben Schlafen Sterben *Lebensspanne* *Abhängig/ Unabhängig* *Faktoren* biologische psychologische umgebungs-abhängige wirtschafts-politische			

Abbildung A2-2: Pflegemodell-Einschätzungsblatt, LAs

Pflegeplan: in Verbindung mit den LAs

Ziele	vom Pflegenden initiierte Pflegemaß-nahmen in Verbindung mit den LAs	Bewertung

Abbildung A2-3: Pflegemodell-Pflegeplan bezüglich LAs

Pflegeplan: in Verbindung mit medizinischen/anderen Verordnungen		
Pflegemaßnahmen in Verbindung mit medizinischen/anderen Verordnungen	Ziele	Bewertung

weitere Notizen

Seite vier Roper-Logan-Tierney © Harcourt Publishers Limited 2000

Abbildung A2-4: Pflegemodell-Pflegeplan und medizinische Verordnungen

Medikamentenverordnung

Datum	Verordnung	Dosis	Verabreichungsform	Häufigkeit	abgesetzt

Behandlungsanordnungen

Datum	Verordnung	Häufigkeit	Reaktion	abgesetzt

Abbildung A2-5: Pflegemodell und Medikamenten-, Behandlungsverordnung

Geliehene Hilfsmittel

Datum	Artikel	Quelle	zurückgegeben

Termine

Datum	Ort	Gründe	Beförderung	arrangiert

Hilfsdienste

Dienst	Datum	Bemerkungen	abgesetzt
Sozialarbeiter			
Essen auf Rädern			
Haushaltshilfe			
Palliativpflege			
Nachtpflege			
Physiotherapie			
Beschäftigungstherapie			
Sprachtherapie			
Fußpflege			
Tagesklinik			
ehrenamtliche Dienste			
andere			

Abbildung A2-6: Pflegemodell und Hilfsmittel, -dienste

Anhang 3

Einschätzungs-Rahmenwerk

Die Einschätzung ist als ein Aspekt des Pflegeprozesses auf Seite 137 bereits erläutert worden. In den *Elementen der Krankenpflege* (4. Auflage) ist die Einschätzung für jede der 12 Lebensaktivitäten detailliert aufgeführt worden, um zu zeigen, dass der Pflegende, wenn er erst einmal mit den Konzepten des Pflegemodells vertraut ist, die relevanten LAs des Klienten in Verbindung mit der Lebensspanne, dem Abhängigkeits-/Unabhängigkeits-Status und den fünf Faktoren einschätzen kann. Als Beispiele eines Einschätzungs-Rahmenwerks werden aus der 4. Auflage in diesem Anhang drei LAs aufgeführt: *Essen und Trinken* (Kasten A3-1), *Kommunizieren* (Kasten A3-2) und *Sich bewegen* (Kasten A3-3). Diese Darstellungen sind nur Gedächtnisstützen – und lassen auf den konzeptuellen Bezugsrahmen des Pflegenden schließen –, sie werden natürlich in dieser Form nicht im Patienten-/Klientenbericht verwendet.

Im Wesentlichen muss der Pflegende bei der Einschätzung folgende Fragen berücksichtigen:

- Wie geht der Einzelne normalerweise mit dieser LA um?
- Welche Faktoren beeinflussen die Art und Weise, wie er diese LA ausführt?
- Was versteht er unter dieser LA?
- Welche Einstellung hat er bezüglich dieser LA?
- Hat er dauerhafte Schwierigkeiten mit dieser LA? Wie ist er seither damit umgegangen?
- Welche Probleme, falls vorhanden, hat er gegenwärtig mit dieser LA, oder welche Probleme werden sich möglicherweise entwickeln?

Kasten A3-1: Einschätzen eines Patienten bei der LA *Essen und Trinken*

Lebensspanne: Wirkung auf das Essen und Trinken

- Ernährung im Mutterleib
- Stillen/Flaschenernährung und Abstillen im Säuglingsalter
- Zunehmende Fähigkeiten beim Essen und Trinken in der Kindheit
- Gesunde Kost während der Adoleszenz und im Erwachsenenalter
- Verminderter Appetit/potenzielles Ernährungsdefizit im hohen Alter

Abhängigkeit/Unabhängigkeit beim Essen und Trinken

- Spezielle Utensilien
- Mechanische Hilfsmittel
- Küchengeräte
- Spezieller Transport zum Einkaufen

Faktoren, welche das Essen und Trinken beeinflussen

- Biologische Faktoren
  - Zustand von Mund und Zähnen
  - Schlucken
  - intaktes Verdauungssystem
  - Ernährung
  - körperliche Fähigkeit zum Einkaufengehen/Zubereiten von Speisen
  - körperliche Fähigkeit, zu essen und zu trinken
  - Regulierung von Appetit und Durst
- Psychologische Faktoren
  - intellektuelle Fähigkeit zur Beschaffung und Zubereitung von Nahrung und Getränken
  - Kenntnisse über Nahrungsmittel und Gesundheit
  - Gewichtskontrolle
  - gestörtes Körperbild
  - Alkoholabhängigkeit/-abusus
  - Nahrungsmittelhygiene
  - Entsorgen von Nahrungsabfällen
  - Einstellung zum Essen und Trinken
  - emotionaler Zustand/Stimmung
  - Vorlieben und Abneigungen
- Soziokulturelle Faktoren
  - Familientraditionen
  - kulturelle Überempfindlichkeiten
  - religiöse Vorschriften/Einschränkungen
- Umgebungsabhängige Faktoren
  - Klima und geografische Lage
  - Einrichtungen zur Beschaffung/Anpflanzung von Nahrungsmitteln
  - Entfernung zwischen Zuhause und den Einkaufsmöglichkeiten
  - Verfügbarkeit von Transportmitteln

Kasten A3-1: Einschätzen eines Patienten bei der LA *Essen und Trinken*

- Möglichkeiten der Essenszubereitung
  - Möglichkeiten der Nahrungsaufbewahrung
  - Krankheitsüberträger und verderbliche Nahrungsmittel
- Wirtschaftspolitische Faktoren
  - Unterernährung/Finanzen
  - Auswahl der Nahrungsmittel und Getränke
  - Quantität und Qualität von Nahrungsmitteln und Getränken
  - Aktuelle nationale Ziele in Verbindung mit gesunder Ernährung

Kasten A3-2: Einschätzen eines Patienten bei der LA *Kommunizieren*

Lebensspanne: Wirkung auf die Kommunikation

- Fetales Wachstum und Bewegungen/Schrei bei der Geburt
- Säuglingsalter und Kindheit – zunehmende Fähigkeiten/Bildung von Beziehungen
- Adoleszenz – Erweiterung der Fähigkeiten/Beziehungen
- Erwachsenenalter – vielfältige Fähigkeiten/Beziehungen
- Hohes Alter – allmähliche Reduzierung der Aktivitäten, Fähigkeiten und Beziehungen

Abhängigkeit/Unabhängigkeit beim Kommunizieren

- Ungestörte Körperstrukturen und -funktionen
- Visuelle Hilfsmittel
- Hörhilfen
- Sprechhilfen
- Elektronische Hilfsmittel

Faktoren, welche das Kommunizieren beeinflussen

- Biologische Faktoren
  - intakte Körperstrukturen und -funktionen
  - Sprech-/Stimmhöhe
  - Hören
  - Sehen
  - Lesen
  - Schreiben
  - Gestikulieren
- Psychologische Faktoren
  - Intelligenz/Umfang des Wortschatzes/Lernfähigkeit
  - Selbstvertrauen
  - Selbstwertgefühl, Selbstwahrnehmung und Wirkung auf die Wahrnehmung anderer
  - Körperbild
  - vorherrschende Stimmung
  - Informieren, Unterrichten und Beraten
  - Durchsetzungsfähigkeit
  - menschliche Beziehungen
- Soziokulturelle Faktoren
  - Muttersprache
  - Dialekt/Akzent
  - Wortschatz
  - ethnische Herkunft und Diskriminierung
  - persönliche Erscheinung/Kleidung
  - Körperkontakte
  - Blickkontakt/Gestikulieren
  - Einstellungen, Wertvorstellungen und Überzeugungen
  - Zweierbindungen und Gruppen

Kasten A3-2: Einschätzen eines Patienten bei der LA *Kommunizieren*

- Umgebungsabhängige Faktoren
  - Temperatur/Belüftung
  - Licht
  - Geräusch
  - Typ/Art der Räume
  - Möblierung
- Wirtschaftspolitische Faktoren
  - Einkommen
  - berufliche Tätigkeit
  - Kommunikationskanäle/Massenmedien
  - Informationstechnologie
  - Gesetzgebung zum Datenschutz/Schutz der Person

Kasten A3-3: Einschätzen eines Patienten bei der LA *Sich bewegen*

Lebensspanne: Beziehung zur LA *Sich bewegen*

- Säuglingsalter und Kindheit – zunehmende Fähigkeiten
- Adoleszenz und frühes Erwachsenenalter – Leistungshöhepunkt
- Spätere Jahre – abnehmende Agilität und Ausdauer

Abhängigkeit/Unabhängigkeit bei der Bewegung

- Zunehmende Unabhängigkeit von der Kindheit bis zum Erwachsenenalter
- Abhängigkeit von anderen Personen
- Am Körper getragene Hilfsmittel
- Externe Hilfsmittel } zur unterstützten Unabhängigkeit
- Transportmittel – zur Schule, zur Arbeit, zum Einkaufen, für die Freizeit

Faktoren, welche die Bewegung beeinflussen

- Biologische Faktoren
  - Angemessenheit der Skelettmuskulatur und des Nervensystems
  - Körperhaltung/Gang
  - Muskelstärke/-masse/-tonus
  - angeborene/erbliche Funktionsstörungen
  - Wirkung von Verletzungen, Erkrankungen
- Psychologische Faktoren
  - Intelligenz, Temperament, Wertvorstellungen, Überzeugungen, Motivation
  - Wissen über die Vorteile von Bewegungen und Vermeiden von Verletzungen
  - allgemeine Einstellungen
  - Einstellungen zu Abhängigkeit und Behinderung
- Soziokulturelle Faktoren
  - soziale Klasse/Tradition/Religion
  - Arbeitsaktivitäten/Transport
  - Freizeitaktivitäten/Transport
  - Wirkung von mechanischen Fortschritten auf den Lebensstil
  - Abhängigkeit, die die Rolle in der Familie, am Arbeitsplatz und in der Freizeit betrifft
- Umgebungsabhängige Faktoren
  - Wohnbedingungen und Umgebung
  - lokales Klima und Boden, Einfluss auf die Arbeit/Hobbys
  - Wirkung von Energiequellen auf den Transport von Menschen und Gütern
- Wirtschaftspolitische Faktoren
  - Gemeindeeinrichtungen
  - Sicherheit der Straßen/Kreuzungen und Vermeiden von Verletzungen
  - rechtliche Bestimmungen für den Zugang und die Beweglichkeit in Gebäuden
  - Verfügbarkeit von Sporteinrichtungen für die Freizeit

Ergänzende und aktualisierte Literaturhinweise

Chen, Hsiao-Yu, Jennifer, R. P. Boore, Francis, D. Mullan 2005: Nursing models and self-concept in patients with spinal cord injury – a comparison between UK and Taiwan. In: International Journal of Nursing Studies, Vol. 42 (3): 255–272

Healey, Patricia, Fiona, Timmins 2003: Using the Roper-Logan-Tierney model in neonatal transport. In: British Journal of Nursing, Vol. 12, No. 13: 792–798

McLafferty, Ella, Alistair, Farley 2007: Delirium part two: nursing management. Nursing Standard, Vol. 21, No. 30: 42–46

Moers, Martin, Doris, Schaeffer 2006: Pflegetheorien heute: Wie können sie die Praxisentwicklung fördern? In: Die Schwester/Der Pfleger, 45. Jg., Heft 12: 1050–1053

Mooney, Mary, Frances, O'Brien 2006: Developing a plan of care using the Roper, Logan and Tierney model. In: British Journal of Nursing, Vol. 15, No. 16: 887–892

Murphy, Kathy et al. 2000: The Roper, Logan and Tierney (1996) Model: perceptions and operationalization of the model in psychiatric nursing within a Health Board in Ireland. In: Journal of Advanced Nursing, 31 (6): 1333–1341

Salvage, Jane 2006: Model thinking. Nursing Standard, Vol. 20, No. 17, Jan: 24–25

Tierney, Alison, J. 1998: Nursing models: extant or extinct

Timmins, Fiona, O'Shea, Joan 2004: The Roper-Logan-Tierney (1996) model of nursing as a tool for professional development in education. In: Nurse Education in Practice, 4: 159–167

Timmins, Fiona, O'Connor 2002: Using the Roper, Logan and Tierney model in a neonatal ICU. In: Professional Nurse, Vol. 17 (9): 527–530

Timmins, Fiona 2006: Conceptual models used by nurses working in coronary care units – A discussion paper. In: European Journal of Cardivascular Nursing, 5: 253–257.

Anhang 4

Pflegediagnosen im RLT-Modell

Jürgen Georg

In diesem Anhang wird überblicksartig das Thema «Pflegediagnosen und -diagnostik» mit dem Roper-Logan-Tierney-Modell verknüpft. Der Autor klärt den Gegenstand von Pflegediagnosen konzeptuell, kontextuell und strukturell, bietet Anwendungsbeispiele und zeigt, wie Pflegediagnosen im Rahmen des RLT-Modells und des Pflegeprozesses eingeschätzt, erkannt, formuliert und zugeordnet werden können. In dem vorliegenden Werk (s. S. 144 ff.) erwähnen Roper, Logan und Tierney, dass sich auf der Ebene des Pflegeprozesses einiges entwickelt hat. So wurde der Prozessschritt des «Einschätzens» in die beiden Teilschritte «Pflegeassessment» und «Pflegediagnose» aufgespalten. Womit sich der von Roper beschriebene Teilschritt des Einschätzens «Identifikation von Problemen des Patienten» zu einem eigenständigen Prozessschritt entwickelt hat, der Pflegediagnosen beinhaltet und einen diagnostischen Prozess umfasst. Die kognitiven Leistungen, die Pflegende erbringen, wenn sie einen Patienten einschätzen und dessen Pflegeproblem erkennen, werden als «diagnostischer Prozess» bezeichnet. Neben der Differenzierung des Pflegeprozesses wurde mit den Pflegediagnosen auch eine einheitliche Fachsprache entwickelt, um pflegerisch erkennbare, benennbare und beeinflussbare aktuelle und potenzielle Gesundheitsprobleme, Entwicklungspotenziale und Syndrome von Klienten zu benennen. Im Rahmen von «Pflegeklassifikationen» wurden die diagnostischen Begriffe in einzelne Bereiche und Klassen geordnet und strukturiert. Hauptentwicklungsstränge und -ergebnisse dieser Entwicklung sind zum einen die «Internationale Klassifikation für die Pflegepraxis» (ICNP), die «Pflegephänomene» klassifiziert und vom ICN (2003) vorangetrieben wurde. Zum anderen die Klassifikation der Pflegediagnosen, die von der NANDA International (Herdman et al., 2022) entwickelt und in Form der so genannten Taxonomie II strukturiert wurde. Pflegediagnosen lassen sich auf drei Ebenen definieren: konzeptionell, kontextuell und strukturell (Gordon &

Bartholomeyczik, 2001). Die konzeptionelle Ebene klärt, in welchem theoretischen Bezugsrahmen Pflegediagnosen und -diagnostik ihren Platz finden, kontextuell wird beschrieben, innerhalb welcher Prozesse Pflegediagnosen erkannt, benannt und behandelt werden und strukturell wird definiert, welche Formen von Pflegediagnosen wie aufgebaut oder strukturiert sind. Nimmt man als konzeptionelle Grundlage die Lebensaktivitäten (LAs) und andere Elemente des RLT-Modells von Roper, Logan, Tierney (2016) zu Hilfe, dann kann man Pflegediagnosen wie folgt definieren: «Eine *Pflegediagnose* ist eine unterscheidende Beurteilung, die von professionell Pflegenden nach einem einschätzenden Pflegeassessment – bestehend aus Beobachtung, Interview, körperlicher Untersuchung und Ressourceneinschätzung – gemacht wird. Diese Beurteilung bezieht sich auf die Art, die möglichen Einflussfaktoren und die Merkmale oder Risikofaktoren für aktuelle oder potenzielle Gesundheitsprobleme oder -syndrome und -entwicklungspotenziale von Individuen und Familien, deren Unabhängigkeit hinsichtlich der *Lebensaktivitäten* (LAs) beeinträchtigt oder entwicklungsfähig sind. Pflegende sind für das Stellen von Pflegediagnosen zuständig und verantwortlich. Pflegediagnosen bilden die Grundlage, um Interventionen auswählen, planen und durchführen zu können und um gemeinsam vereinbarte Ziele und angestrebte Ergebnisse erreichen und bewerten zu können (Georg, 2019a, S. 1172)».

Pflegediagnosen, Pflegemodelle und Pflegeprozess

Pflegediagnosen sind konzeptionell mit einem Pflegemodell verknüpfbar, d. h., die Art des Pflegeverständnisses bzw. die zugrundeliegenden Pflegetheorie beeinflusst auch die diagnostische Sicht auf den jeweiligen Klienten (Individuum, Familie) mit seinen aktuellen und potenziellen Gesundheitsproblemen, -risiken oder Entwicklungspotenzialen. In der einleitenden Definition von Pflegediagnosen wurde eine konzeptionelle Definition von Pflege eingewoben, mit der sich Pflegediagnosen klassifizieren und Pflegeassessmentdaten strukturieren lassen. – Das Element der Lebensaktivitäten (LAs) aus Roper, Logan und Tierneys (2016) RLT-Modell.

Exemplarisch für ein mögliches Pflegemodell wurden im oberen Teil von **Abbildung A4-1** konzeptionell die Elemente des RLT-Modells, die Lebensspanne, LA-Einflussfaktoren, Lebensaktivitäten (LAs) und das Abhängigkeits-/Unabhängigkeits-Kontinuum als Rahmenmodell genutzt. Mithilfe der Lebensaktivitäten lässt sich die individuelle Pflegebedürftigkeit einer Person an einem bestimmten Punkt seiner Lebensspanne in variablen Kontexten einschätzen. Roper-Logan-Tierneys Lebensaktivitäten erlauben es, einzuschätzen, ob eine Person oder ein Klient Lebensaktivitäten unabhängig ausführen kann oder ob er in einzelnen Lebensaktivitäten abhängig ist. Die Einflussfaktoren des Modells erlauben es auf dieser

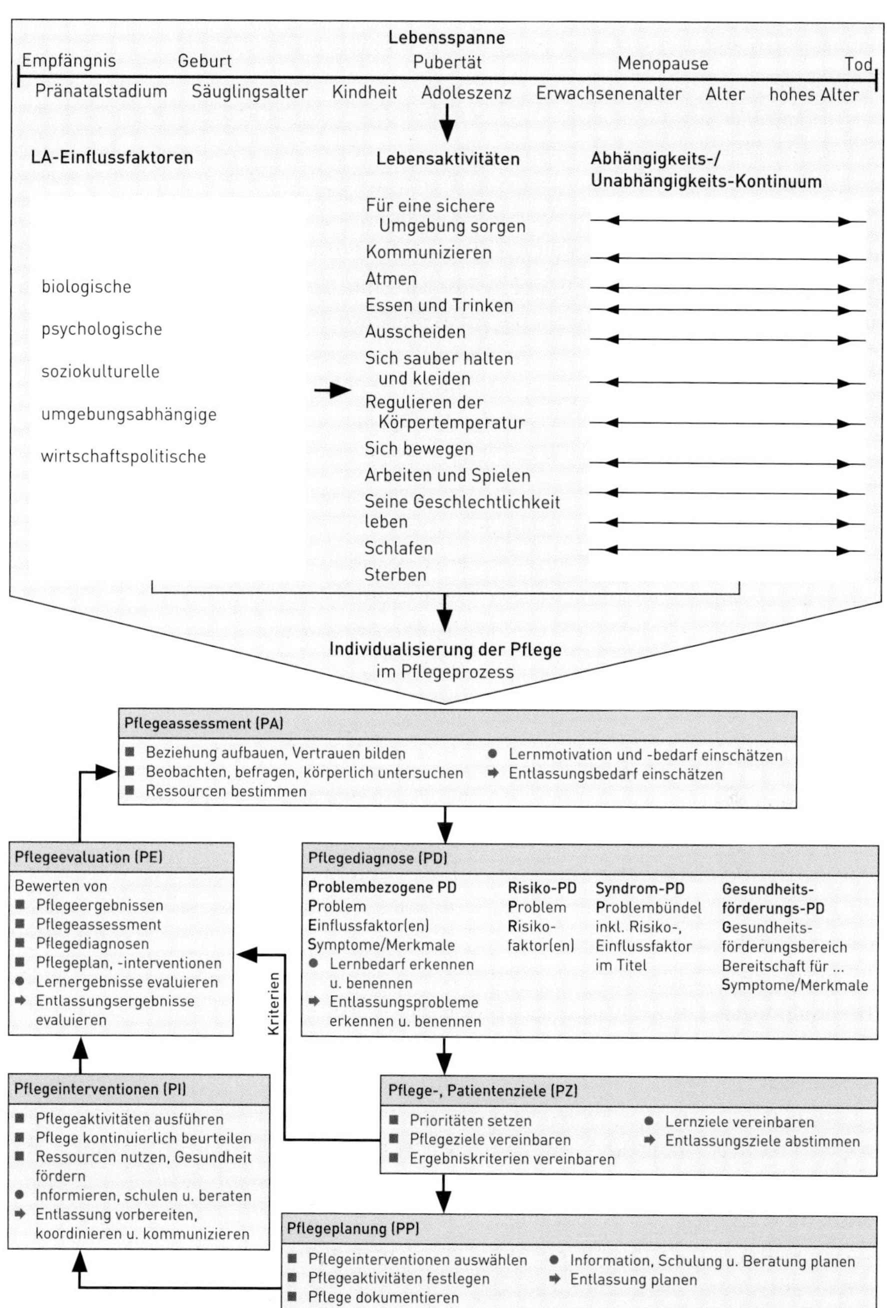

Abb. A4-1: Der Zusammenhang zwischen RLT-Pflegemodell, Pflegeprozess und Pflegediagnosen. Quelle: Jürgen Georg. [■ = Pflegeprozess; ● = Beratungsprozess; ➡ = Entlassungsprozess]

Ebene, körperlich-physiologisches, psychologisches, soziokulturelles, umgebungsbezogenes oder wirtschaftspolitisches Hintergrundwissen zu nutzen, um die individuelle Gestaltung einer Lebensaktivität zu verstehen oder zu erklären. Auf der Ebene der Pflegediagnosen erlauben Einfluss- bzw. Risikofaktoren, mögliche verursachende, beeinflussende, gefährdende oder ermöglichende und schützende Faktoren zu benennen, die ein bestehendes gesundheitliches Problem erklären, ein potenzielles gesundheitliches Problem wahrscheinlich oder ein Entwicklungspotenzial realisierbar machen. Pflegediagnosen sind kontextuell eng mit dem Pflegeprozess verbunden, wie der untere Teil von Abbildung A4-1 veranschaulicht. Sie bilden den zweiten Schritt des Pflegeprozesses im Anschluss an das Pflegeassessment. Pflegediagnosen sind unmittelbar mit anderen Teilschritten des Pflegeprozesses verknüpft. Mithilfe der Pflegeinterventionen und -aktivitäten lassen sich die Einfluss- oder Risikofaktoren einer Pflegediagnose so verändern, dass das Problem gelöst, gelindert oder eine Gefahr abgewendet werden kann. Ausgehend von den Symptomen und Merkmalen einer Pflegediagnose lassen sich pflegerisch beeinflussbare Pflegeergebnisse oder Pflegeziele formulieren und mit dem Patienten vereinbaren. Letztlich liefern diese wiederum Kriterien, um den Erfolg der Pflege zu evaluieren und um einzuschätzen, ob die gemeinsam vereinbarten Ziele erreicht wurden.

Neben dem Pflegeprozess (■) stellt Abbildung A4-1 noch einen parallel laufenden Entlassungs- und Beratungsprozess dar. Der *Beratungsprozess* (●) kann dann initiiert werden, wenn die Pflegediagnosen «defizitäres Wissen», «ineffektives Gesundheits-Selbstmanagement» oder bestimmte Gesundheitsförderungsdiagnosen ermittelt wurden. Während des Beratungsprozesses werden die Lernfähigkeiten und -motivation eingeschätzt, der Lernbedarf benannt, Lernziele vereinbart, ein Informations-, Schulungs- und Beratungsplan entwickelt, durchgeführt und bewertet. Der *Entlassungsprozess* (➡) wird dann notwendig, wenn die Pflegebedürftigkeit über den geplanten Aufenthaltszeitraum in einer Gesundheitseinrichtung hinausgeht. Im Rahmen des Entlassungsprozesses wird daher prognostiziert, ob der Patient oder Angehörige nach der Entlassung noch von einer Pflegenden betreut oder beraten werden muss. Während des Entlassungsprozesses werden mögliche Entlassungsprobleme erkannt und benannt, Entlassungsziele gemeinsam formuliert, ein Entlassungsplan entwickelt, ausgeführt und bewertet. Ein gutes Entlassungsmanagement ist unerlässlich, um eine kontinuierliche gesundheitliche Versorgung zu ermöglichen und Versorgungsbrüche zu vermeiden.

Die *strukturelle Definition* einer Pflegediagnose beschreibt, welche Diagnosen-Typen es gibt und wie diese aufgebaut sind und dokumentiert werden können. Tabelle A4-1 gibt einen Überblick über die vier verschiedenen Typen von Pflegediagnosen, ihre Definition und Struktur mit exemplarischen Formulierungen und Beispielen einzelner Diagnosen (Georg & Abderhalden, 2019).

Tabelle A4-1: Pflegediagnosen – Typen, Definitionen, Aufbau, Dokumentation und Beispiele; adaptiert nach Georg & Abderhalden, 2019, S. 97

Typen	Definition	Struktur	Beispiel	Weitere PD-Bsp.
1. Problembezogene Pflegediagnosen	Die Beurteilung der Reaktion eines Individuums, einer Familie oder Gemeinschaft, die tatsächlich vorliegt und durch Symptome und Kennzeichen angezeigt wird	Dreiteilig, PES, **P**roblemtitel, **E**influssfaktor, **S**ymptom oder Merkmal Assoziierte Bedingungen Risikogruppen	**P:** Beeinträchtigte körperliche Mobilität, beeinflusst durch (b/d) **E:** Schmerzen, angezeigt durch (a/d) **S:** Unfähigkeit, sich selbstständig weiter als 15 m fortzubewegen	verminderte Aktivitätstoleranz, Angst, ineffektives Coping, Dranghaminkontinenz, Harnretention, gestörtes Körperbild, Machtlosigkeit, akuter Schmerz, Schlafstörung
2. Risiko-Pflegediagnosen	Die Beurteilung unerwünschter menschlicher Reaktionen, die sich bei einem verletzlichen, vulnerablen Individuum, einer Familie oder Gemeinde entwickeln können	zweiteilig; PR, **P**roblemtitel, **R**isikofaktor	**P:** Risiko eines Sturzes **R:** posturale instabilität, Schwindel, Sturz in der Anamnese	Risiko einer Infektion, Risiko einer Verletzung, Risiko einer Vergiftung, Risiko einer Rollenüberlastung der pflegenden Person, Risiko eines suizidalen Verhaltens, Risiko eines Sturzes, Risiko der Vereinsamung, Risiko einer akuten Verwirrtheit
3. Syndrom-Pflegediagnosen	Syndrom-Pflegediagnosen sind Bündelungen problembezogener und potenzieller Pflegediagnosen	einteilig; Pflegediagnosentitel gibt Hinweis auf die Problemursache	Risiko eines Inaktivitätssyndroms	Frailty-Syndrom im Alter, Inaktivitätssyndrom, Posttraumatisches Syndrom, Relokationsstresssyndrom, Vergewaltigungssyndrom,

Typen	Definition	Struktur	Beispiel	Weitere PD-Bsp.
4. Gesundheitsförderungspflegediagnosen	Menschliche Reaktionen auf Grade des Wohlbefindens bei einem Individuum, einer Familie oder einer Gemeinde, die bereit sind, dieses Wohlbefinden zu verbessern	zweiteilig; GS, meist mit Zusatz «Bereitschaft für ein/e verbesserte/s...» Gesundheitsförderungspflegediagnosentitel Symptom oder Merkmal	G: Bereitschaft für einen verbesserten Schlaf, beeinflusst durch (b/d) S: Äußerung des Wunsches nach einer verbesserten Schlafhygiene	Bereitschaft für verbesserten Comfort, Bereitschaft für eine verbesserte Entscheidungsfindung, Bereitschaft für verbesserte Hoffnung

Pflegediagnostischer Prozess

Der Pflegebedarf wird in einem diagnostischen Prozess, während des Pflegeassessments ermittelt und mit Pflegediagnosen benannt. Im Rahmen des diagnostischen Prozesses werden, wie in **Abbildung A4-2** dargestellt, Informationen über den Gesundheitszustand einer Person, d.h. die individuelle Gestaltung von Lebensaktivitäten (LAs) gesammelt, geprüft, geordnet, Muster erkannt, erste Eindrücke getestet und Informationen berichtet und dokumentiert, um über eine Deutung und Erklärung der Informationen zu einer Pflegediagnose zu kommen, d.h. Probleme und Einflussfaktoren, Risikofaktoren, gesundheitliche Entwicklungspotenziale, Ressourcen und Stärken zu erkennen und zu benennen. Der diagnostische Prozess setzt einen vertrauensbildenden Prozess und Beziehungsaufbau voraus (Georg & Abderhalden, 2019).

Der Weg vom Pflegeassessment zur Pflegediagnose, der in Abbildung A4-2 als diagnostischer Prozess dargestellt wird, lässt sich konkret in zehn Schritten beschreiben:

1. Lernen Sie den/die Klient*in und seine/ihre Familie/Angehörigen und seine/ihre Lebenswelt und Lebensaktivitäten kennen, bauen Sie im Vertrauensbildungsprozess eine verlässliche, professionelle Beziehung mit ihnen auf.

2. Sammeln und schätzen Sie mithilfe des RLT-Pflegemodells direkte Informationen von dem/der Klient*in und deren/dessen Lebensaktivitäten ein, indem Sie ihn/sie befragen, beobachten, untersuchen und seinen/ihren Erzählungen

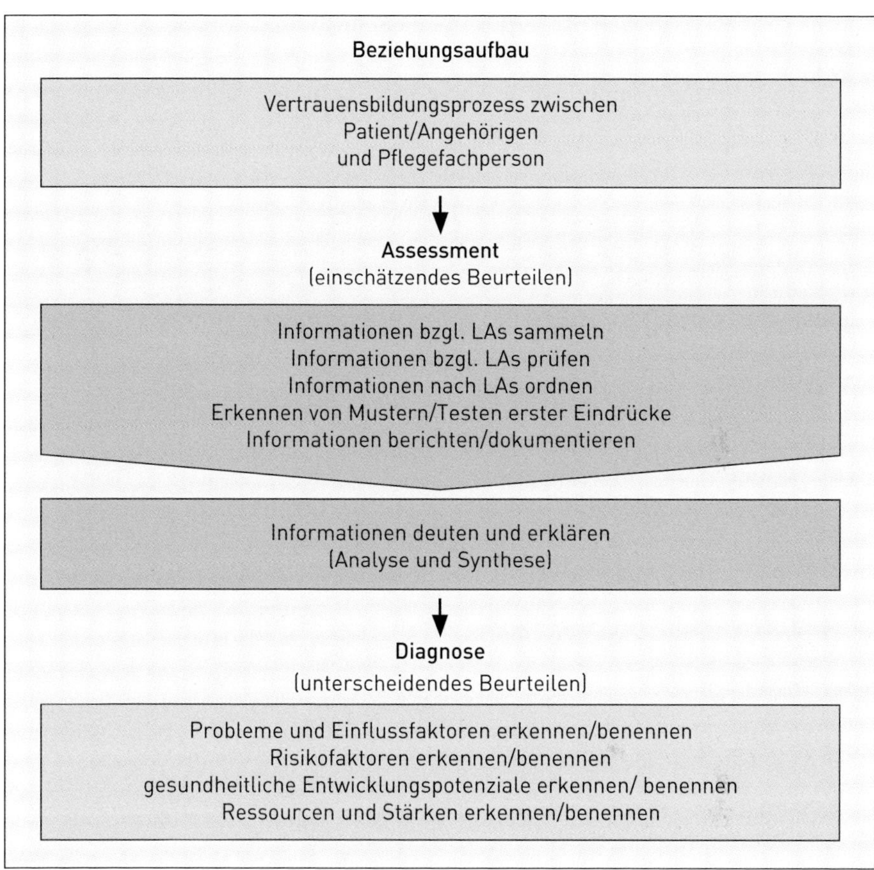

Abb. A4-2: Der diagnostische Prozess und der Vertrauensbildungsprozess (erweitert n. Alfaro-LeFevre, 2013, S. 95; Georg, 2021, S. 528)

zuhören. Sammeln und schätzen Sie indirekte Informationen von den Angehörigen, anderen Teammitglieder*innen oder aus den schriftlichen Unterlagen ein. Prüfen Sie die gesammelten Informationen, versuchen Sie ein Muster zu erkennen, und achten Sie beim Testen erster Eindrücke darauf, dass Sie in Ihrem Urteil nicht eigenen Vor-Urteilen erliegen.

3. Fassen Sie die Informationen zusammen und ordnen Sie diese den Lebensaktivitäten zu. Ergänzen Sie Ihre Assessmentdaten um die Informationen zum Selbstkonzept, den kognitiven Fähigkeiten sowie dem Coping- und Rollenverhalten der/des Klient*in (siehe dazu auch das Modell der funktionellen Gesundheitsverhaltensmuster [Gordon & Georg, 2020]).

4. Deuten und analysieren Sie die Informationen und identifizieren Sie allgemeine Probleme, Risiken, Syndrome oder Entwicklungspotenziale. Fassen Sie die Informationen nochmals zusammen, sammeln Sie bei Bedarf fehlende oder ergänzende, das Bild vervollständigende Daten und formulieren Sie vermutete Diagnosen.

5. Wählen Sie dazu passende Pflegediagnosen aus und überprüfen Sie, ob die Klient*innendaten mit der Definition und den Merkmalen oder Risikofaktoren der Pflegediagnose übereinstimmen. Schließen Sie unzutreffende Diagnosen aus. Formulieren Sie eine diagnostische Aussage.

6. Im Fall einer aktuellen Pflegediagnose formulieren Sie eine dreiteilige diagnostische Aussage: **P**roblemtitel, beeinflusst durch (b/d)
   Einflussfaktoren, angezeigt durch (a/d)
   Symptome und Kennzeichen
   → Beispiel: *Machtlosigkeit*, b/d begrenzte Sprachfähigkeiten, a/d Aussage der Person, die mündlichen Angaben der Pflegeperson und die Aufklärungsbroschüre nicht zu verstehen und nicht zu wissen, wie sie sich verhalten soll.

7. Im Fall einer Risiko-Pflegediagnose formulieren Sie eine zweiteilige diagnostische Aussage: **P**roblemtitel, beeinflusst durch (b/d)
   Risikofaktor
   → Beispiel: Risiko der Vereinsamung, b/d Trennung von Ursprungsfamilie infolge einer Heimeinweisung

8. Im Falle einer Gesundheitsförderungs-Pflegediagnose formulieren Sie eine zweiteilige diagnostische Aussage:
   Gesundheitsförderungs-Diagnosentitel (Bereitschaft für ein verbessertes …), a/d
   Symptome und Kennzeichen
   → Beispiel: Bereitschaft für einen verbesserten Schlaf, a/d Aussage, mehr über Grundlagen von Schlaf und Schlafhygiene erfahren und lernen zu wollen

9. Im Falle einer Syndrom-Diagnose formulieren Sie eine einteilige diagnostische Aussage, bei der die Ursache des Syndroms in den Diagnosentitel integriert ist: **P**roblemtitel, beeinflusst durch (b/d)
   → Beispiel: Inaktivitätssyndrom

10. Besprechen Sie die Pflegediagnosen mit der/dem Klient*in, klären Sie, ob sich Ihre professionelle Deutung und Analyse der Situation der Person mit dessen/ihrer individueller/n Sichtweise deckt, damit Sie gemeinsam im weiteren Pflegeprozess Ziele vereinbaren und auf die Zusammenarbeit der Person zählen können (Georg & Abderhalden, 2019).

Pflegediagnosen geordnet nach Lebensaktivitäten

Die Liste der diagnostischen Begriffe umfasst zurzeit etwa 260 Pflegediagnosen (Herdman et al., 2022), (Doenges et al., 2019, 2023, Plan). Mithilfe der Lebensaktivitäten des RLT-Modells lassen sich etwa 75 % der Pflegediagnosen einzelnen Lebensaktivitäten zuordnen (s. Kasten 1). Aufgrund der begrenzten theoretischen Reichweite der «Lebensaktivitäten» im RLT-Modell lassen sich manche Pflegediagnosen schwer, nicht oder nicht eindeutig zuordnen (s. Kasten 2). Das gilt insbesondere für die Bereiche: Coping und Bewältigungsverhalten, Kognition und Selbstkonzept. In diesen Fällen kann auf Modelle oder Strukturierungshilfen zurückgegriffen werden, die eine bessere Zuordnung erlauben. Dazu gehören die «funktionellen Gesundheitsverhaltensmuster» von Marjory Gordon (Gordon et al. 2023, Plan, Gordon & Georg, 2020), die «Aktivitäten, Beziehungen und existenziellen Erfahrungen des Lebens (ABEDL)» von Krohwinkel (2008, 2013) und die Taxonomie-II der NANDA-Pflegediagnosen (Herdman et al., 2022).

Pflegerische Entscheidungsfindung und Advanced Care Planning

Nutzt man das RLT-Modell über die Phasen des Pflegeassessments und der Pflegediagnostik hinaus und verwendet man im Pflegeprozess, neben der Klassifikation der Pflegediagnosen (NANDA-I) noch die Klassifikation für Pflegeergebnisse (NOC) und Pflegeinterventionen (NIC), dann lassen sich diese erweiterten Pflegeprozessschritte mit dem Advanced Care Planning Prozess (Georg, 2017) beschreiben und mit **Abbildung A4-3** darstellen. Dabei wird im pflegediagnostischen Prozesses das Kernthema des Klienten erkannt und sein Pflegebedarf und -zustand mit Pflegediagnosen genau benannt. In den folgenden in Abbildung A4-3 visualisierten Pflegeprozessschritten kann mit dem Klienten geklärt und abgestimmt werden:

- ob die Pflegediagnosen und visualisierte Darstellungen der Patientensituation (Concept-Maps) ein angemessenes Bild der subjektiven Erzählungen des Klienten zeichnen und seinen Zustand, seine Gefährdungen und Entwicklungspotenziale zutreffend beschreiben. Das Wissen über die Definitionen, Problemtitel Einfluss-/Risikofaktoren und Symptome sind in der NANDA-I-Klassifikation der Pflegediagnosen der NANDA-I (Herdman et al., 2022) gespeichert und dort abrufbar (→ Pflegediagnosen →NANDA-I).
- was Pflegenden tun können, um einem pflegebedürftigen, gefährdeten, beeinträchtigten oder entwicklungsfähigen Klienten zu helfen. Das Wissen und die Aktivitäten für die dazu erforderlichen Pflegeinterventionen sind in der Pflege-

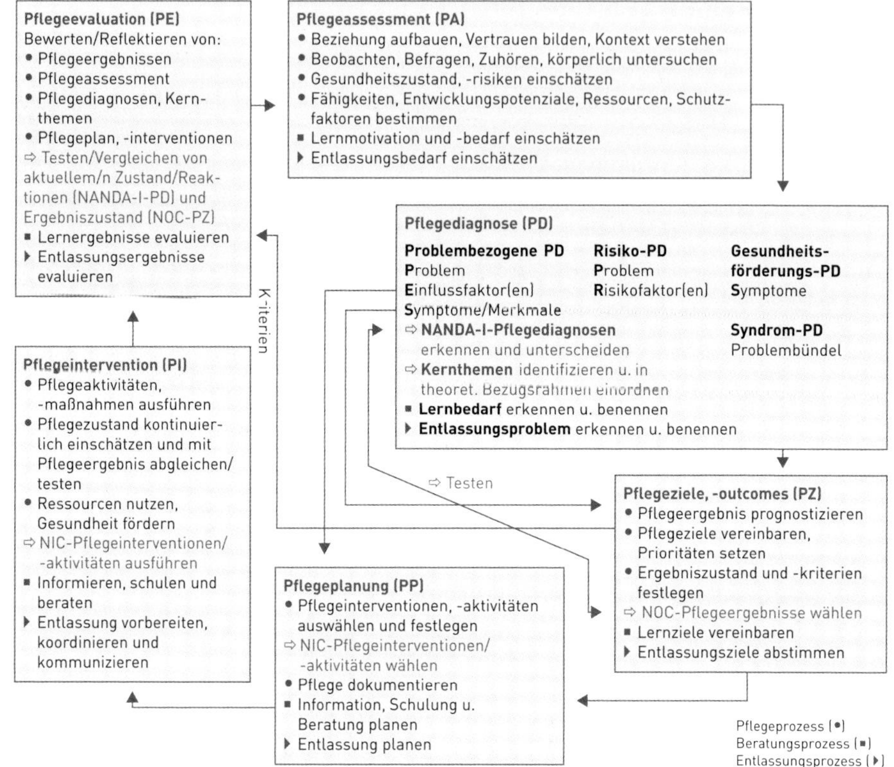

Abb. A4-3: Advanced Care Planning Prozess. Quelle: Georg, J. (2017, S. 10).

interventionsklassifikation (NIC) von Bulechek et al. (2016) gespeichert und abrufbar (→Pflegeinterventionen →NIC).

- wie das Ziel und die gewünschten Ergebnisse lauten, auf die Pflegende und Klienten hinarbeiten. Das Wissen und die Ergebniskriterien und -messinstrumente für die dazu erforderlichen Pflegeergebnisse sind in der Pflegeergebnisklassifikation (NOC) von Moorhead et al. (2013) gespeichert und abrufbar (→Pflegeziele →NOC).

Mithilfe des in Abbildung A4-4 dargestellten pflegerischen Entscheidungsprozesses können systematische klinische Entscheidungen hinsichtlich folgender Fragen getroffen werden:

- Welches sind die richtigen aus dem Pflegeassessment mit Lebensaktivitäten (LA) abzuleitenden Pflegediagnosen?

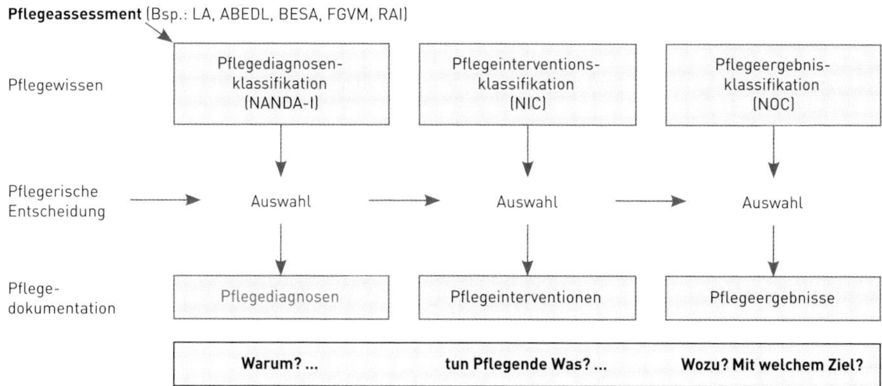

Abb. A4-4: Pflegewissens- und Entscheidungsfindungsmodell. Quelle: adaptiert nach Bulechek et al. 2016, S. 93).

- Welche Pflegeinterventionen lösen die aktuellen Probleme des pflegebedürftigen Klienten am besten, verhüten Gesundheitsgefahren oder helfen, Entwicklungspotenziale zu entfalten?
- Welche Ziele sind mit dem Klienten anzustreben, wie können wir erkennen, dass wir ein Ergebnis erreicht haben und sich ein Gesundheitszustand verändert hat?

Bei diesen professionellen Entscheidungen im Pflegeprozess können Pflegende auf geordnetes und strukturiertes Wissen zurückgreifen, das in Klassifikationen für Pflegediagnosen (NANDA-I) von Herdman et al. (2022), für Pflegeinterventionen (NIC) von Bulechek et al. (2016) und für Pflegeergebnisse (NOC) von Moorhead et al. (2013) zusammengefasst wurde. Das Modell veranschaulicht diese Zusammenhänge und erleichtert es Pflegenden, im Pflegeprozess die richtigen Entscheidungen zu fällen, *warum sie was mit welchem Ziel tun* (Georg, 2019b).

Kasten 1: Pflegediagnosen, gegliedert nach Lebensaktivitäten (LA) des Roper-Logan-Tierneys-Modells

Pflegediagnosen können im Rahmen des Roper-Logan-Tierney-Modells (RLT) wie folgt definiert werden: «Eine Pflegediagnose ist eine klinische Beurteilung, die von einer Pflegeperson nach einem Pflegeassessment, bestehend aus: Beobachtung, Interview, körperlicher Untersuchung und Ressourceneinschätzung, gemacht wird. Diese Aussage bezieht sich auf: die Art, die möglichen Einflussfaktoren und die Merkmale oder Risikofaktoren für aktuelle oder potenzielle Gesundheitsprobleme, Entwicklungspotenziale oder -syndrome eines Individuums, einer Familie oder einer sozialen Gemeinschaft, deren Unabhängigkeit hinsichtlich der Lebensaktivitäten (LAs) beeinträchtigt oder entwicklungsfähig ist. Pflegefachpersonen sind für das Stellen von Pflegediagnosen zuständig und verantwortlich. Pflegediagnosen bilden die Grundlage, um Pflegeinterventionen auswählen, planen und durchführen zu können, um gemeinsam vereinbarte Pflegeziele und -ergebnisse erreichen und bewerten zu können (Georg 2019, S. 1172), **(s. Abb. 6-2)** [Anm. d. Hrsg.].

Für eine sichere Umgebung sorgen

- *Allergischen Reaktion, Risiko einer*
- *Allergischen Reaktion auf Latex, Risiko einer*
- *Comfort, beeinträchtigter*
- *Comfort, Bereitschaft für einen verbesserten*
- *Dysreflexie, autonome*
- *Dysreflexie, Risiko einer autonomen*
- *Gesundheit, ineffektive Verhaltensweisen zur Erhaltung der*
- *Gesundheitsschädigung, Risiko einer*
- *Gesundheits-Selbstmanagement, ineffektives*
- *Gesundheits-Selbstmanagement, Bereitschaft für ein verbessertes*
- *Gesundheitsverhalten, risikobehaftetes*
- *Gewalttätigkeit, Risiko einer gegen andere Personen gerichtete*
- *Gewalttätigkeit, Risiko einer gegen sich selbst gerichteten*
- *Haushaltsführung, ineffektive Verhaltensweisen bei der*
- *Haushaltsführung, Risiko ineffektiver Verhaltensweisen bei der*
- *Weglaufversuchs, Risiko eines*
- *Infektion, Risiko einer*
- *Infektion der chirurgischen Eingriffsstelle, Risiko einer*
- *Isolation, soziale*
- *Kindstodes, Risiko eines plötzlichen*
- *Kontamination*
- *Kontamination, Risiko einer*
- *Kontrastmittel, Risiko einer nachteiligen Reaktion auf jodhaltige*
- *Relokationsstresssyndrom*
- *Relokationsstresssyndroms, Risiko eines*
- *Selbstschutz, ineffektiver*
- *Selbstvernachlässigung*
- *Selbstverstümmelung*
- *Selbstverstümmelung, Risiko einer*
- *Selbstversorgungsdefizit, instrumentell*

Kasten 1: Pflegediagnosen, gegliedert nach Lebensaktivitäten (LA) des Roper-Logan-Tierneys-Modells

- *Sturzes bei Erwachsenen, Risiko eines*
- *Sturzes bei Kindern, Risiko eines*
- *Suizidalen Verhaltens, Risiko eines*
- *Thermischen Verletzung, Risiko einer*
- *Traumas, Risiko eines physischen*
- *Vergiftung, Risiko einer*
- *Vereinsamung, Risiko der*
- *Verletzung, Risiko einer*
- *Verletzung, Risiko einer berufsbedingten*

Kommunizieren

- *Angst*
- *Beziehung, ineffektive*
- *Beziehung, Risiko einer ineffektiven*
- *Beziehung, Bereitschaft für eine verbesserte*
- *Bindung, Risiko einer beeinträchtigten*
- *Comfort, beeinträchtigter*
- *Comfort, Bereitschaft für einen verbesserten*
- *Furcht*
- *Geburtsschmerz*
- *Gesundheitskompetenz, Bereitschaft für eine verbesserte*
- *Interaktion, beeinträchtigte soziale*
- *Kommunikation, beeinträchtigte verbale*
- *Kommunikation, Bereitschaft für eine verbesserte*
- *Neglect, einseitiger*
- *Schmerz, akuter*
- *Schmerz, chronischer*
- *Schmerzsyndrom, chronisches*

Atmen

- *Aspiration, Risiko einer*
- *Atemmuster, ineffektives*
- *Atemwegsclearance, ineffektive*
- *Blutdrucks, Risiko eines instabilen*
- *Blutung, Risiko einer*
- *Gewebedurchblutung, Risiko einer verminderten kardialen*
- *Gewebedurchblutung, ineffektive periphere*
- *Gewebedurchblutung, Risiko einer ineffektiven peripheren*
- *Gewebedurchblutung, Risiko einer ineffektiven zerebralen*
- *Erstickung, Risiko einer*
- *Gasaustausch, beeinträchtigter*
- *Herzleistung, verminderte*
- *Herzleistung, Risiko einer verminderten*
- *Kardiovaskulären Funktion, Risiko einer beeinträchtigten*
- *Neurovaskulären Dysfunktion, Risiko einer peripheren*
- *Selbstmanagement eines Lymphödems, ineffektives*
- *Selbstmanagements eines Lymphödems, Risiko eines ineffektiven*

Kasten 1: Pflegediagnosen, gegliedert nach Lebensaktivitäten (LA) des Roper-Logan-Tierneys-Modells

- *Schock, Risiko eines*
- *Spontanatmung, beeinträchtigte*
- *Thrombose, Risiko einer*
- *Verletzung, Risiko einer vaskulären*
- *Weaning, dysfunktionales*
- *Weaning bei Erwachsenen, dysfunktionales*

Essen und Trinken
- *Adipositas*
- *Blutglukosespiegels, Risiko eines instabilen*
- *Elektrolythaushalts, Risiko eines unausgeglichenen*
- *Unausgeglichene Ernährung: weniger als der Körper benötigt*
- *Ernährung, Bereitschaft für eine verbesserte*
- *Ernährungsweise von Kindern, ineffektive*
- *Ernährungsweise von Jugendlichen, ineffektive*
- *Ernährungsweise von Säuglingen, ineffektive*
- *Flüssigkeitsvolumen, defizitäres*
- *Flüssigkeitsvolumens, Risiko eines defizitären*
- *Flüssigkeitsvolumens, Risiko eines unausgeglichenen*
- *Flüssigkeitsvolumen, übermässiges*
- *Frailty-Syndrom im Alter*
- *Frailty-Syndroms im Alter, Risiko eines*
- *Leberfunktion, Risiko einer beeinträchtigten*
- *Mangelernährung, Risiko einer**
- *Metabolischen Syndroms, Risiko eines*
- *Muttermilchproduktion, unzureichende*
- *Saug-/Schluck-Reaktion des Säuglings, ineffektive*
- *Schlucken, beeinträchtigtes*
- *Selbstversorgungsdefizit, Nahrungsaufnahme*
- *Stillen, Bereitschaft für ein verbessertes*
- *Stillen, unterbrochenes*
- *Stillen, ineffektives*
- *Übergewicht*
- *Übergewichts, Risiko eines*
- *Übelkeit*

Ausscheiden
- *Harnausscheidung, beeinträchtigte*
- *Harninkontinenz, behinderungsassoziierte*
- *Harninkontinenz, Drang-*
- *Harninkontinenz, Drang-, Risiko einer*
- *Harninkontinenz, Misch-*
- *Harninkontinenz, Stress-*
- *Harnretention*
- *Harnretention, Risiko einer*
- *Harnwegsverletzung, Risiko einer*
- *Hyperbilirubinämie, neonatale*

Kasten 1: Pflegediagnosen, gegliedert nach Lebensaktivitäten (LA) des Roper-Logan-Tierneys-Modells

- *Hyperbilirubinämie, Risiko einer neonatalen*
- *Motilität, dysfunktionale gastrointestinale*
- *Motilität, Risiko einer dysfunktionalen gastrointestinalen*
- *Obstipation*
- *Obstipation, Risiko einer*
- *Obstipation, chronisch funktionelle*
- *Obstipation, Risiko einer chronisch funktionellen*
- *Obstipation, wahrgenommene*
- *Selbstversorgungsdefizit Toilettenbenutzung*
- *Stuhlkontinenz, beeinträchtigte*

Sich sauber halten und kleiden

- *Augentrockenheit, Risiko einer*
- *Augentrockenheit, ineffektives Selbstmanagement einer*
- *Druckschädigung bei einem Erwachsenen*
- *Druckschädigung bei einem Erwachsenen, Risiko einer*
- *Druckschädigung bei einem Kind*
- *Druckschädigung bei einem Kind, Risiko einer*
- *Druckschädigung bei einem Säugling*
- *Druckschädigung bei einem Säugling, Risiko einer*
- *Hornhautverletzung, Risiko einer*
- *Intertrigo**
- *Intertrigo*, Risiko einer*
- *Integrität des Gewebes, beeinträchtigte*
- *Integrität des Gewebes, Risiko einer beeinträchtigten*
- *Integrität der Haut, beeinträchtigte*
- *Integrität der Haut, Risiko einer beeinträchtigten*
- *Integrität der Mundschleimhaut, beeinträchtigte*
- *Integrität der Mundschleimhaut, Risiko einer beeinträchtigten*
- *Mundtrockenheit, Risiko einer*
- *Pruritus**
- *Selbstversorgungsdefizit Körperpflege*
- *Selbstversorgungsdefizit Sich-Kleiden*
- *Verletzung des Mamillen-Aereola-Komplexes*
- *Verletzung des Mamillen-Aereola-Komplexes, Risiko der*
- *Zahnstatus, beeinträchtigter*

Regulieren der Körpertemperatur

- *Hyperthermie*
- *Hypothermie*
- *Hypothermie, Risiko einer*
- *Hypothermie, Risiko einer neonatalen*
- *Hypothermie, Risiko einer perioperativen*
- *Thermoregulation, ineffektive*
- *Thermoregulation, Risiko einer ineffektiven*

Kasten 1: Pflegediagnosen, gegliedert nach Lebensaktivitäten (LA) des Roper-Logan-Tierneys-Modells

Sich bewegen

- *Aktivitätstoleranz, beeinträchtigte*
- *Aktivitätstoleranz, Risiko einer beeinträchtigten*
- *Bewegung, Bereitschaft für ein verbessertes Engagement für physische*
- *Gehfähigkeit, beeinträchtigte*
- *Inaktivitätssyndroms, Risiko eines*
- *Lagerungsschadens, Risiko eines perioperativen*
- *Lebensstil, bewegungsarmer*
- *Mobilität, beeinträchtigte physische*
- *Mobilität im Bett, beeinträchtigte*
- *Mobilität mit dem Rollstuhl, beeinträchtigte*
- *Sitzen, beeinträchtigtes*
- *Stehen, beeinträchtigtes*
- *Transferfähigkeit, beeinträchtigte*
- *Umhergehen, ruheloses*

Arbeiten und Spielen

- *Aktivitätsplanung, ineffektive*
- *Aktivitätsplanung, Risiko einer ineffektiven*
- *Ablenkenden Aktivitäten, vermindertes Engagement in*

Seine Geschlechtlichkeit leben

- *Elterliche Fürsorge, beeinträchtigte*
- *Elterlichen Fürsorge, Risiko einer beeinträchtigten*
- *Elterliche Fürsorge, Bereitschaft für eine verbesserte*
- *Entwicklung, verzögerte kindliche*
- *Entwicklung, Risiko einer verzögerten kindlichen*
- *Entwicklung, Risiko einer verzögerten motorischen*
- *Entwicklung, verzögerte motorische*
- *Familienidentität, Syndrom einer gestörten*
- *Familienidentität, Risiko für ein Syndrom einer gestörten*
- *Familienprozesse, Bereitschaft für verbesserte*
- *Familienprozesse, dysfunktionale*
- *Familienprozesse, unterbrochene*
- *Genitalverstümmelung, Risiko einer weiblichen*
- *Desorganisiertes Verhalten des Säuglings*
- *Desorganisierten Verhaltens des Säuglings, Risiko eines*
- *Mutter-Fötus-Dyade, Risiko einer gestörten*
- *Organisation des Verhaltens eines Säuglings, Bereitschaft für eine verbesserte*
- *Rollenkonflikt, elterlicher*
- *Rolle, ineffektive Erfüllung einer*
- *Rollenüberlastung der pflegenden Person*
- *Rollenüberbelastung der pflegenden Person, Risiko einer*
- *Schwangerschafts-, Geburts- und Wochenbettverlauf, ineffektiver*
- *Schwangerschafts-, Geburts- und Wochenbettverlaufs, Risiko eines ineffektivern*
- *Schwangerschafts-, Geburts- und Wochenbettverlauf, Bereitschaft für einen verbesserten*
- *Sexualverhalten, ineffektives*

Kasten 1: Pflegediagnosen, gegliedert nach Lebensaktivitäten (LA) des Roper-Logan-Tierneys-Modells

- *Sexuelle Dysfunktion*

Schlafen

- *Energiefeld, unausgeglichenes*
- *Erholung, verzögerte postoperative*
- *Erholung, Risiko einer verzögerten postoperativen*
- *Fatigue*
- *Schlaf, Bereitschaft für einen verbesserten*
- *Schlafmangel*
- *Schlafmuster, gestörtes*
- *Schlafstörung*
- *Schlaf-wach-Rhythmus-Umkehr**
- *Umhergehen, ruheloses*

Sterben

- *Angst*
- *Todesangst*
- *Religiosität, beeinträchtigte*
- *Religiosität, Bereitschaft für eine verbesserte*
- *Religiosität, Risiko einer beeinträchtigten*
- *Disstress, moralischer*
- *Disstress, spiritueller*
- *Disstresses, Risiko eines spirituellen*
- *Trauern, fehlangepasstes*
- *Trauerns, Risiko eines fehlangepassten*
- *Verleugnung, ineffektive*
- *Wohlbefinden, Bereitschaft für ein verbessertes spirituelles*

Kasten 2: Einzelnen LAs nicht zuordnenbare Pflegediagnosen

Coping/Bewältigungsverhalten

- *Coping, defensives*
- *Coping, gefährdetes familiäres*
- *Coping, eingeschränktes familiäres*
- *Coping, ineffektives*
- *Coping, Bereitschaft für ein verbessertes*
- *Coping, Bereitschaft für ein verbessertes familiäres*
- *Coping, Bereitschaft für ein verbessertes gemeinschaftliches*
- *Emotionale Kontrolle, labile*
- *Entzugssyndrom, neonatales*
- *Familienprozesse, beeinträchtigte*
- *Familienprozesse, Bereitschaft für verbesserte*
- *Familienprozesse, unterbrochene*
- *Immigrationstransition, Risiko einer komplizierten*
- *Impulskontrolle, ineffektive*
- *Hoffnung, Bereitschaft für verbesserte*
- *Hoffnungslosigkeit*
- *Kummer, chronischer*
- *Menschenwürde, Risiko einer gefährdeten*
- *Machtlosigkeit*
- *Machtlosigkeit, Risiko einer*
- *Posttraumatisches Syndrom*
- *Posttraumatischen Syndroms, Risiko eines*
- *Resilienz, Bereitschaft für eine verbesserte*
- *Resilienz, beeinträchtigte*
- *Resilienz, Risiko einer beeinträchtigten*
- *Substanzentzugssyndrom, akutes*
- *Substanzentzugssyndroms, Risiko eines akuten*
- *Stimmungsregulation, beeinträchtigte*
- *Stressüberlastung*
- *Vergewaltigungssyndrom*

Kognition

- *Denkprozesse, gestörter*
- *Entscheidungsfindung, Bereitschaft für eine verbesserte*
- *Entscheidungsfindung, Bereitschaft für eine verbesserte emanzipierte*
- *Entscheidungsfindung, beeinträchtigte emanzipierte*
- *Entscheidungsfindung, Risiko einer beeinträchtigten emanzipierten*
- *Entscheidungskonflikt*
- *Gedächtnisleistung, beeinträchtigte*
- *Verwirrtheit, akute*
- *Verwirrtheit, Risiko einer akuten*
- *Verwirrtheit, chronische*
- *Wissen, defizitäres*
- *Wissen, Bereitschaft für verbessertes*

Kasten 2: Einzelnen LAs nicht zuordnenbare Pflegediagnosen

Selbstkonzept

- *Identität, gestörte persönliche*
- *Identität, Risiko einer gestörten persönlichen*
- *Körperbild, gestörtes*
- *Disstress, moralischer*
- *Menschenwürde, Risiko einer beeinträchtigten*
- *Selbstbestimmung, Bereitschaft für eine verbesserte*
- *Selbstversorgung, Bereitschaft für eine verbesserte*
- *Selbstkonzept, Bereitschaft für ein verbessertes*
- *Selbstwertgefühl, chronisch geringes*
- *Selbstwertgefühls, Risiko eines chronisch geringen*
- *Selbstwertgefühls, Risiko eines situationsbedingten geringen*
- *Selbstwertgefühl, situationsbedingtes geringes*

Literatur

Alfaro-LeFevre, R. (2013). *Pflegeprozess und kritisches Denken.* Bern: Huber.

Bulechek, G. M., Butcher, H. K., Dochterman, J. M. & Wagner, C. M. (2016). *Pflegeinterventionsklassifikation (NIC).* Bern: Hogrefe.

Doenges, M. E., Moorhouse M. F. & Geissler-Murr, A. C. (2019). *Pflegediagnosen und Pflegemaßnahmen* (6. Aufl.). Bern: Hogrefe.

Doenges, M. E., Moorhouse M. F. & Geissler-Murr, A. C. (2023, Plan). *Pflegediagnosen und Pflegemaßnahmen* (7. Aufl.). Bern: Hogrefe.

Georg, J. (2017). Advanced Care Planning. *NOVAcura 47*(10), 10.

Georg, J. (2019a). Pflegediagnosen gegliedert nach den Lebensaktivitäten (LA) gemäß Roper, Logan, Tierney. In M. E. Doenges, M. F. Moorhouse & A. C. Geissler-Murr, *Pflegediagnosen und Pflegemaßnahmen* (6. Aufl., S. 1172–1179). Bern: Hogrefe.

Georg, J. (2019b). Advanced Care Planning und OPT-Entscheidungsfindungsmodell. In M. E. Doenges, M. F. Moorhouse & A. C. Geissler-Murr, *Pflegediagnosen und Pflegemaßnahmen* (6. Aufl., S. 114–122). Bern: Hogrefe.

Georg, J. & Abderhalden, C. (2019). Pflegediagnosen – Gegenstand und Hintergründe. In M. E. Doenges, M. F. Moorhouse & A. C. Geissler-Murr, *Pflegediagnosen und Pflegemaßnahmen* (6. Aufl., S. 89–122). Bern: Hogrefe.

Georg, J. (2021). Pflege- und Versorgungsprozess in komplexen Kontexten. In D. Domenig (Hrsg.), *Transkulturelle und transkategoriale Kompetenz* (S. 527–552). Bern: Hogrefe.

Gordon, M. & Bartholemeyczik, S. (2001). *Pflegediagnosen – Theoretische Grundlagen.* München: Urban & Fischer.

Gordon, M. & Georg, J. (2020). *Handbuch Pflegediagnosen* (6. Aufl.). Bern: Hogrefe.

Gordon, M. & Georg, J. (2023). *Pflegeassessment Notes* (2. Aufl.). Bern: Hogrefe.

Herdman, H. T., Kamitsuru, S. & Takào Lopes, C. (Hrsg.) (2022). *NANDA-I-Pflegediagnosen – Definition und Klassifikation 2021–2023.* Kassel: Recom.

ICN (2003), *ICNP-Internationale Klassifikation für die Pflegepraxis.* Bern: Huber.

Krohwinkel, M. (2008). *Rehabilitierende Prozesspflege am Beispiel von Apoplexiekranken. Fördernde Prozesspflege als System.* Bern: Huber.

Krohwinkel, M. (2013). *Fördernde Prozesspflege mit integrierten ABEDLs. Forschung, Theorie und Praxis.* Bern: Huber.

Moorhead, S., Johnson, M., Maas, M. & Swanson, M. (2013). *Pflegeergebnisklassifikation (NOC)* (2. Aufl.). Bern: Hans Huber.

Roper N., Logan W. & Tierney A. (2016). *Das Roper-Logan-Tierney-Modell.* Bern: Hogrefe.

Nachwort zur 2. Auflage

Maria Mischo-Kelling

In einer Zeit, die den ökonomische Gedanke beziehungsweise das Geld zum Maßstab aller Dinge macht, gehört schon eine Menge Mut und Standvermögen dazu, nicht nur die Notwendigkeit einer theoriegeleiteten Pflege einzufordern, sondern sie auch den Pflegenden in den verschiedenen Praxisfeldern der Pflege abzufordern. Mit Blick auf die Einbringung theoretischer Ansätze in die Pflegepraxis bedeutet dies, eine klare Position in Bezug auf die berufliche Pflege zu beziehen und diese so zu organisieren, dass der Nutzen einer theorie- und wissensgestützten Pflege für die Pflegenden selbst und für die Empfänger der Pflege, also für die zu pflegenden Menschen und ihre Bezugspersonen, sichtbar und erfahrbar wird. Hierzu gehört neben der Loslösung der Betrachtung pflegerischer Angelegenheiten ausschließlich aus einer medizinischen bzw. medizinisch-organisatorischen Perspektive auch die Einforderung von Ressourcen, damit die genuin pflegerischen Dienstleistungen als solche erbracht und gegenüber anderen gesundheitsbezogenen Dienstleistungen sichtbar gemacht werden können.

Wer sich diesem Unterfangen stellt, sieht sich unweigerlich mit der Frage nach dem Verhältnis von Theorie und Praxis konfrontiert, beziehungsweise mit der Frage, wie eine Theorie so vermittelt werden kann, dass die Übertragung auf konkrete Handlungszusammenhänge möglich wird. Darüber hinaus muss sich der- oder diejenige auch mit den Folgen befassen, die die Nutzung theoretischer Ansätze für die Pflegenden, für die Patienten und für die Organisation der pflegerischen Arbeit nach sich zieht. Die Vorstellung, dass die Umstellung der Pflegepraxis von einer wesentlich ausführenden zu einer selbststeuernden, wissensgestützten Praxis kostenneutral erfolgen könnte, ist aus meiner Sicht nicht haltbar. Die zweite, höchst aktuelle politische Frage geht also dahin, ob der beruflichen Pflege von der Gesellschaft ausreichende Ressourcen zur Entwicklung einer wissensgestützten Praxis zur Verfügung gestellt werden. Dessen ungeachtet kann davon ausgegangen werden, dass pflegetheoretische Ansätze eine andere Sicht auf den Pflegebedarf der zu versorgenden Patienten werfen und insofern zu einer anderen Zielsetzung und zu anderen Interventionen führen können, als wenn der

Pflegebedarf ausschließlich von der Krankheitsdiagnose abgeleitet wird bzw. dieser in der Folge dann so reformuliert wird, dass er in bestehende Organisationslogiken und entsprechenden Arbeitsabläufe passt. Auf diesen Zusammenhang hat Marie Manthey (1991) Anfang der 1990er-Jahre hingewiesen, als sie schrieb, dass für die bei den Budgetverhandlungen einzuwerbenden Ressourcen (wie Personal, Material etc.) weniger die in einem Haus vorherrschende Organisationsform der pflegerischen Arbeit ausschlaggebend ist als vielmehr die Erwartungen, die mit der Pflegepraxis und der Praxis der Gesundheitsversorgung überhaupt verbunden werden. Diese Erwartungen schlagen sich etwa in den in einem Unternehmen entwickelten Leitbildern nieder, in der Bestimmung der genutzten Theorien, Klassifikationssysteme, Leitlinien etc. Diese Erwartungen stellen den Horizont dar, vor dem Investitionsentscheidungen mit Blick auf anstehende Personal- und Organisationsentwicklungsmaßnahmen einschließlich der Strukturmaßnahmen (Investitionen in Anzahl und Qualifikationsmix des Personals, in Gebäude, Technik, Ausstattung usw.) getroffen werden.

Pflegetheoretische Ansätze wie das hier beschriebene RLT-Modell werden in der pflegewissenschaftlichen Literatur aus unterschiedlichen Perspektiven beleuchtet. Innerhalb des Wissenschaftsbereichs geht es hierbei zunächst um eine Verständigung über den Entwicklungsstand der Pflegewissenschaft als Disziplin (welche Art von Wissenschaft ist die Pflegewissenschaft?), über den Stellenwert der in den verschiedenen pflegetheoretischen Ansätzen formulierten Ideen, über die Stellung dieser Ansätze innerhalb der historischen Entwicklung der Pflegewissenschaft sowie über ihre wissenschaftstheoretische bzw. philosophische Einordnung. (s. bspw. Meleis 2007; Fawcett 1984, 2005; Chinn/Kramer 2004; Parker 2001).

Roper, Logan und Tierney leiten das vorliegende Buch mit einer Beschreibung der Entstehungsgeschichte ihres «Lebens- und Pflegemodells» ein und stellen diese in den historisch-gesellschaftichen Kontext der 1970er-Jahre in Großbritannien, bevor sie im zweiten Kapitel die Konzepte des Lebensmodells und im dritten Kapitel die des Pflegemodells beschreiben. Im abschließenden vierten Kapitel gehen sie auf die Diskussion über die Theorieentwicklung sowie die Bewertungen von Theorien ein. Sie stellen ganz allgemein fest, dass Pflegemodelle, die ihren Ursprung außerhalb Nordamerikas haben, in der von den Nordamerikanerinnen dominierten Theoriediskussion[1] so gut wie nicht berücksichtigt werden, weshalb auch gefragt werden könne, ob das von ihnen entwickelte konzeptuelle Modell überhaupt ein Pflegemodell sei. Bei der Beantwortung dieser Frage lehnen sie sich in erster Linie an Fawcett und deren Vorstellungen an, die sie zuerst in ihrem

1 Auch hier gibt es Ausnahmen s. etwa die Erwähnung des RLT-Modells in der Arbeit von Marriner Tomey 2002, 2006).

1984 erschienen Buch[2] über konzeptuelle Modelle veröffentlicht hat. Danach entspricht das RLT-Modell der Definition von Fawcett, wonach konzeptuelle Modelle aus einer Reihe von Konzepten und Aussagen bestehen, die in jene zu einer sinnvollen Konfiguration integriert werden (s. Kap. 4, S. 172). Scheint die Zuordnung oder Evaluation eines Pflegemodells bzw. eines pflegetheoretischen Ansatzes unter wissenschaftstheoretischen Gesichtspunkten noch relativ leicht zu sein, so ist ihr Einfluss auf die konkrete Pflegepraxis offensichtlich sehr viel schwieriger einzuschätzen (s. Wimpenny 2002). Ungeachtet dieser Schwierigkeit sehen Roper et al. das Potenzial eines konzeptuellen Pflegemodells wie des ihrigen darin, dass es den Pflegenden die Möglichkeit zur begrifflichen Erfassung des Gegenstandsbereichs, also der Pflege (Kap 4 S. 173) bietet. Weiter begreifen sie ihr Modell als prinzipiell für Weiterentwicklungen offen.

Was nun die Rezeption pflegetheoretischer Ansätze in Deutschland betrifft, erfolgt diese verstärkt seit den 1990er-Jahren (s. Mischo-Kelling/Wittneben 1995; Schröck/Drerup 1997; Schaeffer et al. 1997; die in der Zeitschrift *PfleGe* geführte Diskussion in den Jahren 1999, 2001; Brandenburger/Dorschner 2003/2008; Moers/Schaeffer 2006/2007). Die Idee einer Weiterentwicklung der in diesem Modell vorgestellten Konzepte und Ideen ist im deutschsprachigen Raum von Krohwinkel (1993/2008) sowie von Mischo-Kelling (1989, 2001) aufgegriffen worden. Ebenso wurde Liliane Juchli durch verschiedene pflegetheoretische Ansätze wie das RLT-Modell inspiriert, wie aus dem von ihr 1983 vorgestellten Konzept der *Aktivitäten des täglichen Lebens (ATL)* hervorgeht (s. Vollstedt 1999; Brandenburg/Dorschner 2003: 153).

Ich selber beschäftige mich seit Ende der 1980er-Jahre sowohl theoretisch als auch praktisch mit den entsprechenden Entwicklungen in der Pflege. Meine erste Auseinandersetzung mit dem RLT-Modell fand im Rahmen meiner Tätigkeit als wissenschaftliche Mitarbeiterin in einem Hamburger Krankenhaus statt, wo dieses Modell die Grundlage zur Vermittlung des Pflegeprozesses bildete und in der Folge von mir weiterentwickelt wurde (s. beispielsweise Mischo-Kelling 1989, 2001). Seit seiner Veröffentlichung im Jahre 1987 hat das RLT-Modell die Pflege im deutschsprachigen Raum auf verschiedenen Wegen beeinflusst, so auch die Curriculum-Diskussion in den alten Bundesländern (s. Hessisches Curriculum), und hat in der Folge die Ausbildung in der Gesundheits- und Krankenpflege im deutschsprachigen Raum inhaltlich mit geprägt. Ein anderer Einfluss ist in der

2 Fawcett hat in der Zwischenzeit weitere Bücher zur Analyse und Evaluation von konzeptuellen Modellen in der Pflege veröffentlicht. In dem 2005 in zweiter Auflage erschienenen Buch *Contemporary Nursing Knowledge. Analysis and Evaluation of Nursing Models and Theories* werden die in den Vorläuferbüchern *Analysis and Evaluation of Conceptual Models of Nursing* und *Analysis and Evaluation of Nursing Theories* formulierten Gedanken zusammengeführt und weiterentwickelt.

breiten Verwendung des Konzepts der «Lebensaktivitäten»[3] bzw. der «ATL» als Grundlage für die Gestaltung von Dokumentationssystemen insbesondere der Pflegeanamnese zu sehen (s. Brandenburg/Dorschner 2003: 152 ff.).

Mit Blick auf die Nutzung des RLT-Modells in der Pflegepraxis möchte ich an dieser Stelle an einige Aussagen anknüpfen, die Roper, Logan und Tierney im vierten Kapitel des vorliegenden Buchs machen. Ich beziehe mich dabei weniger auf die Frage, ob der wissenschaftstheoretischen Einordnung des Modells seitens der Autorinnen zuzustimmen ist, als vielmehr darauf, wie dieses Modell das berufliche Handeln leiten kann und welche Folgen sich für die Organisation der Pflegearbeit daraus ergeben.

Mit Blick auf die Praxis heben Roper, Logan und Tierney (s. 179ff) fünf Punkte hervor:

1. die Neuordnung der Beziehung der Pflege zur Medizin
2. die Verlagerung der Betonung von Krankheit auf Gesundheit
3. die Komplexität der Pflege
4. die Individualisierung der Pflege
5. eine Pflegetheorie für die Praxis erschließen.

Bezogen auf den ersten Punkt vertreten die Autorinnen die Auffassung, dass die Nutzung dieses Modells in der beruflichen Praxis die Pflegenden dabei unterstützen kann, die Arbeitsbeziehung zwischen der Medizin und der Pflege auf eine neue Basis zu stellen. Indem das Konzept der «Aktivitäten des Lebens (AL)» im Mittelpunkt des Modells stehe, ergebe sich für die Pflege die Möglichkeit, sich von der einseitigen Krankheitsorientierung zu lösen, die im «medizinischen Modell» vorherrschend sei und die Gesundheitsversorgung des 20. Jahrhunderts dominiert habe. Andererseits biete die Rückbindung der Aktivitäten des Lebens an den Körper des Menschen und an dessen Funktionsfähigkeit eine gemeinsame Plattform für Medizin und Pflege (s. auch Kap. 4: 180). Dies setzt jedoch voraus, das sich *beide* Berufsgruppen mit ihren jeweiligen Rollen bei der Patientenversorgung, so wie sie sich im historischen Prozess herausgebildet haben, kritisch auseinandersetzen. Es gilt zu überprüfen, ob die im 19. Jahrhundert aufgekommene, bis heute wirksame Vorstellung von der Pflege als Arztassistenz den heutigen

3 Im vorliegenden Buch wird das Konzept «*Activities of Living (AL)*» mit dem Begriff «Lebensaktivitäten» übersetzt, wohingegen ich es der Intention von Roper et al. folgend in meinen Arbeiten mit dem Begriff «Aktivitäten des Lebens» übersetzt habe, um so das aktive Element des Handelns, das den einzelnen Aktivitäten innewohnt, zu betonen.

Anforderungen an eine zeitgemäße und am Versorgungsbedarf der Patienten ausgerichtete Gesundheitsversorgung noch entspricht oder ob diese Vorstellung nicht besser durch ein differenziertes Rollenverständnis beider Berufsgruppen abgelöst werden sollte. Auch wenn Roper et al. in ihrem Modell keine berufs- bzw. situationsspezifischen Rollen entwerfen, wie dies etwa Hildegard Peplau (1995) in ihrem pflegetheoretischen Ansatz getan hat, kann aus der Diskussion aller im Lebens- wie im Pflegemodell diskutierten Konzepte abgeleitet werden, dass sich die Aufgaben einer Pflegeperson nicht primär in der Arztassistenz erschöpfen, sondern mit Blick auf den «autonomen Bereich der Pflege»[4] weiter zu fassen sind. Im Mittelpunkt steht die Unterstützung des Patienten bei der Aufrechterhaltung seiner gewohnten Alltagsroutinen, die durch eine Krankheit, aber auch durch die entsprechende medizinische Behandlung erheblichen Veränderungen ausgesetzt sein können. Maßgeblicher Orientierungspunkt ist immer das Leben des Patienten, das insofern über den akuten Krankheitszustand hinaus reicht und von der Pflege verlangt, den Blick nicht nur auf das momentane Geschehen im Krankenhaus zu richten, sondern auch auf die häusliche Alltagssituation des Patienten und die entsprechenden Lebensumstände, um diese bei der Gestaltung der Patientenversorgung im Krankenhaus mitzubedenken. Es ist davon auszugehen, dass eine solche Erweiterung der Perspektive und des Blicks auf den Patienten Änderungen der pflegerischen wie auch der medizinischen Arbeitsprozesse nach sich zieht. Mit anderen Worten: Die Anerkennung eines eigenverantwortlichen Bereichs der Pflege hat Folgen für die Arbeitsbeziehung zwischen Medizin und Pflege. Dass wir von dieser Einsicht nicht nur in Deutschland, sondern auch in anderen Ländern noch weit entfernt sind, steht auf einem anderen Blatt.[5]

Was den zweiten Punkt betrifft, lenken die fünf Konzepte des Lebens- und Pflegemodells von Roper et al. den Blick auf den Patienten und bieten der Pflege die Möglichkeit, den eigenverantwortlichen Bereich aus der Perspektive des zu pflegenden Menschen zu gestalten. Wie oben erwähnt, ist «das Leben» des zu pflegenden Menschen Ausgangspunkt der Pflege. Es geht darum, zu erfahren und zu verstehen, wie er dieses Leben im Verlauf meistert und welche Folgen die Krankheit für die tägliche Lebensbewältigung hat. Diese Herangehensweise unterscheidet

4 Dass ein solcher Bereich existieren könnte, wird in Deutschland implizit im Krankenpflegegesetz von 1985 über das Ausbildungsziel § 4, Abs. 1, Pkt. 1 (s. Harsdorf 1986: 15 f.) erwähnt. Im Krankenpflegegesetz vom 16. Juli 2003 hingegen wird ein solcher Bereich über das Ausbildungsziel § 3, Abs. 2, Pkt. a) bis d) (Dielmann 2004) explizit behauptet.

5 Inwieweit die mit erheblicher zeitlicher Verzögerung in Deutschland einsetzende Diskussion um eine «*Advanced Nursing Practice*» (s. DBfK 2007 und Schober/Affara, 2008) an dieser Situation etwas ändert, bleibt abzuwarten und hängt von der Ausgestaltung derselben ab und davon, ob die damit verbundene Übernahme ärztlicher Aufgaben zu einer dem heutigen Wissenstand angemessenen pflegerischen Versorgung der Patienten im autononem Bereich der Pflege führt.

sich radikal von einer, in der primär die Krankheit und die Krankheitssymptome Ausgangspunkt der Pflege sind.[6] Bei einer Reduzierung der einzelnen AL auf die rein physiologischen bzw. biologischen Aspekte wird der Umstand außer acht gelassen, dass der erkrankte Mensch die verschiedenen AL in einem sozialen Kontext ausübt, der die Bewältigung des Krankheitsgeschehens und die Prävention von weiteren Komplikationen erschweren oder aber auch erleichtern, bzw. die Fähigkeit zur Ausübung der eigenen Pflege (Selbstpflege) beeinflussen kann.

Die Auseinandersetzung mit den einzelnen Konzepten des Modells erweitert den Blick auf den Gegenstand der Pflege, also den zu pflegenden Menschen sowie sein engeres und weiteres Bezugssystem. Grundsätzlich kann nicht davon ausgegangen werden, dass einzelne Pflegepersonen oder ein Stationsteam von sich aus aktiv Gebrauch von pflegetheoretischen Ansätzen machen. Dies steht häufig im Widerspruch zu der weit verbreiteten Vorstellung, dass die Pflege wesentlich eine praktische Tätigkeit sei. In diesem Zusammenhang ist die Vorstellung, dass ein pflegetheoretischer Ansatz wie das RLT-Modell ein Mittel zur gedanklichen Strukturierung von Pflegesituationen sein könnte, ebenso ungewohnt wie der Gedanke, dass die Pflege neben der praktischen auch eine intellektuelle Seite hat, die es im Berufsalltag gezielt zu fördern und abzufordern gilt. An anderer Stelle habe ich im Zusammenhang mit der Umsetzung der Primären Pflege (s. Mischo-Kelling/Schütz-Pazzini 2007, Kap. 2 und 5) ausführlich dargelegt, wie großer Bemühungen es bedarf, eine theoriegeleitete Arbeit zu ermöglichen und die zu beobachtende Abwehrhaltung in Bezug auf das Wort «Theorie» zu lockern.

Die fünf Konzepte des Lebens- und Pflegemodells sind als Hilfsmittel zu verstehen, mit denen die Pflegepraxis inhaltlich strukturiert und pflegerische Phänomene erkundet, gedeutet und verstanden und mit anderen pflegetheoretischen Ansätzen kombiniert werden können. Diese Möglichkeiten können nicht ausgeschöpft werden, wenn pflegetheoretische Ansätze als Dogmen oder gar Heilslehren begriffen werden, da eine solche Sicht nicht erlaubt, die Konzepte aufgrund praktischer Erfahrungen weiter zu entwickeln oder Wege zu finden, wie sich diese Ansätze in das Erfahrungswissen der Pflegenden integrieren lassen. Letzteres erfordert von den Pflegenden, wie Rogers (1989) betont, einen von der einzelnen Pflegeperson zu vollziehenden, in mehreren Phasen ablaufenden Wandel, den sie

6 So ist etwa für Käppeli (1999: 153) «die primäre Aufgabe einer klinisch tätigen Pflegeperson die präventive und pflegetherapeutische Auseinandersetzung mit Leidenszuständen, die im Zusammenhang mit einer Krankheit, einem Unfall oder mit bestimmten Lebensphasen oder Kontexten auftreten. Die Phänomene, welche die Pflegenden beschäftigen, beschränken sich nicht auf die medizinischen Diagnosen, sondern beinhalten auch Aspekte menschlichen Erlebens und Verhaltens». In eine ähnliche Richtung weist die Aussage von Schröck (2002: 869), wonach pflegetheoretische Ansätze der Pflege eine Orientierung bieten, insofern sie die Aufmerksamkeit statt auf die medizinische Diagnose auf die Person des zu pflegenden Menschen richten, statt auf mikrobiologische Vorgänge auf den Alltag und auf den Bedarf an Unterstützung in der Gestaltung desselben.

in Anlehnung an Mezirov als «*perspective transformation*» bezeichnet. Hierauf weisen auch die Ergebnisse einer Untersuchung von Wimpenny in Großbritannien hin (Wimpenny 2002).

Theorie und Praxis können sich Käppeli zufolge gegenseitig bereichern, sofern eine theoriegestützte Pflege dazu beiträgt, die Pflege ihre Ziele besser erreichen zu lassen. Eines dieser Ziele könnte mit Blick auf das RLT-Modell darin bestehen, Herrn Meier, der aufgrund eines Schlagsanfalls an einer Lähmung der rechten Körperhälfte leidet, bei der Erreichung einer größtmöglichen Unabhängigkeit von der Hilfe Dritter etwa bei der Ausübung der Aktivität «Essen und Trinken»[7] zu unterstützen. Dieses Ziel mag für einen Außenstehenden auf den ersten Blick banal klingen, für den betroffenen Menschen kann es jedoch von existenzieller Bedeutung sein. In diesem Zusammenhang eröffnen pflegetheoretische Ansätze den Blick für das, was hinter einer solchen Aktivität bzw. einem solchen Phänomen stecken kann. Sie ermöglichen, ein pflegerisches Phänomen aus verschiedenen Perspektiven zu beleuchten und beispielsweise die mit der oben genannten Aktivität verbundenen Bedeutungsebenen (physiologische, soziale, psychische) für den Patienten aufzudecken und nachzuvollziehen. Damit geben sie den Pflegekräften auch ein Mittel in die Hand, die Komplexität des pflegerischen Handelns und der entsprechenden Situationen für Dritte deutlich zu machen. Denn erst wenn mir als Gesundheits- und Krankenpflegerin die Bedeutung dessen bewusst wird, die der Aktivität «Essen und Trinken» im Leben des Herrn Meier zukommt, kann ich mit ihm herausfinden, mit welchen pflegerischen Interventionen ich das eingangs erwähnte Ziel erreichen kann. Erst so ist es mir möglich, die Pflege von Herrn Meier ressourcenschonend[8] und ergebnisorientiert zu gestalten. Die Komplexität der Pflege erschließt sich nicht aus einer einzelnen Tätigkeit oder der medizinischen Diagnose, sondern nur aus dem sozialen Kontext, in dem das pflegerische Handeln, sei es das auf sich selbst oder das auf einen anderen Menschen bezogene, in Bezug auf einen konkreten Lebenszusammenhang eingebettet ist. Dieser Kontext ist wie das entsprechende Handeln immer an die Gegenwärtigkeit der hier und jetzt zu pflegenden wie der pflegenden Person gebunden, die von der Vergangenheit und der Erwartung der Zukunft bestimmt wird.

Damit der vierte Punkt, die Individualisierung der Pflege, im Berufsalltag möglich wird, bedarf es nach Roper et al. entsprechender organisatorischer Strukturen

7 Die Spanne der unter diesen Oberbegriff fallenden Einzelaktivitäten kann von «eine Mahlzeit zubereiten» einschließlich der Beschaffung der Nahrungsmittel bis zu «die Mahlzeit zu sich nehmen» und die sich daran anschließenden Aufräumarbeiten reichen. Im Krankenhaus liegt der Fokus häufig nur auf dem Aspekt der selbstständigen Einnahme der Mahlzeit und der Menge des zu sich Genommenen.

8 An dieser Stelle sei betont, dass das heutige, einseitig ökonomische Verständnis von Produktivität mit Blick auf die Pflege höchst kontraproduktiv ist, dass es systembedingt eher zu einer Vernichtung als zur Aufrechterhaltung der für den Patienten wichtigen Ressourcen führt.

und Methoden. In der ersten Auflage von *The Elements of Nursing* (1980: 7 f.) beschreiben die Autorinnen mit Blick auf die Organisation drei verschiedene Methoden der Organisation der Pflege: die Methode der Patientenzuweisung, jene nach Tätigkeiten (Funktionspflege) und jene des Team Nursing. Im vorliegenden Buch (s. 19) erwähnen sie, dass in Großbritannien eine Abkehr von einer an Tätigkeiten orientierten Pflege hin zu einer am Patienten orientierten Pflege erst nach und nach über die Organisation der Pflege mittels der Methode der Patientenzuweisung, des Team Nursing und des Primary Nursing eingeleitet wurde. Als zentrale Methode, mit der die von ihnen angestrebte Individualisierung der Pflege im Pflegemodell erreicht wird, betrachten sie allerdings den Pflegeprozess (s. auch Kap. 3.6).

Die organisatorischen Strukturen wie die Methoden zur Gestaltung der Pflege eines Menschen verweisen auf den fünften Punkt, die Erschließung eines pflegetheoretischen Ansatzes für die Praxis. Hierzu haben neuere Arbeiten zum RLT-Modell gezeigt, dass das Modell prinzipiell in verschiedenen Praxisfeldern anwendbar ist (s. z. B. McLafferty/Farley 2007; Timmins 2006; Hasseler 2001). Den Autoren zufolge können die einzelnen Konzepte des Modells weder eins zu eins in die Praxis übertragen noch im Sinne von «Kochbuchrezepten» genutzt werden. Sie erfordern stattdessen eine gewisse Flexibilität und bedürfen der Anpassung an die gegebenen Verhältnisse. Es finden sich Hinweise, dass die Art und Weise, wie das Modell in der Pflegepraxis genutzt wird, vom Handelnden selbst, also von den einzelnen Pflegenden und ihrem jeweiligen Verständnis des Modells abhängt. In diesem Zusammenhang wird auf die Notwendigkeit einer entsprechenden Vorbereitung der Pflegenden hingewiesen (Timmins/O'Connor 2002). Zusammenfassend kann gesagt werden, dass die Erschließung pflegetheoretischer Ansätze sowohl über Bildungsmaßnahmen wie auch über gezielte Maßnahmen der Entwicklung der pflegerischen Praxis möglicht wird (s. auch Hollick 1998, McCormack/Manley/Garbett 2004/2009). Bezogen auf den letzten Aspekt habe ich im Zusammenhang mit der Umsetzung der Primären Pflege von einem Professionellen Praxismodell gesprochen (s. Mischo-Kelling/Schütz-Pazzini 2007). Auch wenn ich hier nicht eigens auf pflegetheoretische Ansätze eingegangen bin, liegt deren Bedeutung für die inhaltliche Ausgestaltung der Pflegepraxis auf der Hand.

Mit Blick auf den Transfer von konzeptuellen Modellen in die Praxis sei abschließend das von Fawcett (2005: 32) entwickelte System genannt, das sie als «*Conceptual-Theoretical-Empirical (C-T-E) System Based Nursing Practice*» bezeichnet. In diesem verbindet sie das Wissenssystem der Pflege als wissenschaftliche Disziplin mit der Pflegepraxis. Pflegende erbringen für die Gesellschaft pflegerische Dienstleistungen, die auf dem für die Pflegepraxis spezifischen Wissen basieren, das unter anderem in konzeptuellen Modellen und Theorien artikuliert wird. Sie beschreibt die wesentlichen Elemente des von ihr entwickelten Systems und wie diese mit

Blick auf die Praxis übersetzt werden können. Als Erstes erfolgt eine Übertragung der Konzepte des pflegerischen Metaparadigmas auf das jeweilige Praxisfeld wie z. B. ein Krankenhaus, ein Alten- und Pflegeheim oder auf die ambulante Pflege. Sodann geht es um die Übertragung der Philosophie auf die Pflegepraxis, die in ein Leitbild mit wesentlichen Aussagen zur Pflege als Profession münden kann. Ein weiterer Schritt besteht darin, das konzeptuelle Modell, die Theorien und empirischen Indikatoren in ein formales Pflegewissenssystem zu überführen. In diesem Zusammenhang wird der oben erwähnte Begriff des Professionellen Praxismodells so erweitert, das dieser auch konzeptuelle Modelle etc. mit einschließt. Neben pflegetheoretischen Ansätzen, die auf die Inhalte der Pflegearbeit zielen, zählt sie hierzu auch sogenannte Theorien der Erbringung pflegerischer Dienstleistungen. Damit meint sie Organisationsformen der Pflege. Sie hebt in diesem Zusammenhang insbesondere die Primäre Pflege und das pflegerische Case Management hervor, da beide eine geeignete Organisationsform für das von ihr vorgeschlagene C-T-E-System darstellen, dies nicht zuletzt deshalb, weil letzteres einen individualisierten Ansatz der Patientenversorgung voraussetzt. Zu den empirischen Indikatoren rechnet sie die Pflegedokumentation, Pflegepläne und -standards, technische Hilfsmittel usw. In eine ähnliche Richtung weist mit Blick auf die zu leistende Übersetzungsarbeit beim Transfer pflegetheoretischer Ansätze das von Moers und Schaeffer 2006/2007 vorgelegte, auf verschiedenen Ebenen greifende Modell (s. **Abb. 1**).

Abb. 1: Modell zum Theorie Praxis-Verhältnis nach Moers/Schaeffer (2007: 71)

Ebenen	Akteure	Wissensgrundlagen, Instrumente und Methoden
generalisierte Erkenntnisse zu Pflegebedarf und Pflegehandeln	Pflegewissenschaft	Forschungserkenntnisse und erklärende Theorien
spezifische Zielgruppen und Situationen	Pflegepraxis und Pflegewissenschaft	Praxiskonzepte: ■ Zielgruppe und Praxisfeld ■ Werte und Ziele ■ Forschungsergebnisse und erklärende Theorien ■ Instrumente und Interventionen
Einzelfall	Pflegepraxis: Pflegefachkraft und Patient, Klient, Angehörige	Pflegeprozessmethode: ■ Fallverstehen ■ Aushandlungsprozess ■ Intervention ■ Evaluation

Bei der Erläuterung ihres Vorschlags zeigen die Autoren, dass je nach der Ebene und dem zugrundeliegenden Problem oder Bedarf den pflegetheoretischen Ansätzen eine andere Rolle zukommt und ihre Nutzung unterschiedlich ausfallen kann. Die vielfältigen Erfahrungen, die in den letzten 20 Jahren im In- und Ausland mit der Umsetzung diverser Ideen aus der Pflegewissenschaft in die Pflegepraxis gemacht wurden (s. Taubert 1992; Krohwinkel 1993/2007; Bleses 1997; von Engelhardt/Hermann 1999; Arnold 2001; Mischo-Kelling/Schütz-Pazzini 2007) belegen, dass die Pflegepraxis sich nicht von selbst entwickelt, sondern einer gezielten Entwicklungsarbeit bedarf.

Der Transfer pflegetheoretischer Ansätze wie das in diesem Buch vorgestellte RLT-Modell in die Praxis ist ein umfangreiches Unterfangen, das nicht nur persönliche, sondern auch Lernprozesse auf den Ebenen des Teams, der Abteilung, des Krankenhauses als Ganzem in Gang setzen sollte. Damit das mit diesen Ansätzen verbundene Wissen von den Pflegekräften erfolgreich umgesetzt werden und nachhaltig wirken kann, muss seine Nutzung von den Führungskräften der verschiedenen Ebenen befürwortet und aktiv unterstützt werden. Letztere sind aufgrund ihrer Funktion dafür verantwortlich, den geeigneten Rahmen für eine wissensgestützte, theoriegeleitete und am Patienten orientierte Versorgung zu schaffen.

Literatur

Arnold, D.: Das Verhältnis zwischen Pflegewissenschaft und Pflegepraxis: Anmerkungen aus feministischer Sicht. In: Pflege und Gesellschaft, 6 (2001) 1: 18–30.

Bleses, H.: Entwicklung und Erprobung eines ganzheitlichen Pflegesystems. In: Büssing, A. (Hrsg.): Von der funktionalen zur ganzheitlichen Pflege. Reorganisation von Dienstleistungsprozessen im Krankenhaus. Verlag für angewandte Psychologie, Göttingen 1997: 269–288.

Büssing, A. (Hrsg.): Von der funktionalen zur ganzheitlichen Pflege. Reorganisation von Dienstleistungsprozessen im Krankenhaus. Verlag für angewandte Psychologie, Göttingen 1997.

Brandenburg, H.; Dorschner, S. (Hrsg.): Pflegewissenschaft 1. Lehr- und Arbeitsbuch zur Einführung in die Pflegewissenschaft. Huber, Bern 2003.

Brandenburg, H.; Dorschner, S. (Hrsg.): Pflegewissenschaft 1. Lehr- und Arbeitsbuch zur Einführung in die Pflegewissenschaft. Huber, Bern 2008, 2.A.

Chinn P.; Kramer, M. K.: Integrated Knowledge Development in Nursing. 6th Edition, Mosby Inc., St. Louis, Missouri 2004.

DBfK (Hrsg.): Advanced Nursing Practice – Die Chance für eine besondere Gesundheitsversorgung in Deutschland. Agnes-Karll-Gesellschaft für Gesundheitsbildung und Pflegeforschung gGmbH, Berlin 2007

DBfK (Hrsg.): Advanced Nursing Practice – Die Chance für eine besondere Gesundheitsversorgung in Deutschland. Agnes-Karll-Gesellschaft für Gesundheitsbildung und Pflegeforschung gGmbH, Berlin 2008, 2.A.

Dielmann, G.: Krankenpflegegesetz und Ausbildungs- und Prüfungsverordnung für die Berufe in der Krankenpflege. Kommentar für die Praxis. Mabuse-Verlag, Frankfurt 2004.

Fawcett J.: Analysis and Evaluation of Conceptual Models of Nursing. F. A. Davis Company, Philadelphia, 1984.

Fawcett J.: Contemporary Nursing Knowledge. Analysis and Evaluation of Nursing Models and Theories. 2nd Edition, F. A. Davis Company, Philadelphia 2005.

Harsdorf, H.; Raps, W.: Krankenpflegegesetz und Ausbildungs- und Prüfungsverordnung für die Berufe in der Krankenpflege. Kommentar. Heymann, Köln 1986.

Hasseler, M.: Pflegetheorien für die Pflege und Betreuung im Wochenbett. In: Kinderkrankenschwester, 20 (2001)12: 537–539.

Hollik J.: Elemente psychiatrischer Pflege. In: Psych. Pflege (1998) 4: 82–87.

Hollik, J.: Kerres, A.: Pflege im DRG-System. DRGs – Pflege – Pflegediagnose. Spitta. Stuttgart 2005.

Silvia Käppeli (Hrsg.): Pflegekonzepte 2 – Phänomene im Erleben von Krankheit und Umfeld. Huber, Bern 1999.

Käppeli S.: Transfer der Theorie in die Praxis oder Bereicherung der Theorie durch die Praxis. Vortragsmanuskript, Tagung der Hochschule für Gesundheit Fribourg, 12.4.2005.

Krohwinkel, M.: Der Pflegeprozeß am Beispiel von Apoplexiekranken. Eine Studie zur Erfassung und Entwicklung Ganzheitlich-Rehabilitierender Prozeßpflege. Schriftenreihe des Bundesministeriums für Gesundheit, Bd. 16. Nomos Verlagsgesellschaft, Baden-Baden 1993.

Krohwinkel, M.: Rehabilitierende Prozesspflege am Beispiel von Apoplexiekranken. Fördernde Prozesspflege als System. 2., überarbeitet und erweiterte Auflage. Huber, Bern 2007.

Krohwinkel, M.: Rehabilitierende Prozesspflege am Beispiel von Apoplexiekranken. Fördernde Prozesspflege als System. 3., durchgesehene Auflage. Huber, Bern 2008.

Manthey, M.: Delivery Systems and Practice Models: A Dynamic Balance. In: Nursing Management, Jan. 1991; Reprint ohne Seitenangabe.

Marriner Tomey, A.: Nancy Roper, Winifred W. Logan, and Alison J. Tierney: The elements of nursing. A model for nursing based on a model of living. In: Marriner Tomey, A.; Raile Alligood, M. (Eds.): Nursing Theorists and their Work. 5th Edition Mosby, St. Louis 2002: 362–375.

Marriner Tomey, A.: Nursing theorists of historical significance. In: Marriner Tomey A.; Raile Alligood, M. (Eds.): Nursing Theorists and their Work. 6th Edition Mosby, St. Louis 2006: 50–67.

McCormack, B.; Manley, K.; Garbett, R.: Practice Development in Nursing. Blackwell Publishing, Oxford 2004. [dt. Praxisentwicklung in der Pflege. Huber, Bern 2009]

McLafferty, E.; Farley, A.: Delirium part two: nursing management. Nursing Standard, Vol. 21 (2007) No. 30: 42–46.

Meleis Afaf I.: Theoretical Nursing. Developments and Progress. 4th Edition, Lippincott Williams & Wilkins, Philadelphia 2007.

Mischo-Kelling, M.: Theoretische Grundlagen der Pflege. In: Mischo-Kelling, M.; Zeidler, H. (Hrsg.): Innere Medizin und Krankenpflege. Urban & Schwarzenberg, München 1989.

Mischo-Kelling, M.; Wittneben, K. (Hrsg.): Pflegebildung und Pflegetheorien. Urban & Schwarzenberg, München 1995.

Mischo-Kelling, M.: Chirurgie und Pflege – Grundzüge einer Theorie des pflegerischen Handelns. In: Karavias, Th.; Mischo-Kelling, M. (Hrsg.): Chirurgie und Pflege. Schattauer, Stuttgart 2001.

Mischo-Kelling, M.; Schütz-Pazzini, P.: Primäre Pflege in Theorie und Praxis. Herausforderungen und Chancen, Huber, Bern 2007.

Moers, M.; Schaeffer, D.: Pflegetheorien heute: Wie können sie die Praxisentwicklung fördern? Teil 1. In: Die Schwester/Der Pfleger, 45 (2006) 12: 1050–1053.

Moers, M.; Schaeffer, D.: Pflegetheorien heute: Wie können sie die Praxisentwicklung fördern? Teil 2. In: Die Schwester/Der Pfleger, 45 (2007) 1: 70–73.

Parker, M.: Nursing Theories and Nursing Practice. F. A. Davis Company, Philadelphia 2001.

Peplau, H. E.: Interpersonale Beziehungen in der Pflege. Ein konzeptueller Bezugsrahmen für eine psychodynamische Pflege. Recom Verlag, Basel/Eberswalde 1995.

Rogers, M. E.: Creating a climate for the implementation of a nursing conceptual framework. In: Journal of Continual Education in Nursing, Vol. 20 (1989) 3: 112–116.

Roper, N.; Logan, W.; Tierney, A. J.: The Elements of Nursing. Churchill Livingstone, Edinburgh 1980.

Roper, N.; Logan, W.; Tierney, A. J.: The Roper, Logan, Tierney Model of Nursing. Based on Activities of Living. Churchill Livingstone, Edinburgh 1980/2000.
dt.: Das Roper-Logan-Tierney-Modell. Basierend auf Lebensaktivitäten (LA). Huber, Bern 2002.

Schaeffer, D.; Meleis, A.; Moers, M.; Steppe, H. (Hrsg.): Pflegetheorien. Beispiele aus den USA. Huber, Bern 1997.

Schober, A.; Affara, F.: Advanced Nursing Practice (ANP). Huber, Bern 2008.

Schröck, R.; Drerup, E. (Hrsg.) Pflegetheorien in Praxis, Forschung und Lehre. Lambertus-Verlag, Freiburg im Breisgau 1997.

Schröck, R.: Pflegetheorien im Wandel der Zeit: Auf der Suche nach dem Schlüssel zur Realität. Pflegezeitschrift, 55 (2002) 12: 868–869.

Taubert, J.: Pflege auf dem Weg zu einem neuen Selbstverständnis. Berufliche Entwicklung zwischen Diakonie und Patientenorientierung. Mabuse-Verlag, Frankfurt am Main 1992.

Timmins, F.; O'Connor, M.: Using the Roper, Logan and Tierney model in a neonatal ICU. In: Professional Nurse, Vol. 17 (2002) 9: 527–530.

Timmins, F.: Conceptual models used by nurses working in coronary care units – A discussion paper. In: European Journal of Cardiovascular Nursing, (2006) 5: 253–257.

Vollstedt, I.: Pflegetheorien – brauchen wir sie wirklich? In: Pflege und Gesellschaft 4 (1999) 4: 80–85.

von Engelhardt, M.; Hermann, C.: Humanisierung im Krankenhaus. Empirische Befunde zur Professionalisierung der Patientenversorgung. Juventa Verlag, Weinheim und München 1999.

Wimpenny, P.: The meaning of models of nursing to practising nurses. In: Journal of Advanced Nursing, 40 (2002) 3: 346–354.

Sachwortverzeichnis

B

C

T